U0388170

肝癌的多学科综合诊断与治疗

Multidisciplinary Team of Liver Cancer

谷　野　司永仁　吴　威　主编

辽宁科学技术出版社

·沈阳·

图书在版编目（CIP）数据

肝癌的多学科综合诊断与治疗 / 谷野，司永仁，吴威主编．—沈阳：辽宁科学技术出版社，2020.12
ISBN 978-7-5591-1708-3

Ⅰ . ①肝… Ⅱ . ①谷… ②司… ③吴… Ⅲ . ①肝癌 – 诊疗 Ⅳ . ① R735.7

中国版本图书馆 CIP 数据核字（2020）第 152421 号

出版发行：辽宁科学技术出版社
　　　　　（地址：沈阳市和平区十一纬路 25 号　邮编：110003）
印 刷 者：辽宁鼎籍数码科技有限公司
经 销 者：各地新华书店
幅面尺寸：184mm×260mm
印　　张：14.5
插　　页：6
字　　数：340 千字
出版时间：2020 年 12 月第 1 版
印刷时间：2020 年 12 月第 1 次印刷
责任编辑：寿亚荷　丁 一
封面设计：刘冰宇
责任校对：王春茹

书　　号：ISBN 978-7-5591-1708-3
定　　价：98.00 元

编辑电话：024-23284370　23284363
邮购热线：024-23284502

编委会

前言

肝癌是我国常见病、多发病,已成为威胁人类生命最严重的疾病之一。肝癌的恶性程度高,发病率在恶性肿瘤中居第5位。根据世界卫生组织(WHO)的统计,世界上每年有25万人死亡,占肿瘤死亡的第3位,其中45%发生在我国。男女之比为2∶1.5~5∶1。肝硬化肝癌的远期生存率很低,肝细胞癌(hepatocellular carcinoma,HCC)确诊时超过60%已经进入了中晚期,而且总体5年生存率低于10%。早期的小肝癌与肝硬化的非典型增生大结节,鉴别诊断比较难,需要患者良好的依从性、长期监测才能确诊。肝癌的发病机制尚不明确,难以预防;病情隐匿,发展迅速,确诊时肝癌多已发展至中晚期,丧失了最佳治疗时机。肝癌是治疗难点颇多的恶性肿瘤,目前的各种治疗方法虽然取得一定疗效,但5年的生存率仍然较低。因而,早期诊断和早期治疗是提高远期生存率的关键。

在肝癌的诊断方面,目前临床主要依靠甲胎蛋白(alpha-fetoprotein,AFP)、异常凝血酶原和AFP异质体3的筛选,而且该方法对AFP阴性的早期小肝癌的诊断缺乏特异性。1/3的早期HCC病例无法通过AFP诊断,并且血清AFP水平在肝病和肝硬化等良性肝病患者中也有升高。

由于肝脏外科手术和各种介入设备及技术的长足进步,使得肝癌在有选择性和有针对性的综合治疗前提下,提高生活质量,获得长期生存,为肝癌的临床治疗开拓了广阔的前景。由于肝癌是一种具有放疗和化疗抵抗的恶性肿瘤,治疗需要强调的理念是治疗的个体化和综合性,这是当前提高疗效的唯一途径。强调个体化治疗时,有治疗方法的选择问题。合理的多学科的联合治疗,可获得单一学科的倍增效应。因而,肝癌更需要进行常规治疗、介入治疗、分子靶向治疗、器官移植治疗等多学科综合诊断与治疗(multidisciplinary team,MDT)。

中医学基础理论的核心是从人体的整体出发,强调脏腑、卫气营血的阴阳平衡,早在《内经》中就已经指出:"阴平阳秘,精神乃至。"因而,在肝癌治疗的不同时期应用中医学的辨证论治,可进一步提高治疗效果。所以,将中医药的肝癌治疗在本书中单列为一章。

本书由工作在临床一线的业务骨干,围绕肝癌的MDT,依照最新版的相关诊疗指南,认真查阅文献、收集材料、整理成册,谨供同行参考。在撰写过程中得到辽宁科学技术出版社寿亚荷编审的鼎力协助,同时对被引用文献作者的辛勤劳动表示诚挚的谢意。限于作者的学识水平,在编撰中可能存在不足和谬误之处,望同道不吝指正。

编者

2020年4月

目录

第一章　概述

原发性肝癌（primary liver cancer，PLC）是指由肝细胞或肝内胆管上皮细胞发生的恶性肿瘤，约 80% 的原发性肝癌患者伴有不同程度的肝硬化，肝硬化合并肝癌占 30%。原发性肝癌 90% 是肝细胞癌（hepatocelular carcinoma，HCC），少数是胆管细胞癌（intrahepatic cholangiocarcinoma，ICC），极少数是两者的混合性肝癌（combined hepatocellular carcinoma and intrahepatic cholangiocarcinoma，cHCC-ICC）。

1994 年以前在世界范围内 PLC 的发病率排在肿瘤的第 7 位。HCC 有着显著地区分布的差异性，我国是肝癌的高发区，2002 年全球有 62.6 万肝癌患者，55% 发生在我国大陆地区，沿海多于内陆，东南地区多于西北地区。在我国，肝癌 HBsAg 阳性达 90%，5%~8% 抗 HCV 阳性。所以，嗜肝病毒性因素是肝癌发生的主导因素。日本的资料显示，90% 以上肝癌的基础病因是由于 HBV 或 HCV 持续感染所致。

肝癌的恶性程度极高，世界上每年有 25 万患者死亡，占肿瘤死亡的第 3 位，其中 45% 发生在我国。男女之比为 2：1.5~5：1。肝硬化肝癌的远期生存率很低，发现时多为中晚期。早期的小肝癌与肝硬化的非典型增生大结节，鉴别诊断比较难，需要患者良好的依从性、长期监测才能确诊。

第一节　肝癌治疗的历史回顾

肝癌的发现有悠久的历史，早在公元前 480—公元前 377 年希腊的 Hippocrates 就提出癌瘤（cancer or carcinoma）的概念。2 世纪罗马的 Galen 及 Aretaeus 对肝癌进行了描述。1771 年 Margagni 首先在解剖学上证实肝癌。1812 年 Bayle 首先对肝癌的病理组织学予以详细描述。1853 年发表的《异常肿物》是第一部近代肿瘤学专著。1862 年 Virchow 对原发性肝癌（primary hepatic carcinoma，PHC）和转移性肝癌（hepatic metastasis）分别做了描述。1911 年 Yamagima 从病理组织学上将原发性肝癌（PLC）分为肝细胞癌和胆管细胞癌。

早在殷商的甲骨文中已出现"瘤"字，到了明代开始用"癌"字，统称恶性肿瘤。中国医学中虽无肿瘤的定义，但有"癥瘕"和"积聚"的理念。积聚首见于《灵枢·五变》："人之善病肠中积聚。"《圣济总录·积聚门》亦云："积气在腹中，久不瘥，牢固推之不移者，癥也。"汉代张仲景的《金匮要略·疟病脉证治第四》认为：疟病延久不愈，"结为癥瘕"。隋代巢元方《诸病源候论·癥瘕病诸候》中曰："癥者，由寒温失节，致脏腑之气虚弱，而饮食不消，聚结于内，逐渐生长。""瘕者假也，谓虚假可动也。"从而，认为癥即是积，瘕即是聚，与腹部肿瘤及肝癌密切相关。

一、肿瘤流行病学发展史概要

肿瘤流行病学（cancer epidemiology）是通过流行病学调查，掌握肿瘤流行病学特征，了解诱发肿瘤的可疑病因，分析可能的发病机制，提出对高危人群筛查方法，提供肿瘤防控措施依据的学科。未来会产生肿瘤分子流行病学、肿瘤遗传流行病学及肿瘤营养流行病学等分支学科。

国外的肿瘤流行病学发展始于 1625 年 Thomas Venner 的吸烟与健康的相关著作，1775 年 Percival Pott 报道了清扫烟囱童工的阴囊癌与职业暴露相关，Henry Butlin 和 Waldron 等证实了这一结论，从而奠定了肿瘤流行病学基础。1915 年 Hoffman 最早发表了世界癌症死亡统计资料；1926 年德国第一个建立完善的以人群为基础的肿瘤发病与死亡登记制度。20 世纪 50 年代 Hill 和 Richard Doll 证实吸烟与肺癌的相关性，Case 和 Person 研究化学生产的职业暴露与膀胱癌发生的危险，这两项经典队列研究，使肿瘤流行病学进入快速发展时期。70 年代确立了膳食与肿瘤之间的关系，90 年代建立了干预试验和人群研究的流行病学理念和方法，使肿瘤流行病学进入了现代化研究发展的新时期。

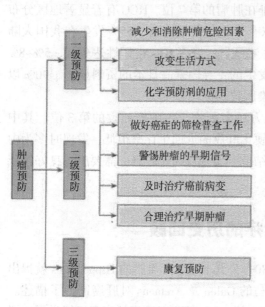

图 1-1-1　肿瘤三级预防
（赫捷 . 肿瘤学概论 [M]. 2 版 . 北京：人民卫生出版社，2018，31.）

我国肿瘤流行病学起步虽然较晚，但发展比较迅速，在世界肿瘤防治研究中占有一席。中华人民共和国成立前我国的肿瘤流行病学基本处于空白状态，1949—1970 年探索了中国肿瘤流行病学的特征，提供了后续发展的基线水平。20 世纪 50 年代对河南省林县的食管癌进行了系统调查和综合防治；70 年代出版了《中华人民共和国恶性肿瘤地图集》，首次揭示了国内恶性肿瘤的流行病学特征；自 80 年代起，逐渐建立肿瘤的"三级预防"综合防治体系（图 1-1-1）；90 年代开展补充硒等微量元素在食管癌和其他恶性肿瘤的治疗。近年来，随着分子生物学技术的飞跃发展，肿瘤流行病学研究的理念不断更新，方法多样化，从宏观与微观的多角度和多层面，融合多学科最新成果，进一步促进肿瘤流行病学的快速发展。

二、肝癌治疗学发展史概要

1898 年 Cantlie 通过肝脏灌注标本的研究，提出将肝脏解剖分为叶、段的概念。继而 Hjörtsjo 将肝脏右叶分为前、后两段，并以镰状韧带为界，将肝左叶分为内、外两段。Couinaud 则提出两叶八段的划分法，后经 Bismush 在临床实践中加以证实。1958 年吴孟超等在国内率先进行肝脏解剖学研究，提出五叶四段的理论，为安全肝切除手术奠定了基础。

1891 年 Lücke 首次成功进行肝癌的肝左叶切除，开辟了肝叶切除的先河。20 世纪 40—50 年代开展规则性肝切除手术死亡率为 25% 以上，半肝和右三叶切除死亡率高达 50%，死亡原因主要是出血和肝衰竭。60 年代应用肝门部间断阻断技术，减少了术中出血，降低了死亡率。70 年代随着 AFP 检测的临床应用，对肝癌的早期诊断和治疗以及小肝癌的早期发现，应用根治性肝切除使手术死亡率降低至 5%~10%，术后生存率为 10%~20%，小肝癌则可达到 50%~70%。80 年代吴孟超等又提出低温常温下无血肝切除，使手术死亡率降低至 0.43%，5 年生存率提高到 30%，小肝癌的 5 年生存率提高到 75%，取得令人瞩目的成绩。

由于认识到肝癌手术方式与肝脏解剖、生理生化、肝癌的生物特性有密切的关系，从而认识到肝癌综合治疗的重要性，20世纪90年代以后，学术界明确认识到肝癌综合治疗创意的重要性。近几十年来，先后应用肝动脉结扎、肝动脉或（和）门静脉插管化疗、无水酒精注射（PEI）、射频消融（RFA）、微波固化（PMCT）、肝动脉栓塞化疗（TACE）等方法。通过各种肝癌治疗方法的联合应用，有报告使手术后5年的成活率提高到83.3%，全国10省市平均也达到50%。

第二节 肝癌治疗的难点

肝癌是一种对放疗、化疗具有抵抗的恶性肿瘤，治疗难点颇多，发病后的平均生存期多不足1年。目前的各种治疗方法虽然取得一定疗效，但5年的生存率极低，即使是美国也仅为8%。术后肿瘤的高复发率（每年25%）极大地降低治愈率和长期生存率。因此，肝硬化肝癌的治疗原则为：①针对肝癌的微创治疗。②进行癌肿切除或可以实行介入治疗，使肝癌降期待机手术切除肿瘤。③各种疗法可以序贯使用，但要注意先后顺序的应用和时机的选择。④靶向治疗药物的应用。⑤支持性治疗。⑥肝癌合并肝硬化门静脉高压症，对症处理脾功能亢进、消化道出血、肝性脑病等并发症。虽然采用综合性治疗方法，使肝癌的治愈率和生存率有明显的提高，但是仍然有许多需要尽快解决的基础理论和临床应用问题。

一、确切病因不清楚

关于肝癌的病因，目前的研究只是发现与肝癌发生有密切相关的因素，确切病因还有待于深入研究揭示。

研究发现，肝癌发生的密切相关因素：①HBV与肝癌有密切的关系，两者相关率高达80%，国内肝癌患者HBV携带者超过85%，亚洲肝癌患者70%~90%为HBV携带者。在日本、欧洲、中东、北非和美国等地区的肝细胞癌发病主要与HCV感染有关。HBV与HCV感染有联合效应，合并感染者其相对危险性高于两者的单独相对危险性。HBV/HCV感染是肝硬化形成的主要因素，酒精性肝硬化在西方国家比较普遍。70%~85%的肝癌发生于肝硬化肝细胞代偿增生的基础上。②大量调查研究证明，食用黄曲霉毒素B_1污染的谷物可以诱发肝癌。研究还发现黄曲霉毒素B_1和病毒性肝炎有协同致肝癌作用。其他化学致癌物还有亚硝胺类化合物、有机氯杀虫剂等。③有学者的区域性研究发现饮用池塘水，水中生长的蓝绿藻产生的微囊藻毒素与肝癌的发生可能有关，可能是肝癌发生的促进剂。④流行病学调查表明，肝癌具有十分明显的家族聚集性和遗传易感性，其发病率明显呈患者一级亲属、二级亲属递减，但都高于群体发病率，表明遗传因素也与肝癌累积死亡率间存在密切联系。在评价肝癌遗传的病因及易感基因时，要注意在设计与分析上应充分考虑遗传与环境的交互作用对表现型的影响。⑤肥胖、糖尿病、遗传性血色素病、自身免疫性疾病、代谢性疾病和肝内寄生虫病等，以及吸烟、职业因素均可能与肝癌的发生有一定关系。⑥心理、精神因素对肝癌发生的影响也越来越被人们重视。研究显示肝癌的危险因素是相互依存、共同作用的。

总之，原发性肝癌是世界上流行最广、危害最大的恶性肿瘤之一，不是由单一因素引起的，其发生过程是一个多因素、多步骤的过程。在不同国家（地区）肝癌的危险因素不尽相同，其流行病学特征与之密切相关。由于肝癌的发生、发展过程颇为复杂，其流行病学调查过程中的影响因素较多，所以目前对肝癌的危险因素，还应从多层次、多角度深入研究。

二、发病机制不明确

随着分子生物学技术的进步，对肿瘤发病机制的研究取得了长足进步，已经从肿瘤的相关基因、细胞信号传导通路、生物学行为、免疫编辑理论以及有关遗传学等诸多方面进行了深入研究。由于肝癌的发生是多因素、多步骤的复杂过程，在肝癌的具体发生机制上，还有需要深入研究的地方。目前，没有肯定的证据支持肝癌会遗传。在基因治疗和免疫基因治疗等方面虽然获得较大的进步，但距广泛应用于临床还有较长的路要走，与现行的治疗方法如何联合应用，还需要深入研究。

三、病情隐袭性进展

肝细胞癌变的过程是细胞中多个基因陆续产生变异的过程。与肝癌发生密切相关的因素，HBV/HCV 感染、黄曲霉毒素 B_1 污染饮食、水环境污染等，各种因素的协同致癌作用，不断地持续性侵袭，使正常细胞变异并不断增殖形成癌细胞。有人提出肝癌发生的组织病理学模式为慢性肝炎（肝损害）→肝硬化→局灶性腺瘤样增生→肝癌。肝细胞的坏死→再生→增生→修复或形成肝硬化增生性大结节→肝细胞癌。不典型增生性结节可能是癌前期病变，而且只有在机体免疫功能极度降低、不能及时清除恶变的肝细胞时才会发生癌变。这是一个与肝细胞的反复损伤、增生、间质性病变，尤其是与肝细胞不典型增生有关的长期过程。

肝脏形成肝硬化的病理损害是一个缓慢的过程，隐袭性进展到肝癌所需的病程较长。即使形成肝硬化，在代偿期亦无明显临床症状，常被忽视。目前尚缺乏有效的生化学早期诊断手段。影像学检查对 ≤ 1cm 的小肝癌和不典型增生性结节的鉴别诊断，还有一定困难。因此，对于可能发生肝癌的高危人群，应从病史、生化学和影像学连续性观察中，找到可疑的征象，再有针对性地进一步检查，以期做到早期诊断、早期治疗。

四、难于达到根治性治疗

构成肝癌难治性的因素很多，首先是因为早期很难被发现，较难于实现早期治疗。再则，肝癌尤其合并肝硬化不是单纯的局部病变，而是集中表现于肝脏的全身性疾病。肝脏是腺性器官，结构特殊、血运丰富、功能复杂，代谢、解毒、免疫、造血功能的任何一种变化，都会给全身带来明显影响。肝癌的许多临床表现，除了肿瘤的局部作用或转移所引起外，肿瘤细胞所产生的代谢产物经血流作用于远处组织器官，形成红细胞增多症、高钙血症、低血糖、高胆固醇血症等伴癌综合征（paraneoplastic syndrame），无疑增加了肝癌的诊断和治疗的难度。有些肝细胞癌原发灶虽较小，但常有早期转移；肝内胆管癌容易发生淋巴结和神经丛转移，常不能进行肝移植。目前肝癌的治疗方法，多为针对肝癌局部病灶的处理，尚无法达到根治性治疗的目的。合并肝硬化肝癌的晚期有多种并发症，常见有癌肿破裂出血、上消化道出血、肝性脑病、继发感染、肝肾综合征等，也是影响治疗成活率的重要因素。因此，目前肝癌的治疗方针是对高危人群追踪筛查、积极治疗局部病灶、根据肿瘤复发的特征采取相应的治疗措施，以期达到改善生活质量、延长生命的近期目的。

五、晚期并发症较多

肝癌的并发症多种多样，可由肝癌本身、合并的肝硬化、转移病灶等诸多因素引起。肝癌的早中期并发症较少，除晚期可出现恶病质外，多由于合并的肝硬化引起的并发症，影响肝癌的生存率。

肝癌破裂出血是肝癌的一种常见的致命性并发症，由于肿瘤的直接侵犯，使静脉血流出道梗阻，肿瘤内部静脉压增高；或肿瘤膨胀性生长，使瘤内压力增高，压迫回流静脉；同时由于肿瘤生长迅速，血供相对不足，出现缺血缺氧，肿瘤中央坏死液化，腐蚀血管；肝硬化时癌肿周边的门静脉支与肝动脉支交通，随着门静脉压力增高，血管壁越来越薄；在此基础上增加腹压或外力作用下，造成肝癌破裂致使腹腔内大出血。据报道肝癌患者死于肝昏迷的约占 35%，死于上消化道出血的约占 15%，死于肝癌破裂出血的约占 10%，死于脑部及其他并发症的约占 6%，表明并发症是肝癌患者死亡的主要原因。

第三节　肝癌临床诊治的科学思维

肝硬化肝癌是各种疾病损害肝脏的晚期病变，尤其是肝功能失代偿期的病情更加复杂，临床治疗的矛盾点颇多。应用临床治疗的科学思维，客观地、综合地看待各项检测指标，找准治疗的切入点，抓住治疗过程中的主要矛盾和矛盾的主要方面，把握治疗矛盾的转化的可能性和转化的时机，从而达到治疗的目的。

临床的科学思维包括诊断思维和治疗思维。在临床实践中，按照合理的逻辑推理方式进行诊断和治疗。建立临床诊断的科学思维，是临床医师利用已掌握的医学基本理论、基础知识、基本技能，把所获得的临床资料，经过演绎、推理、归纳、综合的过程。

一、循证医学在肝癌治疗中的重要性

循证医学（evidence based medicine，EBM）是用现已存在的最佳医学科学证据指导临床实践，解决临床的实际问题。临床医师从自己的临床经验出发，结合个人的专业技能，慎重、准确和明智地应用当前所能获得的研究成果证实，同时应考虑到患者的愿望和应用价值，将医师、患者和证据三者完美地结合，制定出对患者最佳的治疗措施。EBM 不断地提高研究质量和产生最佳研究证据是 EBM 的根本，旨在促进将医学研究的最佳成果，应用于临床实践，推动医疗质量的提高和临床医学进步。EBM 的 3 个点是医师、患者和证据，构成一个等边三角形，诊断和治疗的结果是对 EBM 证据的验证。EBM 时代是要求遵循科学的原则和依据来做临床决策，进行合理的逻辑思维和推理，避免决策陷阱。"拉着 EBM 的手，跟着指南走"，是必须遵守的诊断和治疗的基本原则。

（一）医师的业务水平

医师在循证医学的临床实践中，处于中心环节的关键地位。因此，医师业务水平高低

就显得非常重要，事关人的生命安全和生活质量。随着科学技术的迅猛发展，使临床医学各学科高度交叉，互相融合渗透。EBM与传统医学最主要的区别在于所应用的实践证据，所采用的标准进行了严格的分析、评价。随着时代的进展，证据不断地更新，永居科学的前沿。所以，临床医师的业务水平则体现在具有的科学思维、临床经验的丰富、临床操作技能的熟练、知识更新的速度、引用的证据是否准确合理。一般程序是医师在获得了患者准确的临床依据的前提下，根据自己纯熟的临床经验和知识技能，分析并找出患者的主要临床问题（诊断、治疗、预后等），应用最佳、最新的科学证据，做出对患者的诊治决策。

1. 科学的思维：科学的思维是指在科学领域的正确和高效的思维。思维是思维主体（人）借助思维工具和手段，对思维客体（人、物、信息、感性材料等）的反映，是人大脑的意识活动。人的意识具有自主性和独立性，在思维系统中，无穷的思维真实与经过自然选择的有限自然真实之间，要实现主体与客体的同一性，必须具有一定条件才能实现转化。思维真实与现实真实构成矛盾的统一体，解决这对矛盾，达到思维真实与客观真实的统一，必须明确所遇到的临床实践问题的主要矛盾和次要矛盾；矛盾的主要方面和次要方面；矛盾的同一性和统一性；矛盾转化的条件。

科学思维的重要性就在于对同一组临床资料，不同的人、不同的思维的角度，可能得出不同的诊断和治疗结论。这除与所掌握的知识面有关外，与每个人的思维方法是否正确也有密切相关性。由于出发的基点不同；掌握基础知识深浅不一；思维方法各异，是导致不同结论的关键。所以，正确的思想指导下，科学的思维是作为一个合格医师的基本条件。

2. 临床科学思维的特点：

（1）以客观真实为依据：临床医师的主观思维，必须以患者的客观真实为基点，确保所获得资料（信息）的真实客观性，找出疾病发生和发展的特殊性，做出真实客观的判断。判断过程中，切忌先入为主，主观臆断；获得材料的取舍不能带有主观性，更不能带有随意性。

（2）从动态变化的视角观察：任何一种疾病的发展过程不可能一成不变，变化是绝对的，不变是相对的；在动态变化的过程中，每一个静止点都能反映客观真实；医师的思维必须注意病情动态变化的特点，随时调整诊断和治疗方案。

（3）认识疾病具有系统性和整体性：任何疾病的发生、发展都有一定的客观规律，进展过程中常会引起所属系统及整体功能紊乱。无论是诊断或治疗，都需要充分了解局部与整体之间的关系，把握疾病演变过程中的细小变化，制定切合实际的诊治方案。

3. 重视临床实践：医学是非常深邃的科学，学无止境。培养临床医师具有正确的临床思维，这是医师业务水平高低的关键区别点。而正确的临床思维模式，只能来源于不断反复的临床实践。正确的诊断是选择正确治疗的前提，正确的治疗思维，始终以最好的EBM证据为参考，密切结合患者的实际及医师的经验做决策，而这些正确的思维都是以具备丰富的知识为基础。

4. 及时掌握学术动态：循证临床决策的基础是不断更新知识、不断丰富临床证据。知识的更新，掌握本学科最新进展的学术动态。要善于用批判性思维和循证临床决策，将医师的专业技能和临床经验、患者的需求与当前最好的科学依据相互融合。掌握循证医学决策模式所需要的技能，运用科学敏锐的眼光和批判性思维能力。循证临床决策呼唤着临床医师要不断更新知识、不断丰富证据。跟踪指南、通过网络或期刊，查询相关EBM证据。

5. 归纳和提炼关键证据：临床医师要将临床经验转化为临床证据，做出科学的临床决策，需要敏锐的科学眼光和批判性思维能力，遵循科学的原则和依据来处理进行决策。要善于收集和筛选临床资料；善于整理和分析证据；善于综合归纳和分析推理、整理所收到的各种检查信息；善于把握和运用基础理论知识；善于归纳和提炼关键问题；善于分析和总结经验教训；善于应用批判性的逻辑思维和循证临床决策，对证据做出科学的回答。透过问题看到本质，及时修订与医疗活动相悖的制度和操作流程。

（二）以患者为中心

患者是医师的服务对象，也是临床思维客体，更是施加各种检查和治疗方案的主体。因此，与患者建立良好的信任关系，带给患者可信赖的、能遵循的清晰而确定的治疗路线，从而征得患者的理解和谅解。以患者为中心，应该坚持用最简单的诊疗方法解决最复杂的问题，为患者谋求最大化的切身利益为宗旨。

医疗实践既要遵循规则，更要灵活地应用规则，随时补充检查、调整治疗方案是治疗的关键。针对病因治疗，对任何一种疾病都是最恰当的治疗。但是，对于肝硬化肝癌的形成病因较多，病程不同阶段的病理生理变化复杂，治疗过程中产生的主要矛盾、矛盾的主要方面经常相互转化，则更需要把患者的需求与当前最好的科学依据有机地结合，才能使患者获取更大的收益。

（三）循证医学证据

近年来，科学技术的迅猛发展，促进了生命科学的突破性进展。网络化的特点和各学科的高度交叉、渗透和融合，成为 21 世纪的主导力量。循证医学是遵循现代最佳医学研究的证据（科研成果），将其应用于临床对患者进行诊断和治疗。而随着科学技术的进步，证据也需要不断地更新，永居前沿。不断地提高研究质量和产生最佳研究证据是循证医学的根本。最佳的循证医学证据，来源于精心设计的医学实践和严谨合理设计的医学实验，经过再加工，具有质量高和真实性好的特点，同时具有临床重要的实用价值的证据资源，是循证医学临床应用的重要应用武器。最佳的循证医学证据的特征，具有真实性、重要性和实用性。根据临床提出的问题，设想需要解决的问题，在权威杂志、"共识"和"指南"中找出解决问题的方法，指导临床实践。中国临床肿瘤学会（CSCO）制定的证据标准见表1-3-1、表 1-3-2。

表 1-3-1　CSCO 诊疗指南证据类别（2018）

证据特征			CSCO 专家共识度
类别	水平	来源	
1A	高	严谨的 Meta 分析、大型随机对照临床研究	一致共识（支持意见≥80%）
1B	高	严谨的 Meta 分析、大型随机对照临床研究	基本一致共识，但争议小（支持意见60%~80%）
2A	稍低	一般质量的 Meta 分析、小型随机对照研究、设计良好的大型回顾性研究、病例 – 对照研究	一致共识（支持意见≥80%）
2B	稍低	一般质量的 Meta 分析、小型随机对照研究、设计良好的大型回顾性研究、病例 – 对照研究	基本一致共识，但争议小（支持意见60%~80%）
3	低	非对照的单臂临床研究、病理报告、专家观点	无共识（支持意见 <60%）

（引自 中国临床肿瘤学会指南工作委员会 . 原发性肝癌诊疗指南 [M]. 北京：人民卫生出版社，2018，13.）

表 1-3-2　CSCO 诊疗指南推荐等级（2018）

推荐等级	标准
Ⅰ级推荐	1A 类证据和部分 2A 类证据 一般情况下，CSCO 指南将 1A 类证据和部分专家共识度高且在中国可及性好的 2A 类证据，作为Ⅰ级推荐。具体来说，CSCO 指南Ⅰ级推荐具有如下特征：可及性好的普适性诊治措施（包括适应证明确），肿瘤治疗价值相对稳定，基本为国家医保所收录；Ⅰ级推荐的确定，不因商业医疗保险而改变，主要考虑的因素是患者的明确获益性
Ⅱ级推荐	1B 类证据和 2A 类证据 一般情况下，CSCO 指南将 1A 类证据和部分专家共识度稍低或在中国可及性不太好的 2A 类证据作为Ⅱ级推荐。具体来说，CSCO 指南Ⅱ级推荐具有如下特征：在国际或国内已有随机对照的多中心研究提供的高级别证据，但是可及性差或者效价比低，已超出平民经济承受能力的药物或治疗措施；对于获益明显但价格昂贵的措施，以肿瘤治疗价值为主要考虑因素，也可以作为Ⅱ级推荐
Ⅲ级推荐	2B 类证据和 3 类证据 对于正在探索的诊疗手段，虽然缺乏强有力的循证医学证据，但是专家组具有一致共识的，也可以作为Ⅲ级推荐供医务人员参考
不推荐 / 反对	对于已有充分证据证明不能使患者获益的，甚至导致患者伤害的药物或者医疗技术，专家组具有一致共识的，应写明"专家不推荐"或者必要时"反对"。可以是任何等级的证据

（引自 中国临床肿瘤学会指南工作委员会 . 原发性肝癌诊疗指南 [M]. 北京：人民卫生出版社，2018，14.）

科学决策的步骤应遵循 5A 程序：①提出问题（ask）。②寻找问题证据（acquire）。③评价证据（appraise）。④应用证据（apply）。⑤评价结果（assess）。针对临床实践，提出值得深思的问题。值得注意的是：许多人每天都在做的同样事情，可能并不正确；一个错误的概念不会让许多人很长时间接受而变成正确的概念。所以，在临床实践中，循证医学的 5A 程序不断循环，形成临床科学思维，从而能做出科学的临床决策，最终达到提高临床诊断和治疗的水平。

二、临床治疗总体思路

正确的诊断是有效治疗的切入点。以获得的临床资料为基础，用合理的逻辑思维推理方式，本着疾病的诊断先"一元论"后"多元论"的原则，得出初步诊断。再根据疾病的特征性表现，进行有选择性检查，进一步完善临床诊断。以扎实的基础知识、丰富的临床经验、实事求是的工作态度、依据病理生理学的基础理论，对所获得的临床信息进行处理和循证医学评估，制定最佳治疗方案，经观察初步治疗效果，再进一步完善。

正确的临床决策：①必须在复杂的机体内环境中，挖掘疾病（客观真实）的特殊性。②运用逻辑思维在头脑中形成的概念，在归纳和总结的基础上使用因果分析的推理方法，从疾病众多的表现中寻找病因、临床经过、治疗反应的逻辑关系。③采用观察、实验等方法加以验证，从纷乱的思维中筛选和确定与自然真实统一的思维真实，才能做出正确的判断。只有运用临床科学思维，在临床实践中做出正确的诊断、选择合理的治疗方案，才能尽快促进患者康复，收到最大的社会效益。若想达到科学临床决策的完美境界，必须是临床思维的思维真实与自然真实完美和谐的统一。

三、治疗过程中的科学思维

在治疗过程中，疾病的变化是绝对的，对于肝硬化肝癌、肝功能失代偿期的变化最为显著。在治疗的初始阶段，抓住主要问题进行了处理；在治疗的过程中，治疗手段为矛盾的可能转化提供了契机，这就需要依据病情的不断变化，对相关指标进行监测和客观地评估，及时修正治疗方案。治疗过程中的治疗手段应受客观检查指标的指导，但要找出影响疾病转归的主要指标，依据循证医学的最新治疗方法进行处理。在纠正异常指标时，要注意可能产生的相关变化，原来处于次要矛盾方面的问题转化为新的主要矛盾。所以，患者主动陈述病情和配合，高素质的医师充分应用自己的知识和新技能，发掘和掌握最佳证据，三者有机结合，方能对患者的诊治做出正确的决策，从而取得最佳治疗效果。

四、临床应用药物的双重性

绝大部分的药物都是经肝脏代谢，形成肝硬化肝癌后，这方面的功能明显降低，不适当的用药，可能加重肝功能失代偿期的药物损伤。再则，临床应用的药物都具有双重性，毒副作用的显现，在肝硬化肝癌治疗中的体现更明显。肝硬化肝癌的用药应该体现有效、简单、毒副作用小、实现患者的最大利益化。应客观地看待各项检查指标，有些异常指标可随着主要指标的好转而改善，不必刻意追求面面俱到，盲目地应用一些非必要的护肝药物，不一定能收到满意的效果。应该知道护肝药物的双重性，就体现在有效性和毒副作用上。因此，肝硬化肝癌临床治疗的科学思维，体现在治疗用药的种种方面。

综上所述，正确的诊断是一切医疗活动的出发点，而科学思维是形成正确诊断和治疗方法的重要基础。一个合格的医师应该具有以下特质：①加强科学思维修养，树立辩证唯物主义的世界观，应用一分为二的方法学，动态观察所获得的临床资料。②详细询问病史，认真查体，有针对性地进行必要的生化学和影像学检查，从中发现疾病的特殊性，是否符合疾病发展的规律性。③夯实系统医学、临床医学基础，不断更新原有的知识，跟踪医学的最新发展。④认真总结经验。成功的经验固然可喜，失败的教训更可贵。要学会使用科研的基本方法，用逻辑思维去总结所获得的一切材料。⑤提高动手能力，在实际操作中更能加深体会。⑥依据 VIP 系统（validity：可信性，importance：重要性，practice application：实用性）对循证的依据进行评价、采用。前瞻性随机双盲对照研究，可信度最高。

第四节　肝癌治疗的多学科合作

中外医学专家都强调肿瘤是一种全身性疾病。单纯形态学的描述远远不能满足临床上制定治疗方案、治疗结果的预测、判定有无微量残存肿瘤细胞及监测复发的需要。就肝硬化肝癌来说，是一种器官两（多）种疾病。肝硬化、肝癌、病毒性肝炎、血色病等都是发生在肝脏的独立性疾病，互相之间有一定的因果关系；治疗的方法涉及内科（中医科）、外科、肿瘤科、介入科和影像学科等，因此说，肝癌的治疗必须是多学科合作。肝癌的多学科综合诊断与治疗（multidisciplinary team，MDT），是一组来自不同临床医学学科的专业人员，根据患者机体状况、肿瘤病理类型、肿瘤分期和发展趋向，有计划、合理地应用现有的诊断和治疗手段，制定出最适合患者且有效的诊疗方案。

一、肝癌多学科综合治疗目的

肝癌治疗的多学科合作，是针对 HCC 的个体情况，合理地选择一种或多种治疗方法联合应用，根据肿瘤的生物学特性，进行综合性治疗。由于 HCC 的特殊性，多发生在有慢性肝病或者肝硬化疾病的基础上，高度恶性和复杂难治，特别强调多学科规范化的综合治疗。并且在此基础上，提倡针对不同的患者或者同一患者的不同阶段实施个体化治疗。众多专家提出未来的临床医学应该打破以治疗手段进行分科的体制，建立以病种分科的新体系。

延长肝癌患者的生命、提高生活质量是肿瘤治疗的基本出发点，彻底清除肿瘤是治疗肝癌的主要目的，退而求之是使肿瘤缩小、降期，获得进一步治疗的机会或延长生命。通过与肝癌诊治相关的多个学科、多组专家、多种治疗方法相互结合，达到扬长避短、有效利用资源、增效减毒的目的，以期最大限度地提高治愈率并改善患者的生活质量。

二、肝癌多学科综合治疗方法

肝癌多学科综合治疗涉及不同的治疗手段、不同的组合方案及治疗持续时间。治疗方案的制定应考虑肝功能状况、肿瘤的大小等诸多因素。HCC 具有极强的局部侵袭力和远隔转移能力，HCC 疾病的复杂性和治疗方法的多样性，只有 15% 的患者有机会进行根治性治疗，决定了采用 MDT 模式的必要性和重要性。

原发性肝癌（PLC）的 MDT 模式，就是在疾病的 HCC 的诊疗过程中实现内科、外科、超声科、影像科、病理科及肿瘤科等相关科室的交叉协作，各学科根据肿瘤的大小、部位、生物学特性，结合患者的具体情况，将现有的治疗手段合理地进行组合，实现专业化、规范化、个体化及便捷化的诊疗活动，以获得最佳的治疗效果。

（一）肝癌多学科合作组成

肝癌多学科合作可由相关的肝胆外科、肿瘤科、介入治疗科、放疗科、感染科、影像科、超声科和病理科等组成。由高年资的医师组织定期讨论研究弥漫性 / 多发性 HCC、潜在可切除的Ⅱb 及Ⅲa 期的肿瘤的治疗方案；讨论是否有必要术前进行外放疗或 TACE 使肿瘤降期，再进行手术治疗等事宜，选择有高级别的循证医学证据，建立多学科共识基础上的治疗原则，解决现有分科体制和治疗手段的矛盾（图 1-4-1）。

（二）肝癌多学科综合治疗

MDT 的模式的治疗目的，是要依据肝癌的分期，打破分科的界限，密切合作选择合适的治疗方案，增加肝癌治疗的机会。对于中晚期肝癌通过降期治疗，使之能够适合目前的各种治疗手段，改善生活质量，延长生命，提高生存率，达到临床治愈的目的。

1. 同步治疗：因为有肝硬化和肝癌的同时存在，所以制定治疗方案应考虑患者的肝功能状况、门脉高压的影响、不同治疗手段的适用性，以及病灶的数目、大小、部位，对血管侵犯或肝外转移情况，肿瘤侵袭性的生物特性等因素。

肝硬化肝癌治疗的原则，既要最大限度地保护未受肿瘤侵袭的肝组织，又要尽可能彻底清除肿瘤。所以，在护肝基础治疗的同时，对不同病期的肿瘤，选择相应的治疗方案；努力提高对巨大病灶、多发病变或疑难病变的治疗效果，提高单一治疗的疗效，防止肿瘤复发。

2. 序贯治疗：对肝癌有效治疗手段有多种，但不能在一位患者身上同时使用，必须根据肿瘤的病期，选择有针对性的治疗方法，可以依据肝功能状态和肿瘤侵袭的范围进行序贯治疗，防止一次性的过度化治疗。

序贯治疗的初始治疗很重要，一定要为下一阶段的治疗提供方便和留有余地。各学科的进步为肝癌的联合治疗奠定了基础。在临床中，不能强调本学科的长处而忽视其他学科的优势，采长补短、优势互补才是多学科合作的要旨，这是肝癌治疗的突破性进展。

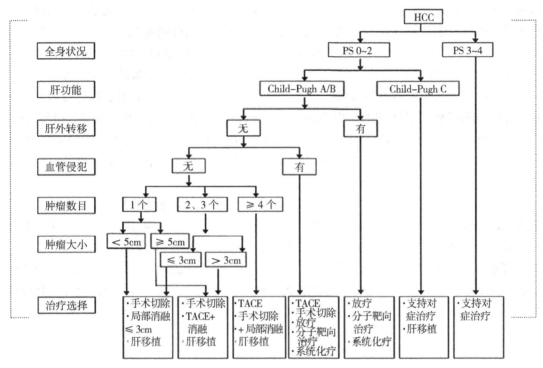

图 1-4-1　肿瘤综合治疗模式的选择

通过 TACE、RFA、PMCT 等序贯治疗，缩减肿瘤体积、使卫星灶消失，以及门静脉、肝静脉和腔静脉癌栓缩小或消失，减缓肿瘤进展，延长了患者的带瘤生存时间，为降期后的手术切除（二期手术）创造机会，或等待肝移植的患者满足原位肝移植标准；为病理学检查（如有血管侵犯的证据）提示存在肿瘤复发高风险，而肝切除术后未证实恶性病变的患者，提供补救移植的机会。Cohen 等的研究表明，TACE 联合分子靶向治疗，可使中晚期 HCC 的疾病进展和死亡风险降低 30%。

3. **抗病毒治疗**：在我国 75%~80% 的 HCC 与 HBV 感染有关，其中绝大多数是发生在与 HBV 感染相关的肝硬化基础上。目前的研究表明，血清病毒高载量是影响 HBV 相关性 HCC 复发和预后的一个重要的独立危险因素。由于肝硬化肝癌的肝脏储备功能低下，很难得到根治性治疗，导致术后 5 年内的复发率高达 38%~65%。因此，针对基础疾病的规范化抗病毒治疗，充分发挥 MDT 模式在 HCC 诊疗中的优势，提高中晚期 HCC 的生存率。

4. **分子靶向治疗**：血管生成在 HCC 的形成、发展、侵袭、转移和复发中均发挥重要作用，通过抑制肿瘤的血管生成，可导致肿瘤细胞死亡。肿瘤 < 2mm 时，肿瘤细胞的增殖和转移主要依靠弥散功能，当肿瘤体积超过 2mm 时，必须依靠新生的血管供应所需要的营养物质；中晚期肝癌可出现动静脉双重供血的特点。

以多靶位激酶抑制剂治疗中晚期 HCC 的患者，开创了 HCC 治疗模式的新时代，可作为单独治疗和（或）其他治疗方法的补充治疗手段。

三、中医药学在肝癌治疗中的作用

中国古代虽然没有癌的概念，但远在殷墟甲骨文就有"瘤"的记载，《圣济总录》对瘤的含义做了精辟的解释："瘤之为义，留滞不去也。"而"癌"字首见于宋代东轩居士所著的《卫济宝书》，该书将"癌"作为五痈之一。中医学认为肝癌属"肝积""积聚""癥瘕"范畴，多因情志失调、饮食所伤、寒邪内犯及他病之后，肝脾受损，脏腑失和，气机阻滞，瘀血内结而成。中医学虽然没有癌的概念，但认为肿瘤属于癥瘕积聚的范围，多部经典均有论述。中医学认为肝癌的病因病机与情志抑郁、气机不畅、气滞血瘀、血行受阻有关，日积月累而成积聚。凡导致脏腑功能失调，造成气滞血瘀，湿聚痰凝，邪毒郁结，积久成瘤。如《诸病源候论·积聚病诸候》说："诸脏受邪，初未能成积聚，留滞不去，乃成积聚。"由于个体差异、邪正关系、病机变化纷繁复杂，寒热虚实交错。中医学对肝癌的病因病机的认识，是局部病变与整体关系的统一。

由于中医学的整体观念，注重局部与整体的关系，进行个体化的辨证施治。施治时要攻邪不忘扶正，补虚也要加入祛邪之品；由于癌肿"阴阳离决"的特殊性，既要注意温阳的重要性，又毋忘解毒散结之法要，所以基本治法是益气养阴、化湿解毒，祛瘀散结。

肝癌不是单纯的局部疾病，手术后的康复，后续化疗、放疗有较多的并发症，中医药的扶正固本、祛邪解毒、调理阴阳气血之法，可以起到增效减毒作用，改善放疗、化疗后产生的骨髓抑制和免疫低下，这正是中西医结合的有力切入点。

第二章　肝癌的病因及发病机制

肝癌的发病机制很复杂，在诱发肝癌的过程中，具有各种不同的病因机制，有多种作用机制共同发挥作用。肝癌的发生是多基因参与、多因素作用的复杂过程，是基因与环境交互作用的结果。就目前的研究成果来看，肝癌是由外因的协同作用，引起多基因突变，包括基因组的不稳定性，细胞信号传递途径的异常，细胞周期、凋亡和衰老调节的异常，肿瘤新生血管的形成等。因此，肝细胞癌的发生是一个多阶段的过程，涉及一系列不同的遗传学改变并最终导致肝细胞的恶性转变。

第一节　肝脏的组织结构及发生学

肝脏是体内最大的腺体器官，结构复杂，生理生化功能繁多，为无机特质和有机物质的代谢中心。现已知肝脏内含 600 种以上的各种酶类，可以分为氧化还原酶类、转移酶类、水解酶类、合成酶类、异构酶类、裂合酶类等六大类，是白蛋白合成的唯一脏器。同时，也是一个免疫器官，具有丰富的血运和血流动力学特点，能够完成摄取、合成、分解、贮存、分泌、排泄和生物转运等复杂生理功能。

一、肝脏的组织结构与功能

肝脏微细组织结构可分为经典肝小叶和肝腺泡结构的基本构成单位，分别从不同的角度分析了结构单位与肝脏功能的关系，各有其特点和侧重面。经典肝小叶虽然不是肝脏结构和功能的最小单位，可是在病理学分析上有其实用价值，临床上仍在广泛应用；肝腺泡结构学说的提出，解决了经典肝小叶不能说明的病理变化，使肝脏的基本结构和功能统一起来。这种结构和功能的不统一性，也可能说明了肝细胞的异质性。尽管肝细胞存在着异质性，肝细胞之间通过直接接触或是介质的参与，使细胞相互联系，构成一种细胞网络，保证了代谢的协调统一。

（一）肝脏的组织形态

肝小叶是由结构相同、大小和形态相似的众多肝小叶（或肝腺泡）组成了肝脏的微细结构。据 Mall 的估计成人肝脏有 $4.5 \times 10^5 \sim 5 \times 10^5$ 个肝小叶（也有人估计有 1×10^6 个），约由 2500 亿个肝脏细胞所组成。

1.肝小叶：肝小叶的概念在 1833 年由 Kiernan 提出，肝被膜的结缔组织，自肝门部伴 Glisson 系统进入肝脏，将肝脏分割成直径约 1.0mm，高约 2.0mm 的多角形棱柱体，这是由输入血管及胆管向长、宽、深这 3 个方向伸展所决定的。

经典肝小叶以中央静脉为中心，顶点为"门静脉三要素"（小叶间门静脉、肝动脉、小叶间胆管）组成的汇管区，由肝细胞板（肝板）呈辐射状排列，相邻的肝板围绕成血窦。在肝小叶周边的一层环形肝板称为界板（界面）。

肝板是单层多角形细胞不整齐排列成板层状结构，相邻肝板分支吻合。肝组织切片上见肝小叶呈单层肝细胞条索状辐射，从四周向中央静脉集中的五边形或六边形。肝细胞索间为血窦，相邻肝小叶间汇管区的管道系统呈断端切面。血窦在肝板间相互连接吻合成复杂的网状迷路，直接开口汇流入中央静脉（图 2-1-1、图 2-1-2）。肝小叶中肝细胞的生理功能及改微细结构功能间的联系如图 2-1-3。

2. 肝腺泡结构： Rappaport 提出的肝腺泡概念，以及后来进一步阐明肝腺泡的微循环及其血液动力学改变、功能代谢的分区，得到了国际病理学和生理学界的首肯，为说明多种肝脏病理变化提供了有力的组织学依据。

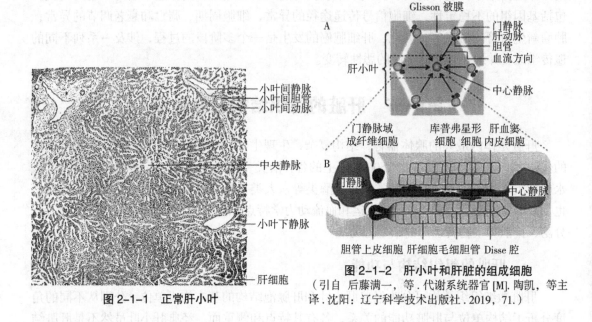

小叶间静脉
小叶间胆管
小叶间动脉

中央静脉

小叶下静脉

肝细胞

图 2-1-1　正常肝小叶

Glisson 被膜

门静脉
肝动脉
胆管
血流方向

肝小叶

中心静脉

A

门静脉域成纤维细胞
库普弗星形细胞
肝血窦
内皮细胞

门静脉

B

中心静脉

胆管上皮细胞　肝细胞毛细胆管　Disse 腔

图 2-1-2　肝小叶和肝脏的组成细胞

（引自　后藤满一，等 . 代谢系统器官 [M]. 陶凯，等主译 . 沈阳：辽宁科学技术出版社 . 2019，71.）

排泄缺陷
肝细胞和胆汁间关系

肝细胞功能
肝细胞和功能的关系

黄疸类型	疾病	功能	结构	功能	肝功能试验的改变

非结合胆红素

Gilbert 病
肝细胞损害

早产儿
Grigler-Najjar
Gilbert 病
肝细胞损害

摄取

结合作用和细胞内运转

肝窦

细胞膜
胞饮泡

胞核

粗面内质网

光面内质网

糖原

摄取

蛋白质合成

储存葡萄糖的释放（通过 6-磷酸葡萄糖酶）

酶类
维生素 B_{12} 漏出
铁

血清白蛋白
凝血因子
絮状试验

己糖耐量

血糖↓

结合胆红素

慢性特发性黄疸
Dubin-Johnson
Rotor

结合胆红素和其他胆汁内物质（如 ALP、胆固醇、胆汁酸、染料试验）

贮存异常

胆汁淤积

排泄

胆汁反流或胆管（或小胆管）阻塞

致密小体（溶酶体、微体）

Golgi 体

胆汁

毛细胆管

线粒体

结合解毒作用固醇和脂肪合成

尿素合成
能量产生

BSP 滞留↑
药物代谢↓
酯化作用↓
有活性的激素↑
胆固醇↓
血氨↑

图 2-1-3　肝细胞超微结构及其与各自功能间的联系

（引自　江绍基 . 临床肝胆系疾病 [M]. 上海：上海科学技术出版社，1992，18.）

肝腺泡是以输入血管为中轴，肝细胞索呈三维方向围绕形成实质性团块。以汇管终末支静脉为轴的卵圆形实质性团块是单腺泡，为肝脏最小的功能结构单位；以汇管终末门静脉前支为中轴，集 3~4 个单腺泡组成较大实质团块，为复（集合）腺泡；以较大汇管门门静脉分支为中轴，并由 3~4 个复（集合）腺泡组成大簇肝实质团块，形成不规则的肝腺泡团块。从肝腺泡的血液供应来看，与门静脉终末支之间的关系尤为密切。经典肝小叶是由 3 个半扇形腺泡结构单位组成，虽然共有 1 个输出血管，但输入血管却不一致。由于肝腺泡内 1/3 的肝窦血液是来自肝动脉终末支，故血氧供应丰富（图 2-1-4）。

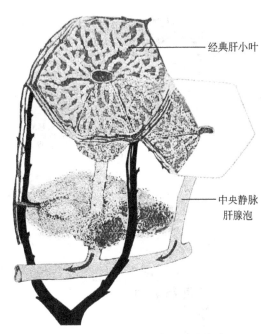

经典肝小叶

中央静脉
肝腺泡

图 2-1-4　肝腺泡与经典肝小叶的关系
（引自 Rappaport AM. Anat Rec[J]. 1954，11-33.）

肝腺泡的代谢功能分区，以输入血管为中心的近似同心圆。接近门脉终末支中轴 40μm 的肝细胞是 1 区（门静脉周围区域），相当于经典肝小叶的周边部分，血窦中的血氧分压是 8.65kPa（65mmHg），几乎近于动脉血氧分压，是腺泡缺氧耐受性最高的部分。该区线粒体和粗面内质网较多，与细胞呼吸相关酶类特别浓集，蛋白质合成也旺盛；介于 1~3 区之间的过渡区腺泡是 2 区（中间区域）；3 区（肝静脉周围区域）是距门静脉终末支最远部分，即肝静脉终末支周围区部分，其血窦中血氧分压最低，仅 0.13kPa（1mmHg），对缺氧耐受性最低，但糖原储存与分解、类脂质代谢、胆红素代谢、药物转化，在该区最活跃。肝腺泡分区内酶的分布及其生化功能，常随肝脏血循环动态改变而变化，各分区内的肝细胞功能互相协调，相辅相成，受损的 3 区功能可向 2 区、1 区移行。由于肝腺泡的血液供应特点和代谢功能分区，肝病理改变常从 3 区开始；肝实质增生多从 1 区开始；广泛融合性大片状肝细胞坏死，仅在 1 区可残留少数肝细胞；异型增生的肝细胞发生癌变，也常发生在 1 区；门静脉炎症发生肉芽肿，堵塞了门静脉血运，肝细胞再生结节很少，正是肝腺泡理论的实际验证（图 2-1-5）。

3. 血窦：血窦是经肝板孔隙连接成网状的毛细血管，组成了肝脏微循环系统。血窦宽 9~12μm，壁很薄，仅围有一层衬里细胞，外面无连续的基膜。血窦与肝细胞之间存在由内皮细胞围成的 Disse 间隙。

4.Disse 间隙：Disse 间隙是内皮细胞与肝细胞之间的狭小间隙，宽 0.2~0.5μm（0.4μm），是肝细胞与营养物质的交换场所。在缺氧时 Disse 间隙可以扩张，肝细胞膜伸出许多绒毛突入 Disse 间隙，可与经内皮细胞的窗孔和间隙进入的血浆成分，进行营养物质和代谢产物的转运和交换。Disse 腔内有少量成纤维细胞。目前，一般认为 Disse 间隙是肝内淋巴形成的起始部位（图 2-1-6）。

5. 汇管区：在数个小叶间的较多结缔组织中有小叶间门静脉、肝动脉、神经、淋巴管和胆管的叶间支，称为门脉汇管区 / 门脉区 / 门管区。汇管区除少量的网状纤维外，还含有胶原纤维及弹力纤维，偶见成纤维细胞。其间可见少量淋巴细胞和吞噬细胞，正常情况

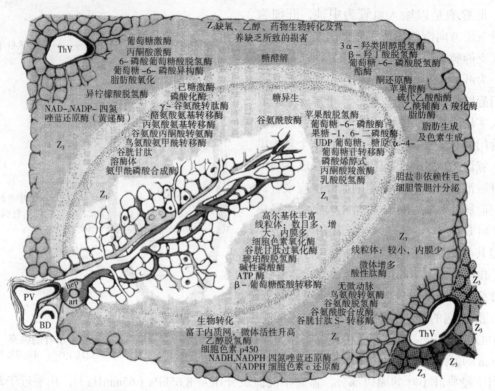

PV. 门静脉。TbV. 肝静脉终末支。BD. 胆管 hepart。肝小动脉。Z_1. 门周区。Z_3. 腺泡及小静脉周围区。Z_3. 由相邻几个腺泡的部分 3 区组成

图 2-1-5 肝腺泡内各种代谢过程的区域性区别示意图

（引自 Jungermann K，Kietzmann T. Annu Rev Mutr[J]. 1996，16：179-203.）

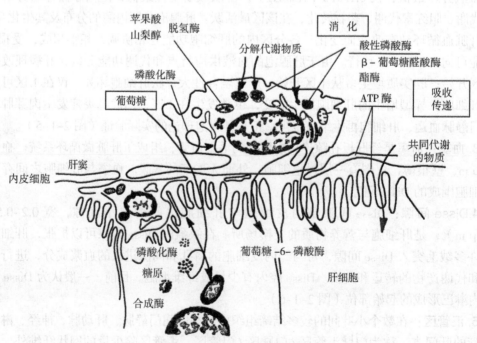

图 2-1-6 Disse 间隙物质交换

（引自 江绍基.临床肝胆系疾病 [M]. 上海：上海科学技术出版社，1992，20.）

下绝无粒细胞及浆细胞浸润。小叶间胆管由 4~6 个单层立方上皮围成，基层很薄，含有Ⅳ型胶原纤维。细胞内高尔基复合体较多，线粒体及内质网小而少，弹力纤维较明显。

（二）肝脏的组织细胞

肝脏的组织细胞包括肝实质细胞和非实质性细胞。肝实质细胞即肝细胞，约占肝脏总体重量的 80%；非实质性细胞包括的细胞种类比较多，约占 20%。

1. **肝细胞：** 人体肝细胞有 1000 亿 ~2500 亿个，占肝脏细胞总数的 80%。肝细胞的生命周期约 150 天。肝细胞呈多角形，有 5~12 个边，多为五边形或六边形，大小不等，其三维形态是个多面体。肝细胞大小，一般为 $30\mu m \times 20\mu m$，细胞体积 $4900\mu m^3$，表面积约为 $1700\mu m^2$。肝细胞体积是动态变化的，水的跨膜移动可使肝细胞体积增加 5%~10%，但很快经补充性（20 倍）的离子外流又可恢复正常大小。肝细胞能完成各种繁杂的生理和生化功能，这与细胞内极其复杂的超微结构密切相关（图 2-1-7）。

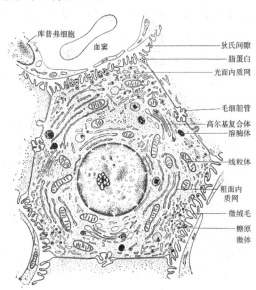

图 2-1-7 肝细胞的超微结构示意图

肝细胞虽然形态相似，由于肝细胞所处内环境的差异，血流灌注、氧的分配、营养物质的供应有一定的差别，除了存在肝腺泡的功能分带而外，肝细胞的微细结构和功能存在着差异，这种差异称为肝细胞的异质性。这种异质性表现在代谢的不均一性，肝细胞超微结构存在明显的差异。肝细胞板学说认为多层肝细胞板由单层肝细胞组成，在同一层肝细胞板中，排列于门静脉终末小支至肝中央静脉之间的有 15~25 个细胞。由于距离门静脉终末小支的位置远近不同的肝细胞，有不同的生化功能，这些肝细胞的各种功能受基因调控。肝细胞板内还包括各种非实质细胞和邻近界限板的胆管细胞。这一结构中，肝细胞与肝细胞之间，肝细胞与非实质细胞之间的生理、生化相互作用，相辅相成。肝细胞板内存在着肝细胞功能的区室化，某种生理和生化功能的表达只限于 1 个或 2 个肝细胞。基本的肝细胞表型在肝细胞板中可再分化。

2. **非实质细胞：** 除肝细胞之外的细胞均称为非实质细胞。血窦内有约占肝总重量 10%、具有重要功能的非实质性细胞。Widman 等认为大鼠的血窦中，内皮细胞占 48%，Kapffer 细胞占 39%，贮脂细胞（Ito 细胞）占 13%。

（1）血窦内皮细胞：肝血窦内皮细胞（SEC）占肝脏细胞总数的 15%~20%。在构造和基因表达与其他血管内皮细胞内皮细胞不同，是肝脏发育最早形成的血管。细胞呈扁平棱形，细胞核所在的部位膨大，核呈扁圆形，沿血窦壁呈连续性链状分布排列。SEC 细胞器较少，仅有少量粗面内质网，胞质中被覆外衣的液小泡丰富，参与物质的运输。肝脏内皮细胞的表面积可达 $1160cm^2$。在肝脏实质中的 SEC 无细胞间连接，只是简单重叠在一起，缺乏基底膜，具有特征性的网格状窗孔结构。在 SEC 的筛板上有 10~50 个散在排列成串的小孔，这种与 Disse 间隙相通的"窗孔"，0.5~1.0 μm 大小不等，呈单孔或为多孔成簇样分布。

"窗孔"只能通过血浆，而不能越过细胞。SEC"窗孔"有收缩作用，孔径大小受肝窦压力大小、体液内血管活性物质、SEC 细胞骨架、肌动蛋白丝等多种因素调节。

SEC 可受肝细胞产生的血管内皮生长因子诱导而增殖。可能与 Kupffer 细胞属于同一细胞系列，它们的不同形态也是不同功能状态的反映。SEC 所分泌的内皮素是一种强烈的缩血管活性介质，在调节肝脏局部微循环及全身血液动力学中有十分重要的作用。SEC 表面上有许多受体，对糖蛋白、结缔组织分子、脂蛋白的内吞摄取有重要作用，具有显著的吞噬清除功能。还参与脂质代谢；分泌肽介质，合成细胞外基质。还能释放调节肝细胞活性特异性介质：IL-1、IL-6、IFN、NO 等。嗜肝病毒的黏附可能是其肝特异性靶向性的分子机制。SEC 通过分泌多种生长因子，控制肝细胞的增殖。

（2）Kupffer 细胞：Kupffer 细胞是单核 – 巨噬细胞，占全部肝脏细胞总数的 15%，是全身固定巨噬细胞中的最大细胞群体，占 80%~90%。Kupffer 细胞与内皮细胞并列衬于血窦内面，与血液直接接触，常以伪足附着内皮细胞上。外形不规则，表面有许多皱褶和微绒毛状的膜性细胞突起，呈星芒状。其伪足可以锚住 SEC 小孔，往往可以跨越血窦腔，出现在 Disse 间隙中，位于 SEC 和肝细胞之间。细胞核较大，呈扁圆形。细胞质中有多种形态溶酶体（几乎占肝脏溶酶体总数的 1/4）、过氧化氢体和吞噬体，胞膜有高度活力的 ATP 酶和 Fc 及补体受体。Kupffer 细胞是一种有高度可塑性细胞，极易对刺激引起应激反应。Kupffer 细胞的主要功能是吞噬作用，能清除多种细菌和病毒等各种有害物质。Kupffer 细胞还具有浓缩抗体能力。在炎症物质刺激下 Kupffer 细胞可大量增生，包括从骨髓转移来或自身增殖。在病理状态下，Kupffer 细胞释放一些介质和细胞因子，能诱导 T 细胞增殖，引起肝组织免疫损伤。可以表达细胞内黏附分子 – I。在铁和腺苷代谢中与肝细胞协同作用。发生肝纤维化过程中，Kupffer 细胞能介导激活 Ito 细胞的细胞学机制是关键。

（3）肝星状细胞：肝星状细胞（hepatic stellate cells，HSCs）又曾称贮脂细胞（fat-storing cells，FSCs）、Ito 细胞、窦周脂肪细胞（perisinusoidal lipoctes，PLS）、维生素 A 贮存细胞和肝脏特异性内皮细胞（pericytes）等，占肝脏细胞总数的 5%~20%，存在于 Disse 间隙内，兼具脂肪细胞、肌细胞、成纤维细胞的特征。活化的 HSC 包括活性 HSC、肌成纤维细胞样细胞、肌成纤维细胞。在胰、肺、肾及小肠等肝外器官中也被观察到，有人统称为星状细胞系（HSCs）。细胞质内含丰富的粗面内质网及一些均质的小脂滴，是贮存维生素 A 的主要场所，体内 50% 视黄醇类物质以黄酯的形式存在于 HSC。贮脂细胞内含有大量平滑肌细胞特有的 Desmin 蛋白，具有收缩功能。在 Disse 间隙内的舒缩，对调解肝血窦的血流量及肝内阻力中具有很重要的作用。此外，还分泌 P 物质、血管活性肠肽等血管活性物质。贮脂细胞可能是一种分化较低的间质细胞，也可视为是一种休止期的肝细胞可以衍化为血细胞。在病理情况下分化成肌成纤维细胞（myofiblast，MFB），分泌胶原 I、胶原Ⅲ、胶原Ⅳ、板层素和纤维连接素，与活性 HSC 的共同作用，于肝细胞基质中过多地积聚以胶原 I 为主体的病理性分泌物，在肝纤维化形成过程中起到重要作用。

（4）隐窝细胞：肝脏组织内有 3 种淋巴样细胞：隐窝细胞（Pit）、CD_8 和 CD_4T 淋巴细胞、自然杀伤 T 细胞（NKT）。Pit 细胞又称隐窝细胞、肝脏相关淋巴样细胞、大颗粒淋巴细胞，属自然杀伤细胞系列，来源于血液、脾和骨髓等器官，但能在肝脏增殖，是肝脏的天然杀伤细胞，不需要激活即有杀伤作用。Pit 细胞似圆形，表面有短小的突起和齿状凹陷；核较大，偏于细胞的一侧；细胞质内有膜包裹的大颗粒，内含丰富的穿孔素。Pit 细胞位于肝血窦面，嵌入窦内皮细胞内衬，与血液直接接触；具有多种形态，其伪足可穿过 SEC 伸到 Disse 间隙，与肝细胞微绒毛接触。Pit 细胞在肝内较少，与 Kupffer 细胞的比例约为 1：10。在肝内分布也不均匀，肝腺泡结构的 1 区比 3 区多。在 Pit 细胞的介导下，丰富的穿孔素黏附、溶解靶细胞膜，直接杀伤靶细胞，所以具有抗病毒、抗肿瘤的非特异性功能，能表达 CD_3、CD_{56} 以及其他标记物，在体外实验中能协助 Kupffer 细胞使血细胞向 Pit 细胞转化。Pit 细胞在肝脏再生中可能发挥重要作用。

3. 胆管细胞： 胆管系统分为肝内胆管和肝外胆管（肝总管、胆总管和胆囊）两部分，肝内胆管来源于肝母细胞，而肝外胆管则由内胚层独自发育而成，与肝内胆管相续。毛细胆管是肝内胆管系统的起始部，由相邻的肝细胞膜凹陷特化而形成，偶有 3 个以上的肝细胞围成，在肝板内互相吻合成网状。肝细胞膜有规律地向毛细胆管腔伸出 24~25 根绒毛，直径 $0.08\,\mu m$，长约 $0.2\,\mu m$。在毛细胆管周围的肝细胞质内含有肌动蛋白的微丝，互相联系并穿入毛细胆管绒毛的中轴内，或嵌入附近的桥粒中。在毛细胆管壁旁可见到高尔基复合体，是这一区域的特征性结构。毛细胆管周围外质层内的微丝、微管构成了细胞表面调节装置，对于维持毛细胆管管腔的稳定性和胆汁分泌具有重要意义。与毛细胆管相续的终末小胆管和细胆管是肝实质胆汁引流的单个单元。在这种单元中，肝细胞和胆管细胞相互移行中含有双潜能肝先祖细胞，是成人肝脏内干细胞的集中地，在肝脏受到损害时，双潜能细胞可以用来重建肝脏。肝先祖细胞分化为胆管上皮细胞和肝细胞，肝细胞由 I 带向 III 带逐渐过渡到成熟（图 2-1-8）。

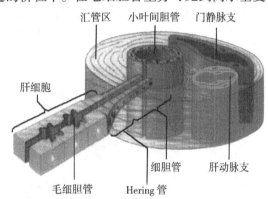

图 2-1-8　肝实质与肝内小胆管的连接
（引自 Soheuery J. Lefkowitch liver biopsy interpretation[M]. 2006，53.）

二、肝脏的发生学概要

成体肝脏作为物质代谢的中心器官，承担着维持机体稳定的重要功能，而胎儿时期的肝脏则主要是造血功能，逐渐向以代谢功能为主转化。以小鼠为中心的肝脏发生学实验研究，揭示了肝脏细胞发生的调控机制。

（一）肝脏的发生

小鼠的实验研究证明，肝脏发生在胚胎中期（小鼠胎龄 8~8.5 天）的前肠内胚层上皮细胞，接受来源于心脏中胚层的纤维细胞因子（fibrolast growth factor，FGF）和横中膈间质的成骨蛋白（bone morphogenic protein，BMP）的刺激信号，肝母细胞迅速增殖，向横中膈间充质浸润，形成肝脏原基的"肝芽"。在胎龄 10.5 天左右，由胎盘、生殖嵴、中肾发育的造血干细胞向肝脏移行扩增，肝细胞和造血细胞混合存在，60% 是造血细胞，所以在出生前肝脏成为一过性造血器官。在这个阶段中，肝细胞和肝内的间充质细胞为造血场所产生造血因子，增殖的造血细胞所分泌的细胞因子促进肝母细胞的分化和成熟（图 2-1-9）。

（二）肝母细胞

肝母细胞具有旺盛的增殖和再分化能力，Si-Tayeb 等和 Itob T 等认为肝母细胞是肝干

细胞 / 前体细胞。肝母细胞在 14.5 天左右的胎龄，开始向肝细胞和胆管上皮细胞分化。在向成熟阶段移行的过程中，肝细胞阶段性地合成肝脏特异性蛋白质。Colletti M 等的实验研究认为，出生后 1~2 周肝细胞停止增殖，以表达一些肝脏特异性基因为开端，形成肝小叶的基本结构和物质代谢领域的特异性，首次发挥呈梯形肝功能。肝内胆管来源于肝母细胞，在门静脉周围向胆管上皮细胞分化，形成肝内胆管的胆管上皮细胞的核心（图 2-1-10）。

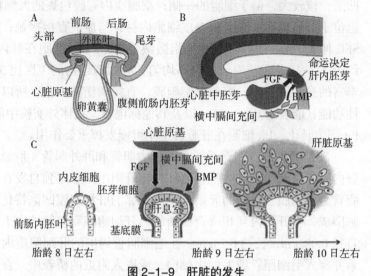

图 2-1-9　肝脏的发生

（引自 后藤满一，等 . 代谢系统器官 [M]. 陶凯，等主译 . 沈阳：辽宁科学技术出版社，2019，72.）

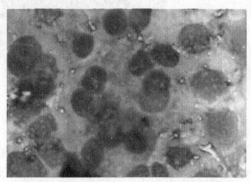 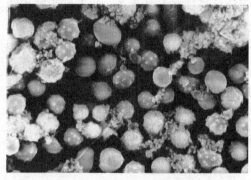

| A.20 周的胎肝细胞涂片（HE×400）。图片中大细胞核有核仁的是肝细胞，核小深染的是造血干细胞 | B. 扫描电镜下的胎肝细胞（15kv×980）。图片中带绒毛的是肝细胞，表面光滑或棘突的是造血干细胞 |

图 2-1-10　正常人胎肝细胞

（三）肝间质细胞

肝血窦内皮细胞形成的肝内特殊的毛细血管血窦，是肝脏最早形成的血管，其构造和基因表达与其他血管内皮细胞有明显的不同。Cllardeau-Frachon 等认为肝血窦内皮细胞，起源于横中膈间质的血管，通过分泌多种生长因子，控制干细胞的增殖。Asahina K 等的实验研究证明，星状细胞和间皮细胞都是从横中膈间质组织的间质细胞发育而来的。Kupffer 细胞、Pit 细胞等则来源于血液、脾和骨髓等器官，在肝脏定居增殖。

三、肝脏发生的调控机制

肝脏在发生的过程中，首先接受 FGF 和 BMP 的信号刺激形成肝芽。随着造血干细胞的发育和向肝脏移行，造血细胞和肝细胞的混合存在，通过所分泌的细胞因子，改变微环境、互相促进发育以及肝母细胞的分化。肝小叶基本结构和肝脏的特异性功能形成的过程，需要 Wnt 信号的参与下得以完成；低分子量鸟苷三磷酸（guanosine triphosphate，GTP）酶的 ARF6 对于肝细胞索形成发挥重要作用。

（一）肝母细胞的分化机制

肝芽形成后，肝母细胞的增殖和存活受多种细胞外信号调控，肝细胞和肝内间质细胞也通过细胞因子的分泌促进肝母细胞的分化和成熟。Hirose Y 等的实验研究证明，由肝母细胞自分泌作用或周围间质系细胞所提供的肝细胞生长因子（hepatocyte growth factor，HGF）、转化生长因子 β（transforming growth factor β，TGF-β）、Wnt、音猬因子（sonic hedgehog）等，促进了肝母细胞的增殖和分化。Kamiya A 在肝母细胞培养中发现，制瘤素（OSM）作为白介素 -6（IL-6）家族的细胞因子，可诱导分化肝母细胞为功能性肝细胞，而肿瘤坏死因子（TNF-α）则可拮抗 OSM 的诱导分化作用，调节肝细胞拥有成熟功能的分化。

肝细胞的成熟和分化也受细胞内的转录因子组形成的复杂转录因子网调控和协调转运。转录因子组中肝细胞核因子 1-α（hepatocyte nuclear factor 1-α）、HNF4、增强子结合蛋白 -α（CCAAT/enhancer binding protein-α，C/EBP-α）为肝细胞含量最丰富的转录因子组。C/EBP-α 是葡萄糖能量代谢的必需转录子，作为氨甲酰磷酸酯合成酶 1（carbamoyl phosphate synthetase 1，CPS-1）肝脏清除氨的靶基因；Chen YR 等研究认为胎儿多功能转录因子（Y-box binding protein-1，YB-1）则通过抑制 C/EBP-α 的功能参与调解（图 2-1-11）。

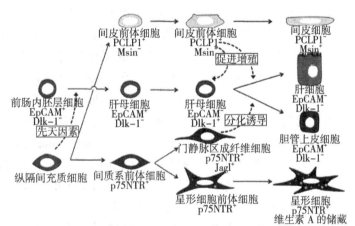

图 2-1-11 肝母细胞的发育、分化与细胞间相互作用的原理
（引自 后藤满一，等. 代谢系统器官 [M]. 陶凯，等主译. 沈阳：辽宁科学技术出版社，2019，70.）

（二）胆管细胞的分化机制

Antoniou A 等的胎鼠实验研究表明，胎龄 11.5 天的肝母细胞在门静脉周围形成一层胆管盘（ductal plate，DP）结构，继而形成两层表现为管腔样结构的原发性胆管（primitive ductal structure，PDS）。不表达 HNF4 而表达胆管上皮标志物 Sox9（SRY-box containing gene 9，Sox9）的肝母细胞，促使肝细胞侧的 PDS 向胆管上皮分化，形成对称均一的管腔结构的胆管，未形成管腔的胆管盘则逐渐消失。

Tbx3（T-box transcription factor3，Tbx3）、Onecut 家族的转录因子 HNF6 和 CO_2，是参与胆管上皮细胞分化的转录因子，还显示 HNF 1-β 等作用。Lüdtke TH 等研究认为 Tbx3 可维持肝细胞特异性转录因子 HNF4 和 HNF 1-β 表达，而抑制胆管上皮细胞特异性转录因子 HNF6 和 HNF 1-β 表达，从而抑制胆管上皮细胞的分化。Clotman F 等证明 HNF6 和 CO_2 通过苯丙酸诺龙 /TGF-β 信号参与调解胆管上皮细胞的分化。另外，门静脉区域的成纤维细胞可通过 Jagged1/Notch2 信号介导胆管上皮细胞，诱导形成管状结构。

四、肝脏的再生和变异

再生的本质是成体动物为修复缺失组织器官的发育再活化，是多潜能未分化细胞的再发育。人类除肝脏之外不会再生器官。动物的再生方式可分为微态再生（epimorphosis regeneration）、变形再生（morphallaxis regeneration）和补偿性再生（compensatory regeneration）。补偿性再生表现为细胞分裂，产生与自己相似的细胞，保持它们的分化功能，是哺乳动物肝脏的主要再生方式。肝脏受到嗜肝病毒、药物及毒物、酒精等损害或部分肝脏切除的刺激，则启动肝脏的再生功能。

（一）肝脏的再生

肝脏的再生功能实际上是一种代偿性增生，是肝脏对受到的损伤的细胞修复和代偿反应。肝脏的再生功能极强大，切除 70%~80% 肝脏的动物，经过 4~8 周的修复，剩余的肝脏最终能再生至原来的肝脏重量。归纳近年来的研究成果，具有转化成肝细胞的细胞源有胚胎干细胞（embryonic stem cell，ESC）、诱导多能干细胞（induced pluripotent stem cell，iPSC）、间充质干细胞（mesenchymal stem cell，MSC）、造血干细胞（hematopoietic stem cell，HSC）和多能成体前体细胞（mutipotent adult progenitor cell，MAPC）等。

目前的研究已经明确，肝细胞的再生通过启动肿瘤坏死因子（TFN）淋巴毒素、MyD88 和介导 Kupffer 细胞活化核因子（nuclear factor-κB，NF-κB），持续通过 IL-6 活化信号传导与转录激活因子 3（signal transducer and activator of transcription 3，STAT3）的重要信号通路；之后的肝细胞复制是在表皮生长因子受体（epidermal growth factor receptor，EGFR）的配体 EGF、转化生长因子 α（transforming growth factor-α）、双调蛋白抗体或肝素结合 EGF 样生长因子或肝细胞生长因子（HGF）的调控下发生。Michalopoulos GK 的实验研究认为调节基质金属蛋白酶（matrix metalloproteinase，MMP）功能的 MIMP（tissue inhibitor of MMP）可能是肝脏再生的关键。

1. **肝脏再生的特点：** 成熟的肝细胞是高度分化的、静止的、具有相对长寿命的细胞，极少能观察到细胞分裂现象，在 2×10^4 个肝细胞中大致只能见到一个细胞发生分裂。有研究证明，成人个体肝脏 5000~40 000 个细胞处于增殖状态，正常肝细胞每年更新一次。但在物理、化学、感染、创伤或缺血性损伤等因素的作用下，肝脏具有很强的再生能力。

肝脏再生具有鲜明的特点：①受到损害肝组织的剩余肝细胞表现为增生，而不是细胞代偿性肥大。②肝脏的再生过程受到严密的调控，一旦达到与自身相适应的理想体积，肝细胞的复制将受到抑制。③在肝脏恢复损伤丢失的肝细胞的同时，能够继续维持肝细胞特异性的功能，产生急性时相反应物质等而保持机体的自身稳定。

Alison 将肝细胞再生反应可分成 3 种类型：①A 型反应：增生的肝细胞位于损伤区的附近。这种再生反应，是肝细胞局部修复。②B 型反应：肝组织丧失后的代偿性增生，残存的肝细胞由汇管区及肝细胞的 1 区开始，然后沿肝腺泡周围血管部位，扩展到 2 区和 3 区。这是真正意义的肝脏再生。③C 型反应：由外源性刺激物引起的肝细胞肥大和（或）增生。

受损残留的肝脏再生，在外观上表现在大小、重量和容积的改变，生物化学上的表现是肝细胞蛋白与 DNA 及 RNA 含量的变化。用切除部分肝脏的方法研究大鼠肝脏的再生方式，多位学者证实了肝脏再生方式是通过增加肝小叶的数目，使残留肝叶的重量增生恢复到原来肝脏大小，而不是切去肝叶部位的残留肝脏重新生出一个肝叶（图 2-1-12）。

Monaco 等观察肝右三叶切除的再生情况。残存肝脏需要 6 个月才能恢复原来大小，这些患者的肝功能：血清酶类、凝血因子、血浆蛋白及脂类等改变均在术后 3~4 周恢复正常。但是，肝硬化患者肝部分切除术后，剩余肝的增生恢复缓慢是不争的临床事实。研究肝脏部分切除（partiapatectomy，PH）的动物模型发现，在门静脉、肝动脉、胆小管周围的肝细胞首先进入细胞增殖周期。肝细胞急速增生肥大，RNA 在术后 30 分钟即开始

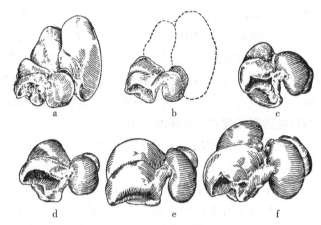

a. 手术前。b. 肝部分切除后。c. 术后 1 周。d. 术后 2 周。e. 术后 3 周。f. 术后 4 周
图 2-1-12　大鼠肝脏的再生
（引自 Fischei A. 肝脏生理和实验病理学 [M]. 北京：人民卫生出版社，1963，183.）

合成，20 小时合成达到高峰；10~12 小时肝细胞开始合成 DNA，在 24 小时肝细胞 DNA 合成达到第一个高峰，48 小时又出现 DNA 合成的第二个相对较弱的高峰；肝脏的非实质细胞：在 PH 后约 24 小时进入 DNA 合成期，胆管上皮细胞 40~48 小时达到高峰，内皮细胞、Kupffer 细胞、Ito 细胞等在 96 小时达到高峰。肝脏内各种细胞，出现多次有丝分裂，最终剩余肝脏修复生长至原来的总量。

肝脏再生的组织特征性结构形成，是通过一系列步骤来实现的。PH 后 3~4 天，肝细胞分裂增殖，围绕小血管出现肝细胞团块，接着星状细胞穿入肝细胞团块，并开始产生几种层连素堆积在细胞外间隙，形成血窦的支架。增殖的细胞团块逐渐形成肝板样结构，在肝板间具有毛细血管基膜的小血管则转化为内衬带有窗孔的内皮细胞和 Kupffer 细胞，形成了真正的肝血窦。到第 7~10 天后，再生的肝脏恢复到原来的大小和组织结构。

肝脏发生再生时，组成肝脏的所有细胞均能分裂增殖。在肝脏重建过程中，有 3 种细胞起重要作用。

（1）残存的肝细胞分裂增殖：正常肝细胞停留在细胞周期 G_0 期，极少进入复制状态。当肝细胞受到损伤时，肝实质细胞能快速做出反应。切除 70% 肝脏之后的肝脏再生期间，肝细胞分裂增殖 12 次后即转入静止期。PH 后的肝脏再生中以一种有限的和受到调控的方式复制，肝细胞巨大的增殖潜力能够在某些特定的条件下被释放出来。大多数肝脏再生，是依靠成熟肝细胞的原位肝细胞有丝分裂，增殖修复肝损伤，这是肝脏再生的主要方式。

（2）肝干细胞的增殖和分化：细胞分化的潜能由"全能"的母细胞到"多能"干细胞，再到"单能"组织细胞。在稳定条件下也可发生转分化，从而形成在结构和功能上不同于原来的细胞。细胞分化的分子学基础是基因选择性表达。细胞分化受多种信号通道和细胞因子调节控制。基因表达调控细胞分化主要表现在转录水平，转录因子组形成的转录基因组网，进行协调转运。许多研究证明，成熟肝脏内含有前体细胞和干细胞，这些细胞在胚胎发育的特定时段内，表达肝细胞和胆管上皮细胞双向分化的潜能。

A. 卵圆细胞：卵圆细胞（oval cell）存在于 Glisson 鞘周围的未分化带有卵圆核的细胞，呈现幼稚胆管样结构增生或集聚的组织学表现，与 Hering 管处的细胞有着类似的形态。所

以，Petersen BE 等认为卵圆细胞是由 Hering 管细胞发展而来的。卵圆细胞是肝脏的干细胞。在肝脏损伤修复过程中，卵圆细胞只有在成熟肝细胞分裂复制被完全阻止的时候，才能复制并分化为肝细胞。在成人肝脏内的 Hering 管等处的卵圆细胞，作为双向分化的潜能细胞，可形成胆管上皮细胞和肝细胞，它是保留肝脏再生能力的细胞谱系之一。在肝脏出现急性融合性坏死时，发生更多的"胆小管反应"，Hering 管处的卵圆细胞的增殖和分化对肝细胞数量的恢复起到了重要的作用。

关于卵圆细胞的来源目前尚有争论。Petersen BE 等认为卵圆细胞是由骨髓造血细胞进入肝脏，在一定条件下分化为卵圆细胞。近年来的动物实验资料显示，骨髓来源的细胞分化成肝细胞、胆管上皮细胞和血窦内皮细胞的概率非常低（1% 以下）。所以，卵圆细胞并不是起源于骨髓的前体细胞，而是在肝脏内产生的。卵圆细胞的产生可能导致了很高转化风险的肝细胞生成，有可能成为发育异常的病灶。

肝脏出现炎症细胞浸润，可分泌出的炎症性细胞因子，能诱导卵圆细胞增殖。Kupffer 细胞分泌的 TNF-α、IL-6 可促进卵圆细胞增殖。实验研究显示，卵圆细胞有特异性信号传导通路存在，JAKs/STAT3 介导的信号传导，在卵圆细胞增殖起到重要作用。

B. 小型肝细胞：小型肝细胞（small hepatocytes）是存在于成熟肝细胞中具有高度增殖活性的细胞。在受损的肝脏中，卵圆细胞和残存的肝细胞之间出现的嗜碱性的小型肝细胞，Lemire JM 等认为是卵圆细胞分化成由小型肝细胞介导的成熟肝细胞。根据 DNA 序列基因表达的实验结果分析，按照 Thy-1 卵圆细胞、Thy-1/CD_{44}^+细胞、CD_{44}^+细胞、培养小型肝细胞和成熟肝细胞的顺序，向肝细胞分化、成熟化进展。Thy-1$^+$ 卵圆细胞在 Thy-1$^+$/CD_{44}^+细胞的介导下，通过单独 CD_{44}^+的小型肝细胞分化为成熟肝细胞，还有一部分细胞可能分化成胆管上皮细胞。另外，成熟的肝细胞也具有向胆管上皮细胞分化的能力。

（3）骨髓源性干细胞分化：骨髓源性干细胞在肝细胞再生中的作用，目前仍然有许多不确定性。然而，骨髓细胞是肝脏非实质细胞（Kupffer 细胞、内皮细胞等）的重要来源也是不容置疑的。

多年来，诸多学者的动物实验证实，在正常小鼠的肝脏和大多数肝脏损伤模型中，骨髓来源的干细胞产生肝细胞的能力极低；骨髓性干细胞代替损伤的肝细胞是缓慢而又罕见的事件。Dahlke 等利用一个急性肝功能衰竭模型表明，骨髓干细胞在正常肝脏中，产生肝细胞的能力极小，在受损伤的肝脏中产生肝细胞的能力也非常小。Terada N 等的实验阐明了骨髓来源细胞在肝脏内可向肝细胞分化或和已存在的肝细胞融合机制。Ishikawa T 等的研究证明，骨髓源细胞能在纤维组织中固定，产生基质金属蛋白酶 2（matrix metalloproteinase2，MMP2）和 MMP9 等纤维分解酶，已经明确 FGF2 信号通路的重要作用。可以认为，从造血干细胞产生的肝细胞水平，只有在一个发生细胞融合的系统中才能达到。到目前为止，骨髓源性干细胞在肝脏再生涉及的范围、机制及细胞嵌合等许多问题有待于进一步深入研究。总之，肝脏再生不一定需要干细胞，其再生过程主要是通过刺激现存的、正常静止的和成熟的肝细胞重新进入细胞周期循环。

2. **肝脏再生的调控**：肝细胞是典型的静息细胞，正常情况下离开细胞周期而停留在 G_0 期，很少进行分裂。只有受到损伤的刺激后，才能启动肝脏的再生程序。肝脏再生从启动到终止是一个复杂的生物学过程，包括了肝再生启动信号的产生；信号配基与肝细胞受体的识别、结合与反应，发生跨膜信号传导；肝细胞质内信号传导分子间及与蛋白激酶相互作用的级联信号放大，产生高效、特异的转录因子；转录因子激活并进入细胞核，发生瞬时早期基因效应；转录因子持续表达蛋白，发生延迟、辅助基因效应，引起肝细胞形态学上的改变和肝细胞再生；肝细胞再生信号的终止。在肝干细胞前体细胞向成熟肝细胞诱导分化的过程中，HSF 和制瘤素（OsM）等液性因子，对肝细胞增殖和成熟以及促进肝细胞成熟的重要性逐渐被认识。

3. 肝脏再生的细胞周期：细胞周期分为有丝分裂期（M 期）和间期（G_1、S、G_2 期），分成 G_1 期、S 期、G_2 期和 M 期 4 个时相。

G_1 期在 S 期前和 M 期之后，是细胞周期中唯一的可逆时相，细胞周期的长短取决于 G_1 期。细胞在其生命周期的大部分时间都处于 G_0 或 G_1 期。在 G_1 期的后期有一个控制点，称为 R 点。R 点对细胞周期有控制作用：在细胞生长因子的刺激下，细胞才能通过 R 点，继而进入细胞周期的循环中；不能通过 R 点的细胞则退至 G_0 期，经过补充营养物质和生长因子等，又可以重新回到 G_1 期，但是，有的细胞可终生保持在 G_0 时期。

S 期在 G_1 期和 G_2 期之间，是 M–M 期的分裂间期的染色体复制期，进行 DNA 合成的时相。G_2 期介于 S 期和 G_2 期之间，完成 DNA 的合成。M 期是有丝分裂期，分裂成两个子细胞，是细胞增殖的真正过程。G_0 期是特殊时相，是细胞处于一个特殊的分化状态，在一定条件下可以回到 G_1 期。

肝细胞受到损伤刺激后，启动了肝脏再生过程。在生长因子诱导下，肝细胞由 G_0 期（静止状态细胞）进入 G_1 期（DNA 合成前期），进行 RNA 和蛋白质合成；在一系列调控蛋白 G_1/S 限制点（R 点）的控制作用下，由 G_1 期进入 S 期（DNA 合成期），促进 DNA 的合成；然后由 S 期转入 G_2 期（完成 DNA 合成、开始有丝分裂）；在另一个调控点 G_2/M 限制点作用下，进入 M 期（有丝分裂期），决定了细胞的有丝分裂（图 2–1–13）。

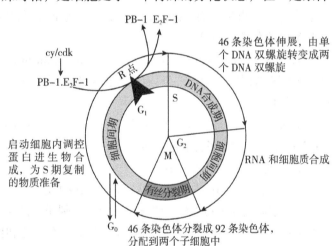

cdk. 周期蛋白依赖性蛋白酶。R 点 . G_1 后期的控制点。cy. 周期蛋白。
PB–1. 抑制性蛋白，使细胞周期停顿在 G_1 期。E_2F–1. 转录因子，激活促进 G_1 向 S 期转移

图 2–1–13 细胞分裂周期

细胞分裂周期的整个过程中受到多种蛋白质的调节，包括 8 种细胞周期蛋白（Cyclin）：Cyclin A、B、C、D、E、F、G、H；细胞周期蛋白依赖性激酶（cycline–dependent kinase，CDK）以及细胞周期依赖性激酶抑制剂（cyclin–dependent kinase inhibitor，CKI）等。这些蛋白因子在细胞周期的不同时期程序性合成与降解，与 CDK 形成复合物，在不同的细胞周期发挥作用。

4. 肝脏再生的调控因子：肝脏再生是肝细胞和非实质细胞在各种外在因子调节下，既进行分裂又行使细胞功能的完美结合；从再生程序的启动到终止再生程序，是多种调节因子有控制性的表达，引起体内一系列肝脏再生相关基因精确表达的结果。

肝脏受到损伤后，首先是肝细胞基因表达发生了巨大的变化。在启动刺激肝细胞 DNA

合成前，细胞内信号系统先被活化，再由多种细胞因子与生长因子的共同作用下，促使肝脏再生程序启动链式反应过程。有证据表明，肝脏再生启动信号可能来源于肝细胞外，但更多的学者则认为刺激肝细胞再生的信号来源于肝细胞内。肝细胞再生的外源性、内源性诸多刺激因子启动后，促进肝细胞生成刺激细胞生长的物质，在这些物质的协同作用下，肝细胞从 $G_0 \rightarrow G_1$ 期、$G_1 \rightarrow S$ 期转变。

肝脏再生受两类因子调控，一类是启动因子，另一类是终止因子。

（1）肝脏再生启动因子：肝脏再生程序的启动是通过复杂的分子机制进行调控，在多种因子的作用下，与效应蛋白结合、激活，将再生启动信号转至细胞核内，促进相应基因的转录，从而实现肝脏再生。

肝细胞生长因子：目前认为肝细胞生长因子（hepatic growth factor，HGF）具有非常强大的诱导原代培养肝细胞 DNA 的合成作用。肝细胞生长因子（hepatocyte growth factor，HGF）及其受体（HGF and its receptor，C-MET）是肝脏发育、生长和功能维持的重要物质，与尿激酶、HGF 和基质之间的相互作用，可能在肝细胞再生早期发挥重要作用。

表皮生长因子：表皮生长因子（epidermal growth factor，EGF）是具有明显促进肝细胞 DNA 合成的多肽生长因子。在肝细胞再生早期有促进肝细胞分裂增殖的生物学作用。EGF 可能作为肝脏再生的启动因子，接触亲肝物质时，在肝细胞内可见到钠离子流入、RNA 合成和蛋白质代谢的改变。

转化生长因子 -α：转化生长因子 -α（transforming growth factor-α，TGF-α）是一种自分泌肝细胞增殖因子，具有内在的复制能力和分化特性，在肝细胞增殖的较晚期时间里发挥作用。

肿瘤坏死因子 -α：肿瘤坏死因子 -α（tumor necrosis factor-α，TNF-α）是由 Kupffer 细胞产生的多功能细胞因子，在肝脏再生的早期信号通路中起作用，通过旁分泌机制介导促进肝细胞 DNA 合成。

白细胞介素 -6：白细胞介素 -6（interleukin-6，IL-6）由肝脏非实质细胞（Kupffer 细胞、内皮细胞等）在肠源性内毒素或 TNF-α 刺激下产生，是刺激肝细胞合成急性时相蛋白，引起肝脏再生的重要物质，对肝细胞具有丝分裂原性和抗肝细胞凋亡作用。

其他因素：许多研究证实，胰岛素、胰高血糖素、神经肽、甲状腺素等可直接作用于肝细胞再生；前列腺素 E、甲状旁腺素、多胺、皮质激素等，有促进 DNA 合成、稳定核糖体与细胞有丝分裂有关；钠离子在调节肝脏增生和恢复化中具有重要作用，通过激活 Na^+-K^+-ATP 酶，胰岛素抑制钠离子从细胞内流出，胰岛素、胰高血糖素、表皮生长因子三者能增强钠离子的摄取来实现促进肝脏再生的作用。此外，肝脏再生还受神经 - 体液机制、氨基酸、异生物素、门静脉血供应状况的影响，都能增强、诱导肝细胞增生。肝脏再生的速度随年龄的增长而逐渐减慢。在一定范围内的肝脏切除量与 DNA 的合成、剩余肝脏重量增长成正比。

（2）肝脏再生终止因子：肝脏再生增殖到一定程度就会自行停止，这是受具有抑制作用因子的作用，限制了肝细胞的过度增生。目前研究认为转化生长因子 -β（TGF-β）和白细胞介素 -1（IL-1）是抑制肝细胞过度增生的重要因子。

转化生长因子 -β：正常情况下转化生长因子 -β（TGF-β）由肝脏间质细胞产生，肝实质细胞则不产生 TGF-β。而 PHx 后，TGF-β 主要由肝细胞产生，实验证实它是体外肝细胞生长的强抑制剂。TGF-β 抑制肝细胞生长作用，可能是通过诱导细胞凋亡、阻止细胞周期进展，使细胞停止在 G_1 期。TGF-β 抑制肝细胞增殖的途径，可能是增加肝细胞增强子结合蛋白（C/EBP）与 DNA 结合活性，从而抑制肝细胞增殖的转录子，实现抑制肝细胞增殖的效应。TGF-β 抑制肝细胞增殖，刺激成纤维细胞生长，促进再生实质细胞与细胞外基质（ECM）连接，调节肝脏再生期间及新基质合成和肝细胞运动，有利于再生肝组织维持正常结构，发挥其生理功能。

白细胞介素 -1：白细胞介素 -1（IL-1）也是一种肝细胞生长抑制因子，主要由 Kupffer 细胞分泌。PH 动物模型提示，IL-1 是一种重要的控制肝细胞再生的旁分泌介质。

终止肝脏再生程序是多因子—系列信号的链式反应过程，到目前为止还没有发现某种单一的物质能完全终止肝细胞再生。肝脏再生的终止可能是一个多种因素参与的复杂过程，代谢产物、生长因子、细胞因子、细胞基质等多种潜在因素，共同传递了引起再生程序终止的综合信号，最终使增生到一定程度的肝脏恢复到正常的状态。

（二）肝细胞异质性和变异

细胞是生命的基本单位，是由一个共同的祖细胞进化而来。祖细胞经过无数次的分裂、突变和选择，使后代细胞逐渐趋异而呈现生命的多样性。原始生命是由原始地球上的非生命物质通过化学作用，由简单到复杂，由低级到高级，由单一元素到多元素化合物，有机小分子到形成生物大分子物质。单细胞在向多细胞机体进化过程中，重要的特点是细胞分化，在高等动物机体内有 200 余种特化细胞。通过内部结构的分化和自然选择，原始细胞的形态和功能逐渐产生分化。细胞在演变的过程中，水和氧与代谢在细胞进化中起重要作用。通过自然选择有些细胞可进化为能够利用氧来进行反应。细胞器的出现是真核细胞和原核细胞的特征性的区别。

1. **肝细胞的异质性**：细胞异质性（heterogenous）是同一类细胞或细胞器在形态大小、数量分布、生理生化性质等方面表现出不同。肝细胞虽然形态相似，但由于血流灌注、氧的分配、营养物质的供应有一定的差别等内环境的不同，因此，肝细胞的微细结构和功能存在着差异，即肝细胞的异质性。这种异质性表现在肝细胞超微结构存在明显的差异，代谢的不均一性。由单层肝细胞组成多层肝细胞板，在同一层肝细胞板中，排列于门静脉终末小支至肝中央静脉之间的有 15~25 个细胞。由于距离门静脉终末小支的位置远近不同的肝细胞，则具有不同的生化功能，这些肝细胞的各种功能受不同的基因调控。在肝细胞板内结构中，肝细胞与肝细胞之间，肝细胞与非实质细胞之间相互作用，相辅相成。肝细胞板内存在着肝细胞功能很复杂的区室化，某种生理和生化功能的表达只限于 1 个或 2 个肝细胞。基本的肝细胞表型在肝细胞板中可再分化。靠近终末血管，能获得良好的血运，所以纤维组织增生多从汇管区开始；肝腺泡结构学说解决了经典肝小叶不能说明的病理变化，使肝脏的基本结构和功能统一起来。这种结构和功能的不统一性，也可能说明了肝细胞的异质性。尽管肝细胞存在着异质性，肝细胞之间通过直接接触或是介质的参与，使细胞相互联系，构成一种细胞网络，保证了代谢的协调统一。

2. **细胞的适应性改变**：适应（adptation）是细胞和由其构成的组织器官对于内外环境中的各种有害因子持续性刺激产生的非损伤性应答反应，在一定程度上反映了机体的调整应答能力。适应性反应可发生在基因表达和调控，与受体结合的信号传导功能上调或下调，一种蛋白质合成向另一种蛋白质合成转换的转录、运送和输出等任何一个环节。

（1）肿瘤细胞的异质性：细胞异质性是一个普遍存在的生物学现象。多细胞生物个体由多种形态功能不同的细胞组成。在多细胞生物个体发育过程中，单个受精卵细胞通过不断地分裂和分化发育成为具有不同形态、表型和功能的多种细胞。多种类型细胞高度有序地组织在一起，形成了组织和器官。其中细胞种类和异质性最复杂的器官莫过于哺乳动物的脑，人脑的神经元数目可达数百亿，或许每个神经元都有独特的基因表达模式。

在疾病发生的情况下，异常的细胞常常藏匿于正常细胞之中。肿瘤组织也具有很强的细胞异质性，恶性肿瘤组织往往由多种基因型和表型的肿瘤细胞组成，其中决定肿瘤发展方向的高度恶性细胞可能只占整个肿瘤组织的一小部分。而且近年研究表明，即使看起来相同的细胞，也可能存在显著的异质性。文路等综合近期的研究认为细胞异质性，是一个单细胞层面的范畴。单细胞间的异质性存在于 DNA、RNA、蛋白等各个层面。

肿瘤细胞异质性是恶性肿瘤的特征之一，可归因于遗传、表观遗传及一些非遗传的因素所导致，如针对肿瘤局部微环境的适应性应答，或是信号传导通路的变动。肿瘤在生长过程中，经过多次分裂增殖，呈现出基因、分子生物学等方面变化，从而使肿瘤的生长速度、侵袭转移能力、对放化疗及药物敏感性、预后等各方面产生差异。这种异质性既包括肿瘤细胞的异质性，也包括肿瘤间质成分（如血管）及周围免疫细胞的异质性；不仅表现在肿瘤内和肿瘤间、原发和继发肿瘤、肿瘤细胞和循环肿瘤细胞存在异质性，也表现在同一肿瘤组织的不同肿瘤细胞间存在异质性。细胞异质性在肿瘤进展过程中越来越普遍。由于肿瘤细胞存在异质性，病理学检测并不能获取与治疗相关的肿瘤的全部生物学信息，使得分子靶向药物治疗失败。因而，Vakiani E 等认为针对肿瘤实现个体化诊断、分型，并帮助制定个体化的治疗方案，以期达到更好的生存获益及精准治疗。

（2）细胞变异：细胞变异（cell variation）是细胞适应自然环境和微环境变化的形态和代谢功能的内在改变，是生物进化的主要方式。细胞变异分为体细胞变异和生殖细胞变异。体细胞变异是指在生物体发育过程中体细胞发生的基因变异。体细胞变异后，生物体总体细胞群或者某个组织内总细胞群由变异细胞和未变异细胞交错形成，可通过检测变异体细胞所占比例即变异细胞频率来确定变异程度。

在机体发育过程中，外源和内源因素均可引起基因组 DNA 损伤，同样，在有丝分裂 DNA 复制过程中也会发生碱基错配现象。一般情况下，大部分的 DNA 损伤及碱基错配可以修复。但由于这种现象常有发生，有一些损伤或错配也并没有得到完全修复，即遗留成为体细胞变异。体细胞变异可发生在某个组织内，即组织特异性体细胞变异，也可以发生在同一组织内不同部位的细胞群体，如肿瘤部位特异性体细胞变异。体细胞变异和肿瘤发生有着密切的关系，变异基因的功能、变异发生的时期（胚胎发育过程中的时间点）、基因变异的分布组织、变异细胞频率等均可影响疾病表型严重程度。发现与肿瘤相关的体细胞变异，尤其是找到作为肿瘤驱动因子的体细胞变异，对于肿瘤的早期诊断、致病机制研究以及新药开发均有重要的意义。如生殖细胞变异，携带该变异的胚胎常常出现自然流产、无法存活、无法传代，自然选择作用使得在活体或活胚中携带该基因变异的生殖细胞数目大大减少。

（3）细胞化生：细胞化生（metaplasia）是一种分化成熟的细胞类型被另一种细胞类型所取代的过程。细胞化生并不是成熟细胞的直接转变，常出现在分裂增殖能力较活跃的细胞类型中，是具有多向分化能力的干细胞或结缔组织中的未分化间充质细胞（undifferentiated mesenchymal cells）发生的转分化（transdifferentiation）。一般只能转变为性质相似的细胞。机体的一种组织由于细胞生活环境改变或理化因素刺激，在形态和机能上变为另一种组织的过程，是机体的一种适应现象。如果引起化生的因素持续存在，则可能成为细胞恶性变的基础，某些化生可能属于多步骤肿瘤细胞演变相关的癌前期病变。化生的上皮细胞可以恶变，如由支气管黏膜鳞状上皮化生后可发生鳞状细胞癌，胃黏膜肠上皮化生后可发生肠型腺癌等。

（4）细胞突变：细胞突变（cell mutation）是细胞的异质性和变异性，由量的积累到质的变化的突然出现，简单来说就是一个可遗传基因的改变。细胞变异和基因突变有着重要的区别，但亦有密切的联系。细胞突变分为生殖细胞突变和体细胞突变，生殖细胞突变是来源于精子或卵子这些生殖细胞的突变。因此，通常人体所有细胞都可发生突变，可传递给后代；体细胞突变又叫获得性突变，是在生长发育过程中或者环境因素影响下后天获得的突变，通常身上只有部分细胞带有突变，体细胞突变不会造成后代的遗传改变，却可以引起当代某些细胞的遗传结构发生改变。绝大部分体细胞突变无表型效应。绝大多数肿瘤的突变都是体细胞突变。

由于个体对环境因素的易感性受遗传多态性和控制代谢、调节和激素通路获得变异的影响，肝细胞除具有异质性，在持续性微环境变化的影响下产生变异。组成细胞的原生质（protoplasm），不同细胞的原生质化学成分有许多差异，体现了细胞的异质性和变异性。Futreal PA 等认为大约 90% 的肿瘤细胞的基因显示有体细胞突变，20% 的显示有胚系突变，而 10% 的显示共有体细胞和生殖细胞突变。肿瘤的发生通常被认为是遗传不稳定和自然选择的进化过程，通过体细胞突变持续不断地累积来驱动。Cairns J 认为在肿瘤进展过程中持续的体细胞突变又促进了其遗传的异质性和非受控的增殖。

综上所述，肿瘤是由一个转化细胞不断增生繁衍形成的细胞群，是一类多步骤发生、多基因突变所致的细胞克隆性、进展性疾病。许多肿瘤的发生发展是由于基因组不稳定性、染色体异常、基因突变等。DNA 异常或损伤可引起 S 期 DNA 无法修复，中心体异位扩增，纺锤体组装检查点异常，导致复杂的染色体重排，包括基因丢失、扩增和易位，最终引起肿瘤的基因异质性。而 DNA 损伤引起体细胞变异，对肿瘤发生起重要作用。

肿瘤细胞异质性同样来自基因突变的随机性，基因突变作为生物变异的一个重要来源，其随机性一方面体现在突变位点的多样性上，另一方面也体现在突变后是否致瘤上。一个细胞的基因突变可致癌，而另一个细胞的基因突变后却不致癌。此外，突变可以将新等位基因引入生物群体并增加群体的细胞变异。某些细胞化生同样可以看作为一种癌前病变并伴有细胞突变的发生。肿瘤的生物学过程则由单细胞的恶性转化→转化细胞的克隆增生→局部浸润→远处转移。恶性肿瘤的内在特点和宿主对肿瘤细胞及其代谢产物的生物学反应共同影响肿瘤的生长和演进。细胞分裂失控与抗凋亡是癌细胞两个主要特点。癌症需要积累更多变异，积累癌基因和肿瘤抑制基因的变异。肿瘤的演进与他获得越来越大的异质性有关。总之，细胞异质性、细胞变异、细胞化生、细胞突变虽然各有独立的概念，但在肿瘤的发生学上，又有密切的联系。体细胞突变或者变异，细胞化生是肿瘤细胞异质性的重要原因。基因突变是肿瘤细胞异质性、体细胞突变或变异，以及细胞化生的重要驱动因素。

五、肝纤维化

肝纤维化（hepatic fibrosis）是由于生物性、化学性、代谢性、自身免疫性、遗传性、心源性及寄生虫性等各种致病因子引起的慢性肝脏损伤刺激，活化星形细胞（活性星形细胞、肌成纤维细胞样细胞、肌成纤维样细胞）和肌成纤维细胞（myofibrolast，MFB），产生以Ⅰ型胶原为主体的细胞外基质在肝实质中过度积聚的一种病理状态。在肝纤维化持续发展过程中，肌成纤维细胞增生破坏了肝小叶的正常结构，发展成肝硬化，乃至可能演变成肝细胞性肝癌，这突显了纤维化治疗的重要性。

肝纤维化的形成也是肝脏再生的一部分。肝脏再生时，细胞外基质（extracellular matrix，ECM）的生成和降解呈双向动态平衡过程，但在再生过程中生成占有优势，肝脏部分切除4天后ECM的沉积开始出现。ECM不仅为再生肝细胞提供结构上的支架，而且还提供代谢上的支持。星状细胞可产生多种ECM蛋白，包括最丰富的层粘连接素和Ⅰ、Ⅲ、Ⅳ、Ⅵ型胶原。特别是在门静脉血管附近的ECM内含有大量的肝细胞生长因子。PH后ECM的降解发生在几分钟内，尿激酶将纤溶酶原转化为纤溶酶，由激活许多能降解基质成分的金属蛋白酶来完成。

（一）肝纤维化的病理学特征

肝纤维化的形成是一个慢性病理过程。肝纤维化的发展是胶原纤维蛋白合成与降解失衡的动态变化过程，其进展程度与肝脏损伤因素是否持续存在具有密切相关性。

正常的肝细胞外基质（ECM）中，有网状纤维、胶原蛋白、结构糖蛋白、弹力蛋白、氨基多糖等。肝内纤维组织目前已发现5种类型：Ⅰ、Ⅲ、Ⅳ、Ⅴ、Ⅵ型胶原。Ⅰ、Ⅲ型主要分布在门脉区；Ⅳ型为基底膜胶原；Ⅴ型位于血窦及门脉区；Ⅵ型胶原极少，仅占肝内胶原总量的0.01%。在肝脏中沉积的结缔组织，包括细胞成分和细胞外间质两部分。肝纤维化时细胞外间质中Ⅰ、Ⅲ型胶原可以遍布所有肝小叶。肝纤维化早期主要是Ⅰ型、晚期多为Ⅳ型胶原纤维。

肝纤维化与肝硬化的病理组织学区别，在于肝硬化有肝小叶结构改建，形成假小叶和纤维组织结节。纤维组织中有成纤维细胞是主动分隔，无细胞成分是被动分隔。慢性病毒性肝炎的纤维组织增生是主动分隔，常伴有肝小叶界面炎症。

（二）肝纤维化的发生机制

肝纤维化是继发于各种慢性肝损伤之后组织修复过程中的代偿反应，表现为ECM过度沉积。致病因子引起肝脏炎症、坏死，使区域内肝细胞、窦内皮细胞、Kupffer细胞、淋巴细胞、血小板等释放可溶性因子，通过旁分泌和自分泌的方式，作用于靶细胞特定受体，发挥局部生物效应，促进肝星状细胞（HSC）增殖活化、转化。肝实质细胞的损伤为肝纤维化激活的始动因素。启动阶段涉及细胞–细胞间、基质–肝星状细胞以旁分泌和自分泌细胞因子构成网络调节，表现为基质表达和表型的早期变化；持续活化阶段的HSC生物学发生显著改变，具有增殖和收缩、纤维形成、基质降解、视黄醇丢失、化学趋向性、炎症因子和细胞因子释放等功能，导致基质过度沉积而发生纤维化和肝硬化。

Anthony等认为肝纤维化形成的主要机制是在肝脏持续性损伤的过程中，实质细胞和间质细胞分泌诸多细胞因子，使HSC活化转化为MFB，从而分泌大量胶原并合成ECM，结缔组织增生破坏了肝脏的正常结构，导致肝纤维化。

近年来的研究成果进一步揭示了肝纤维化形成的分子机制。受损的肝细胞内线粒体等产生过多的反应性氧化物（reactive oxygen specuies，ROS）等过度酸化的脂质源或来源于受损的细胞膜生成的活化因子，激活 HSC，成为肝纤维化的启动因素。Pinzani M 等的研究认为针对以 PDGF 受体、TGF-β 受体、血管内皮生长因子（vascular endothelial growth factor，VEGF）受体为始动的多种多样的递质受体表达活跃，也是 HSC 和 MFB 活化的特征。由于病毒感染和脂肪积聚，肝细胞受到损害而变性、凋亡、坏死脱落，因而产生微小出血，引起血小板凝集。在活化血小板释放出血小板衍生生长因子（platelet-derived growth factor，PDGF）和转化生长因子-β₁（transforming growth foctor-β₁，TGF-β₁），激活具有受体依赖性的细胞内信号级联反应的同时，窦状隙循环中的淋巴细胞和吞噬细胞浸润到损害部位并产生递质，引起 HSC 活化。活化的 HSC 和肝脏的肌成纤维细胞产生 TGF-β 和胶原的同时也产生了 VEGF，伴随着一过性血管新生，诱导组织修复。但是，一旦炎症慢性化，MMP 和 TIMP 的平衡将崩溃，引起胶原的积聚，使损害部位瘢痕化。Smart DE 等认为，HSC 和 MFB 样细胞活化与转录调节因子 AP-1、JunD、Sp、KLF6、NF-κB 有关；Inagaki Y 等通过相互作用产生与 TGF-β 结合蛋白结合的 TGF-β₁，通过 MMP、纤溶酶、纤维蛋白激活物/纤溶酶或血小板蛋白质等蛋白酶活化，导致分泌 I 型胶原产生亢进。经此路径产生的 TIMP 通过 MMP-2、MMP-9 抑制细胞外基质物质分解，成为积聚亢进状态。

正常的肝脏内不存在 MFB，发生肝纤维化时，HSC 首先被激活转变成 MFB，这是 MFB 的主要来源。近年的许多研究证实骨髓间充质干细胞（BMSCs）、外周血单核细胞（PBC）、上皮细胞-间质细胞转化（EMT）也是 MFB 的重要来源（图 2-1-14）。

1. 肝星状细胞：HSC 活化是肝纤维化的关键环节。HSC、MFB 和与之相对应的免疫效应细胞相互作用与免疫应答和炎性细胞浸润有很大的关系，其活化与蛋白磷酸化、基因甲基化、mRNA 的稳定性或 microRNA 有明确的关系。现有足够的证据表明，HSC 是肌成纤维细胞的来源，分泌 α-平滑肌肌动蛋白（SMA-α）。致病因素导致肝细胞损伤，分泌一些细胞因子，活化了 Kupffer 细胞、窦内皮细胞等，使富含维生素的处于静止状态的

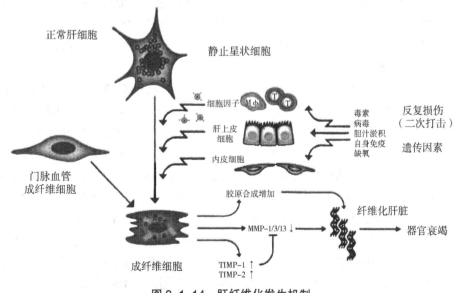

图 2-1-14　肝纤维化发生机制

（引自 刘沛．乙型肝炎抗病毒治疗基础和临床 [M]．沈阳：辽宁科学技术出版社，2013，196．）

HSC 表型，活化为 MFB 表型，分泌以胶原蛋白为主的 ECM，启动了肝纤维化的病理过程。HSC 活性化为 MFB 后，在肝内的间质细胞持续分泌的细胞因子作用下，使 MFB 增殖、增加胶原合成功能而降低降解功能，使胶原沉积在肝细胞外；这损害了肝细胞的各种功能，又进一步促进 HSC 活化为 MFB，形成恶性循环圈，造成大量 ECM 沉积，导致肝纤维化。因此，肝炎病毒等因素启动了肝纤维化的病理学过程，形成了持续性肝脏病理学损害。

受损的肝细胞产生局部化学介质，作为第一信使诱发细胞应答反应的全过程成为信号传导通路。细胞内产生的介导信号传导的物质（cAMP、cGMP 等）是第二信使。现已确认 HSC 向 MFB 转化的几条典型信号通路。

（1）转化生长因子 β/Smad 蛋白信号通路：转化生长因子（TGF-β）是以无活性形式合成和分泌的。现已发现 3 种形式 TGF-β，TGF-β_1、TGF-β_2、TGF-β_3 与激活素或骨生成蛋白（bone morphogenetic prorein）等组成 TGF-β 家族。其中 TGF-β_1 在肝脏含量最高，且具有生物活性，是促进肝纤维化的最重要因素，其突出作用是促进胶原与基质的形成，同时抑制降解。

（2）血小板衍生生长因子信号通路：血小板衍生生长因子（PDGF）是目前发现的促进 HSC 增殖最有效的因子，也是重要的促肝纤维化因子。在活化的 HSC 中，PDGF 与受体（PDGF-R）结合后被激活，通过 Ras/ERK 和 JAK-STATs 信号途径发生磷酸化，使细胞内第二信使传导，最终使有丝分裂原激活的蛋白激酶（mitogen activated protein kinase，MAPK）逐级磷酸化激活，当配体结合到 PDGF-R 后形成磷酸化二聚体 STAT 蛋白，进入细胞核成为活化的转录因子，调节相应基因的转录，激活下游信号传导分子，促进 HSC 活化、分裂和增殖并向 MFB 转变。

（3）整合素信号传导：整合素（integrin）是肝纤维化进程中重要的信号通路，通过整合素连接激酶（ILK）与生长因子之间的信号传导，在 HSC 活化中发挥至关重要的作用。

（4）肿瘤坏死因子细胞内的信号传导：肿瘤坏死因子（TNF-α）在肝脏再生时，与淋巴毒、MyD88、IL-6 等细胞因子有协同作用。Varela-Rey M 等的近期研究表明，TNF-α 可通过上调 TLR2 的 mRNA 和蛋白的表达参与 HSC 激活过程，促进 HSC 增殖向 MFB 转化。

（5）瘦素细胞内的信号传导：牛丽文等的研究证实，瘦素（IFN-γ）与其受体结合，通过 JAK/STAT 途径激活 HSC 和 Kupffer 细胞调节肝纤维化中炎症及相关因子，诱导 HSC Ⅰ 型胶原基因表达。

（6）其他细胞因子：内皮素（endothelin，ET）、成纤维细胞生长因子（fibroblast growth factor，FGF）、结缔组织生长因子（connective tissue growth factor，CTGF）、IL-10 等，可通过直接或间接作用，促进 HSC 的活化与增殖，参与肝纤维化的发生和发展。

Wang 等的研究认为，HSC 向 MFB 转化的信号传导过程可分为炎症前期、炎症期和炎症后期 3 个阶段。①炎症前期：肝细胞受损后分泌 TGF-β、胰岛素样生长因子 -1（insuli-like growth-1，IGF-1）等各种细胞因子，通过旁分泌作用促进 HSC 活化和增殖。②炎症期：窦内皮细胞、Kupffer 细胞等炎症性细胞被激活，分泌 TGF-β、TNF-α、血管内皮生长因子（VEGF）等细胞因子促进 HSC 大量增殖活化，并向 MFB 转化。③炎症后期：MFB 已经稳定形成，大量分泌 TGF-β、TNF-α、VEGF、ET-1 等细胞因子，进一步促进 HSC 的活化、增殖及向 MFB 转化。而且 MFB 通过自分泌与旁分泌作用，使 HSC 不断活化增殖，即使已经祛除致病因素，肝纤维化仍然持续性发展。

2. **肌成纤维细胞**：肌成纤维细胞（MFB）是由存在于汇管区和胆管周围的成纤维细胞转化而来的，在肝小叶中先于 HSC 被激活。MFB 可选择性地表达 fibubin-2 和 IL-6，而活化的 HSC 则表达蛋白酶 100 和 reelin。在生物学功能上，活化的 HSC 增殖能力降低和迅速凋亡而导致其生命周期短暂。

3. **异源性成纤维细胞**：HSC 及相关的细胞因子是形成 MFB 的主要来源，但近年的研究发现，异源性成纤维细胞进入损伤部位，在相关细胞因子的作用下，同样可以转化为 MFB。

（1）骨髓间充质细胞：骨髓间充质干细胞（bone marrow stem cells，BMSCs）是骨髓基质中主要的干细胞，参与基质微环境的组成和造血功能的调控。在特定的诱导条件下可分化为多种成熟的细胞。微环境和诱导因子的不同，决定了 BMSCs 不同的分化方向。有大量的实验证实 BMSCs 可分化为肝细胞或与已存肝细胞融合，促进肝细胞再生；在肝纤维化组织中，能够产生基质金属蛋白酶 2（MMP2）和 MMP9 等纤维化分解酶，改善肝纤维化。然而，BMSCs 是多功能骨髓干细胞，Asawa 等的实验表明，BMSCs 具有分化成 MFB 的能力。Russo 等进行小鼠肝内诱导 BMSCs 分化并对分化细胞分类，分化为再生肝细胞占 0.6%、HSC68%、MFB70%。最值得注意的是 Wu XZ 等的研究发现，肝癌可能来源于骨髓细胞的转化，不同阶段的肝干细胞的分化谱系都可能产生肝癌细胞。因此，在进行临床实验研究时，微环境和诱导因子的有效调制，使 BMSCs 向预定的方向转化才是技术的关键。

（2）上皮细胞 - 间质细胞转化：上皮细胞 - 间质细胞转化（epithelial to mesenchymal transition，EMT）是在指某些特殊的生理或病理条件下，上皮细胞向间质细胞转化的现象。肌成纤维细胞则是一类活化的间质成纤维细胞。徐思云等的研究证明，在肝纤维化过程中，EMT 获得成纤维细胞的表型，最终可能发展为 MFB，促进肝纤维化的形成。EMT 的信号传导是一个非常复杂的分子生物化学过程。EMT 的信号传导通路，主要由 TGF-β 信号网络传导及 Wnt/FZD、P13K/AKT 通路完成。TGF-β 信号传导有依赖 Smad 蛋白通路和非依赖 Smad 蛋白 MAPK 通路。TGF-β 与受体结合，引起 Smad 蛋白级联反应，进入细胞核调控目标基因的转录和表达，TGF-β 还调控 EMT 过程的下游信号转录因子表达。

（3）外周血单核细胞：外周血单核细胞（peripheral blood mononucler cells，PBMCs）一直被认为是 MFB 的一个重要来源，在肝纤维化的发生和发展过程中扮演着重要角色。外周血成纤维细胞是一类在血循环中发现的骨髓源细胞。PBC 与 BMSCs 一样，在肝脏发生损伤时集聚于损伤部位，在肝内微环境和相关细胞因子的作用下可转化为 MFB，参与组织修复过程。Abe 等的研究发现，PBC 的分化过程需要 T 细胞和 TGF-β 的参与。Shao 等认为，富含 CD_{14}^+ 的 PBC 能够分化成为成纤维细胞。目前对 PBC 的转化机制还不十分清楚，但大多数学者都认为，PBC 可能是 MFB 的又一个重要来源。因此，肝纤维化的形成机制，首先是肝细胞的损伤因子是肝纤维化的启动因素，反应性分泌相关细胞因子，激活 HSC 等细胞向 MFB 转化，造成细胞基质大量沉积，逐渐形成肝纤维化。

4. **细胞外基质的作用**：细胞外基质（ECM）可调节细胞的极性、运动性和基因表达，这一过程依赖细胞表面 ECM 进行跨膜信号传递。ECM 属于整合素家族。Zhou 等研究发现，整合素 - β₃，通过与 I 型胶原和玻璃纤维素相互作用，对维持 HSC 的活性具有重要作用。ECM 也进行调节生长因子的可利用性和活性，间接调节细胞功能。

在肝纤维化的发生过程中，仍然存在着 ECM 的降解。降解 ECM 的基质金属蛋白酶 2（MMP2），可被 MMP 组织抑制物（TIMP）抑制其活性。在肝纤维化形成过程中，MMP 表达水平不变，但 TIMP 表达增加，使 ECM 蛋白降解不足，造成 ECM 降解和聚积代谢失衡，最终导致 ECM 大量沉积，形成肝纤维化乃至肝硬化。

5. 肝纤维化 ECM 成分：肝纤维化的 ECM 成分复杂，启动肝纤维化的过程后，肝脏的实质细胞和非实质细胞的相关细胞大量合成胶原蛋白、非胶原基质糖蛋白（纤维结合蛋白、层粘连蛋白）、蛋白多糖、胶原酶；合成各种细胞因子、细胞因子受体 [PDGF、TGF-β、TNF-β、IFN-γ、内皮素 -1（ET-1）、胰岛素样生长因子（IGF）等]；减少视黄醇（维生素 A 前体）的储存等。常用的临床检测物质有以下几种。

（1）Ⅲ型前胶原：Ⅲ型前胶原（PⅢP）在细胞内合成，由三股 α 肽链构成的螺旋状前胶原分子，经糖化及羟化的 PⅢP 分泌出细胞外，在端肽酶的作用下切去氨基端及羧基端的球形肽，形成Ⅲ型胶原沉积于细胞外间质中。

（2）Ⅳ型胶原：Ⅳ型胶原（collagen Ⅳ，Ⅳ-C）从结构上包括Ⅳ-C氨基末端（7S片段）、羧基端的球形片段、Ⅳ-C三螺旋中心区（Ⅳ-C）三部分。Ⅳ-C在合成代谢过程中，不需要去掉端肽，直接沉积在细胞外基质，其血浆水平反映了基底膜胶原更新率。

（3）层粘连蛋白：层粘连蛋白（laminin，LN）是基底膜成分中含量最丰富的大分子糖蛋白，由 3 个不同的亚单位以共价结合形成的交叉状结构，跨越基底膜。在肝内与Ⅳ-C和硫酸肝素结合共同分布，介导细胞与结缔组织基质黏附。在体外培养中，LN 可改变细胞的生长、存活、形态、分化和运动。细胞外大量沉积引起肝窦毛细血管化，也反映了基底膜胶原更新率。

（4）透明质酸：透明质酸（hyaluronan，HA）是一种大分子糖胺多糖复合物的骨架，为结缔组织中的主要成分，可抑制细胞间的黏附，促进细胞迁移。由间质细胞合成，经淋巴入血。肝内皮细胞是摄取和降解 HA 的主要部位。HA 反映了肝纤维活动性增生，也反映肝细胞的损伤。与血浆白蛋白、凝血酶原时间显著相关，与门静脉压力呈正相关，与疾病发展的程度密切相关。

第二节　肿瘤的发病机制

肿瘤起源于一些未分化和微分化的干细胞，这是由于组织更新时所产生的分化异常所致。肿瘤细胞和胚胎间有许多相似的生物学特性。肿瘤细胞的典型特点是细胞增殖失控和分化障碍，可视为细胞的异常分化状态。

恶性肿瘤（malignant tumor）的发病机制很复杂，是一个多阶段的过程，涉及一系列不同遗传学改变并最终导致细胞的恶性转变。目前的研究成果均显示，肿瘤细胞的产生是多基因参与、多因素作用的复杂过程，是基因与环境协同交互作用的结果；是由外因的作用，引起多基因突变，包括基因组的不稳定性，细胞信号传递途径的异常，细胞周期、凋亡和衰老调节的异常，肿瘤新生血管的形成等病变的积累。

一、恶性肿瘤的特征

正常细胞转变成为恶性肿瘤的过程称为癌变或恶性病变。恶性肿瘤的发生和进展的过程，具有许多特征性变化。Hanahan 和 Weinberg 等的研究揭示了恶性肿瘤的生长转移过程中的生物学特征：维持增殖信号通路、逃避生长抑制、抵抗细胞凋亡、遗传复制的永生化、诱导血管生成以及激活、侵袭和转移。

（一）发育特征

恶性肿瘤细胞的产生，是细胞分化和胚胎发育过程中的一种异常表现，普遍具有分化障碍，它们停滞在分化过程的某一阶段。受累细胞所处的分化状态，可能决定了肿瘤细胞的恶性程度。正常细胞存在接触抑制或密度依赖性抑制，而肿瘤细胞和转化细胞则缺乏这种限制，可以无限制地传代。这与肿瘤细胞能合成、分泌自身生长所需的生长因子（自分泌）；肿瘤细胞所表达的一些受体异常增高，即使配体浓度非常低，也具有很大的活性；基因产生突变、与细胞增殖相关信号传导途径出现异常有关。

（二）生长动力学特征

不同肿瘤细胞的生长速度差别很大，与成熟程度、分化状态有明确的相关性。细胞分裂失控与抗凋亡是癌细胞的两个特点。肿瘤细胞的倍增时间（doubling time，DT）与正常细胞相似或更长；肿瘤细胞的生长分数（growth fraction，GF）指肿瘤细胞群体中处于增殖状态（S期和G_2期）的细胞比例，与DT呈正比关系，细胞恶性转化的初期DF较高，肿瘤持续增长，肿瘤细胞分化，大多数细胞处于G_0期，G_1期通常较长；肿瘤细胞生成与因细胞间接触抑制、凋亡、坏死和抗肿瘤免疫反应，使肿瘤细胞丢失，直接影响肿瘤的生长速度。

（三）细胞异质性特征

肿瘤细胞异质性（heterogeneity）是指肿瘤细胞在多次分裂过程中，子细胞呈现出基因或分子生物学方面的差异性改变，因而产生肿瘤细胞生物学行为的变化。肿瘤细胞的异质性表现在肿瘤细胞原癌基因和肿瘤抑制基因有多种变异。肿瘤中数百万肿瘤细胞的变异谱各不相同。肿瘤细胞异质性来自微环境因素分布及作用的不均一性与基因突变的随机性，使同一类细胞在代谢功能上有所差异，则构成细胞异质性。产生癌变的细胞由于遗传的不稳定性、TP53基因丢失、DNA修复酶基因突变，使细胞在扩增时自发地产生突变，突变量的积累就会获得新的生物学特性。

不同的癌基因、抑制癌基因通过基因表达质粒进入细胞。癌症在进展过程中，需要积累癌基因和肿瘤抑制基因变异。除非细胞内已经存在癌基因变异，否则单次变异不足以使正常细胞癌变，需要更多地积累性变异。肿瘤细胞的转移能力是有差异的，这是由细胞间的遗传和后天差异引起的，但最初发生变异的是单个前体细胞。大部分癌症都是由环境因素引起的，很多自然因素都具有一起肿瘤启动因子变化的作用。启动因子不直接引起癌症，而是作为生长因子使缺陷细胞数量增加，从而扩增变异细胞的克隆数。

（四）免疫学特征

免疫系统在肿瘤发生发展中具有双相作用，既可以发挥免疫监视作用直接杀伤肿瘤细胞，又可能选择更易逃避宿主免疫系统清除的肿瘤细胞优先克隆扩增，建立适宜肿瘤细胞生长的微环境，促进肿瘤的发生发展。肿瘤细胞存在着与正常细胞不同的抗原成分，这是细胞在癌变的过程中，肿瘤细胞异常或过度表达的抗原物质，用肿瘤免疫编辑（cancer immun）理论可以解释这种矛盾现象。在长期变异的过程中，肿瘤细胞与宿主的免疫系统相互作用，经过免疫清除（elimination）、平衡（equilibrium）和逃逸（escape）阶段后，少数肿瘤细胞获得了完全逃避宿主免疫系统的识别或免疫杀伤，由于免疫原性很弱而得以克隆增生发展成肿瘤。

根据肿瘤抗原的特异性可分类为：①肿瘤细胞特有的新抗原为肿瘤特异性抗原（tumor specific antigen，TSA），又称为肿瘤特异性移植抗原（tumor specific transplatation antigen，TSTA）或肿瘤排斥抗原（tumor rejection antigen，TRA），常以多肽形式与组织相容性复合体（major histocompatibility complex，MHC）分子结合成复合体而存在于细胞表面，应用肿瘤特异性细胞毒性 T 淋巴细胞（cytotoxic T lymphocyte，CTL）可发现肿瘤。②肿瘤细胞和正常细胞均可表达，而在细胞癌变时明显增高的肿瘤相关抗原（tumor-associated antigen，TAA），肿瘤发生时只出现量的变化而无肿瘤的特异性。

由于突变基因或癌基因所致的肿瘤细胞，在癌变的过程中新合成的具有免疫原性蛋白分子，可诱导机体产生特异性免疫应答。所以，依据肿瘤抗原的产生机制可分类为：①突变基因表达产物抗原：由突变基因或癌基因所表达的蛋白分子，如 Ras、p53 等可诱导机体产生特异性免疫应答。②异常表达的细胞蛋白抗原：肿瘤细胞和正常细胞均可表达的蛋白，而正常细胞表达水平极低，机体尚未形成免疫耐受，肿瘤细胞却可出现高水平表达。③致癌病毒表达的肿瘤抗原：是由诱发肿瘤病毒基因编码的病毒肿瘤相关抗原，主要通过病毒 DNA 或 RNA 整合到宿主 DNA 中，细胞发生恶变所表达的可被免疫系统识别的新抗原。④肿瘤细胞异常表达的癌胚抗原：胚胎发育时期所产生的正常细胞成分，出生后逐渐减少或极微量存在，而当细胞发生癌变时可重新大量表达的抗原。此类抗原性较弱，宿主已形成免疫耐受，改造其结构或增加高效免疫佐剂可提高免疫原性。⑤肿瘤细胞异常表达的组织特异性分化抗原：不同来源的组织细胞在分化成熟的不同阶段出现的特异性分化抗原，仅在一些特定的细胞表达。虽然不能诱发强烈的免疫应答，当可作为肿瘤治疗的靶向分子。⑥糖化等基因导致的异常细胞蛋白抗原：是某些肿瘤细胞表面常过量表达或表达结构异常的糖脂或糖蛋白分子，可作为肿瘤诊断的标志物。

研究肿瘤抗原的血清水平和发生机制，可提高肿瘤的早期诊断水平、制成肿瘤疫苗、进行基因和免疫治疗、为免疫治疗提供靶向分子。

（五）形态特征

不同组织器官恶性肿瘤的外观形态有很大的差别，绝大多数的肿块的形态受发生部位、生长方式以及周围阻力的影响。肿瘤的体积大小不一，从微小到肉眼看不到的原位癌，直至巨大的肿块。发生在深部的肿瘤，多以膨胀式生长为结节状；生长在皮肤和空腔脏器的肿瘤，外向性生长多为息肉状、乳头状、蕈伞状；浸润式生长表面不规则隆起，常在中央形成坏死性溃疡，基底部也有不同程度的浸润；弥漫性肿瘤无局灶性肿块形成，在正常组织中散在肿瘤细胞。恶性肿瘤通常无包膜或形成不完整的"假包膜"。肿瘤的硬度取决于实质与间质中胶原纤维含量的多少。

（六）组织学特征

恶性肿瘤细胞具有恶性增殖和某些来源组织细胞的分化特点，但更多见的是缺少这种特点，甚至完全缺如。肿瘤细胞的细胞异型性（cellular atypia）表现为多种多样性和特异性，肿瘤细胞成巢或弥散的排列组合方式，不同程度反映了来源组织，其相似程度越高，显示分化程度越高，生物学行为越接近来源细胞。恶性肿瘤细胞学特征，光镜下所见的细胞形态和组合方式与来源组织和分化程度有关，多为体积增大，细胞排列极性紊乱；细胞浆丰富，可见较多的嗜碱性颗粒；细胞核与细胞质比例增高，核仁增大，数量增多，有嗜碱性颗粒，核分裂增多。电镜下见肿瘤细胞的超微结构，细胞核体积相对较大，形态不规则；核膜有皱褶、内陷或外凸；核仁不规则、增大，数量增多；出现凝聚成块的异染色质。细胞浆内的线粒体、内质网在分化较好的细胞内比分化差的多；溶酶体数量受肿瘤细胞的组织类型、代谢活性、分化状态等因素影响，侵袭性较强的肿瘤细胞溶酶体数量较多；在退化、变性、损伤的瘤细胞中，Golgi 复合器常萎缩、碎裂，甚至消失；在分裂增殖活跃的肿瘤细胞中常可见到中心粒体。细胞膜的改变主要表现在桥粒体减少，细胞间连接松懈，分化程度越差，桥粒体越少；可出现一些不规则的微绒毛，便于吸收营养、减少了细胞接触性抑制。

（七）血管生成特征

肿瘤的血管生成（angiogenesis）是指从已存在的毛细血管网的基础上生长出新的毛细血管的过程。归纳近年来的研究，肿瘤血管生成的方式有出芽式血管生成（sprouting angiogenesis），是在原有微血管的基础上，通过血管内皮细胞"芽生"的方式形成新的血管；套入式血管生成（intussusception angiogenesis）是已有的毛细血管腔内形成套入式微柱，大量跨血管组织微柱使毛细血管在自身的基础上扩张；骨髓中的内皮祖细胞（endothelial precursor）迁徙到外周血并分化为成熟内皮细胞，增强代偿性血管重建，参与肿瘤新生血管的形成；实质性肿瘤生长到一定程度常常有显著缺氧区域，产生的诱导缺氧转录因子 –1（hypoxid–inducile transcripyion fator–1）刺激肿瘤增强糖酵解，促进血管生成。

肿瘤血管具有以下特点：①新生的肿瘤血管主要分布于肿瘤生长活跃的边缘。②血管的整体布局杂乱、分布不均。③毛细血管增粗，直径是正常血管的 3 倍。④新生的肿瘤毛细血管内皮细胞缺乏连续性，其通透性壁正常毛细血管增高 10 倍，使肿瘤组织间隙压力很高，大分子药物则很难进入。⑤实体肿瘤内缺乏淋巴管。

（八）迁徙性特征

恶性肿瘤的恶性程度表现在所具有的侵袭（invasion）性和转移（metastasis）性的能力。肿瘤的浸润和转移是肿瘤细胞与宿主细胞间复杂的相互作用过程，也是一个多因素、多步骤的复杂序贯过程。常见的恶性肿瘤迁徙方式为肿瘤细胞沿组织间隙直接向周围正常组织侵袭蔓延、肿瘤表面细胞脱落种植在其他组织器官、循引流向远隔的淋巴结或组织器官转移、沿血行方向转移到其他组织器官。

肿瘤细胞转移的机制很复杂，由于外源性或内源性因素的刺激，启动癌基因或抗癌基因变异，诱发了细胞癌变、增殖。肿瘤细胞迅速生长增殖达到一定体积时，在众多酶的作用下，既产生肿瘤新生的滋养血管，又为肿瘤细胞转移提供了条件。所以肿瘤细胞的侵袭转移是癌相关蛋白在量上的变化，实现了肿瘤细胞转移性的能力。

二、肝癌的血运特征

肿瘤发生的不同阶段血液供应的方式有明显的不同。原位癌阶段无独立滋养血管，营养物质靠周围弥散供应，随着肿瘤的体积增大，血运供应方式也发生改变。原发性肝癌（primaey liver cancer，PLC）的血供方式随体积增大而变化。在 PLC 发生早期，肿瘤供血血管发生缓慢，有人根据血管的生成把 PLC 的生长阶段分为，无血管期（即血管前期）和血管期。在无血管期，肿瘤因缺乏新生血管其生长直径难以超过 2.0~3.0mm。随着 PLC 进展，当肿瘤直径长到 2.0cm（约含有 20 亿个癌细胞）左右时，由无血管期进入血管期开始分泌促毛细血管生长因子。由于原癌基因被激活并诱导产生相应的血管生长因子，诱导血管新生，肿瘤血管网逐步形成。肿瘤直径 <1mm 时，肿瘤周围开始出现血管丛，其血供随机来源于肝动脉或（和）门静脉；随着瘤体继续增大，周围血管丛管壁增厚，迂曲延长，包绕整个肿瘤，在肿瘤周边构成丰富的血管网，部分伸入瘤内，形成瘤内血管网；当瘤体增大至 7mm×8mm 时，一部分癌肿中心出现无血管区或坏死，呈现无血供或少血供，但周边则由门静脉供血，一部分肿瘤表面覆以肿瘤血管丛，以及肿瘤供血的动脉扩张和迂曲，肿瘤中心可见血管湖。PLC 瘤体不断增大，其滋养血管趋于丰富和完备。小肝癌多为一条动脉供血；大肝癌的中心有动脉供血，周边则多由门静脉供血。

在较大的 PLC 病灶中，动脉和静脉分支相互吻合，并有血管湖形成；巨块型 PLC 均被不甚完整的血管壳包围，壳上血管彼此交织相通，可形成肝动脉 – 门静脉、肝动脉 – 肝静脉短路循环；其血管壳血供一般由粗大的、由肝叶或肝段的动脉分支供血；入肿瘤前动脉迂曲扩张；血管壳外的动脉分支经血管壳的缺损区进入癌组织，呈不规则分布，随着瘤体的增大，中心区域的动脉越来越少。病灶增大的过程中可对邻近的肝动脉和其分支呈弧形推移，供血动脉随肿瘤形态改变其走行方向也可改变。新生的肿瘤血管不断增生，导致肿瘤组织细胞外间隙的容量、灌注和毛细血管通透性都明显增加。随着肿瘤的生长，大量的肿瘤血管生成，新生血管直径增加，营养供应充分，肿瘤细胞增殖明显增快。肿瘤体积快速膨胀，动脉成分增多，静脉成分减少，表现为肝动脉扩张（直径可达 6.6mm），出现滋养动脉。滋养动脉分成许多分支进入瘤体中，其管腔粗细不一，排列紊乱，末梢缺乏规则的变细而成囊状扩张。当主要的血管供应瘤体中央时，肿瘤表现为浸润性生长，环绕供应瘤体周边时，肿瘤呈膨胀性生长，表现出强烈的侵袭性。

三、恶性肿瘤的发病机制

恶性肿瘤的发生应具有多病因持续刺激、多基因协同参与、多阶段逐渐出现过度异型增生。在细胞学上可分为三期：正常细胞经致癌因素作用发生基因改变的启动期；变异细胞选择性克隆扩增，获得肿瘤细胞的某些表型，形成病理形态学上的病灶的促进期；处于癌前状态的细胞再次发生遗传物质的不可逆性改变，并获得新的生物学特征的发展期。

由于肿瘤发生具有多病因、多基因和多阶段的特性，病程存在长期性，因此肿瘤的发生和调控机制很复杂。近年来的深入研究，认为与癌基因、抑制癌基因、使 DNA 氧化损伤的生物和环境因素、肿瘤微环境等诸多因素，导致细胞内信号传导分子异常有关，引起细胞增殖失控，形成肿瘤（图 2-2-1）。

（一）肿瘤的相关基因

癌基因（oncogene）又称转化基因，是一类能够诱发肿瘤的 DNA、RNA 序列。原癌基因（proto-oncogene）

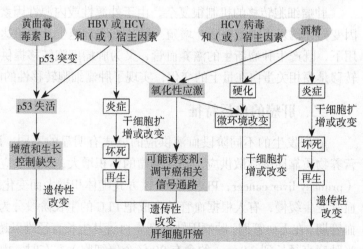

图 2-2-1 肝细胞癌变的机制

（引自 李强.肝癌临床治疗学 [M].北京：人民卫生出版社，2010，33.）

在生物进化过程中高度稳定，只有在环境致癌因素的作用下被激活，成为具有转化活性的细胞癌基因，才能引起细胞癌变。癌变的机制与癌基因及其抑制癌基因的失调有关。多种癌基因的激活和抑癌基因的失活、突变，最终导致其编码蛋白发生质和量的变化，从而引起细胞恶变。

1.**癌基因分类**：与癌相关的基因有编码生长因子及其受体、细胞内信息传递因子、转录调节因子和其他相关因子等，在广义上来说均可列入。

（1）生长因子：生长因子（growth factor）是细胞产生的分泌性多肽，刺激具有相应受体的细胞生长。实验证明 V-sis、int2、KST、MOS 等基因，可产生相应的血小板衍生生长因子、前表皮生长因子和成纤维细胞生长因子，促进自身和其他细胞生长，多与肿瘤的发生有关。

（2）生长因子受体：生长因子受体（growth factor receptor）均在细胞膜上，可与外来配体结合，传入生长信号，在细胞生长中起关键作用，当它们过度表达或产生突变时就变成癌基因。生长因子受体包括表皮生长因子受体（EGFR）、血管内皮生长因子受体（VEGFR）、血小板衍生生长因子受体（PDGFR）等，在肿瘤血管生成、肿瘤营养供应、代谢产物排除、肿瘤远隔转移、肿瘤细胞信号传导、传递调节细胞生长的信号、细胞分化、细胞黏附、细胞迁移、细胞凋亡中产生重要作用。其中最重要的是血管内皮生长因子与 VEGFR 结合，刺激 VEGFR 介导的下游信号传导，最终导致肿瘤血管的生成。RTKs 上调将导致肿瘤的发生和进展。VEGFR 家族包括 VEGFR-1（flt-1）、VEGFR-2（flt-1）、VEGFR-3（flt-4），其中 VEGFR-1 与 VEGF 的亲和力最强，是 VEGFR-2 的 10 倍，VEGFR-2 在 VEGF 调节血管生成中起核心作用。VEGFR-1 和 VEGFR-2 的表达与肝癌的前期病变即肝硬化的形成有密切关系，VEGFR-2 与肝癌的分化及预后密切相关。这两种受体与 HCC 模型的血管生成有剂量依赖性的抑制血管生成作用。所有受体的共同结构特点是：酪氨酸激酶受体（tyrosine receptor kinase receptor，RTKsR）膜外配体结合域、转膜域和细胞内 RTKsR 活性域，引起细胞内磷酸化，促进细胞分裂。RTKsR 在膜外的点突变，使细胞膜内调节区域缺失，RTKsR 发生激活，导致细胞过度表达到细胞不可节制性生长。

（3）非受体蛋白激酶：人类基因组中有 90 个酪氨酸激酶（tyrosine receptor kinase，TRK），其中 32 个是非受体酪氨酸激酶（胞质激酶），包括 ABL、ACK、CSK、黏着斑激酶（focal adhesion kinase，FAK）、FES、FRK、两面神激酶（janus kinase，JAK）、SRC、SYK 和 TEC 等 10 个亚家族，其基因编码产物具有酶的活性，可使蛋白质上的丝氨酸、苏氨酸或酪氨酸残基发生磷酸化。

（4）信息传导蛋白：细胞的有丝分裂信号由细胞表面受体发放，经过细胞内许多环节的连锁反应传递给细胞核，引起细胞分裂。许多原癌基因都是细胞内传递部分。ras 原癌基因家族（H-sas、K-sas、N-ras 等）定位于染色体 Ip22 或 Ip23 上，编码单聚体 GPT 结合蛋白具有酶的活性，定位于细胞膜内侧面，参与生物信息的跨膜传递，启动细胞分裂。信息传递蛋白分子常常由于突变而转变为癌基因。

（5）转录因子：转录因子（transcrption factor）是核蛋白，位于细胞核内，控制基因表达，可以与 DNA 的特异顺序性结合而调节基因转录，对生长因子传导的信息及细胞生长和增殖进行调控。逆转录病毒中有很多具有原癌基因作用的转录因子，如 C-myc、fes、jun、ErbA 等，可调节细胞分裂，使染色体移位，促进正常组织表达转录融合蛋白，产生异常转录活性。要转化细胞最少需要影响 4 种生化活动的 3 种基因，即表达端粒酶的基因、ras 基因、编码 SV40 病毒 T 抗蛋白基因。T 抗蛋白基因与感染细胞的 Rb 和 p53 结合将其抑制。

（6）与细胞凋亡相关的癌基因：正常情况下，新细胞增殖和受损细胞凋亡处于平衡状态。由于微环境的改变使细胞逃避了凋亡的程序性死亡的机制，是细胞癌变的主要前提之一。生存素（survivin），它与细胞内信息传递路线有广泛联系，在细胞凋亡、细胞周期及细胞微管的稳定性等方面都有重要作用，引起许多学者的广泛注意。

2. 肿瘤相关基因： 癌基因按其功能可分类为与细胞信号传递、启动细胞核分裂、胚胎性生长因子、生长因子受体有关等类。1990 年 Cooper 等根据原癌基因产物的功能分为生长因子、生长因子受体、非受体蛋白激酶、RAS 基因产物和核蛋白等 5 类。

（1）ras 基因：ras 信号途径是肿瘤细胞增殖失控最密切相关的信号传导通路。ras 基因家族包括 H-ras-1、H-ras-2、K-ras-1、K-ras-2、N-ras 基因。其中 K-ras、N-ras、H-ras 3 种结构是与功能密切相关的癌基因。所编码的蛋白都是 p21 蛋白，p21 单个碱基突变可诱导细胞转化。N-ras 基因与信号传递有关，可启动细胞核内 C-myc、C-ets-2 和 p53 原癌基因。肿瘤中在 mRNA 水平上 p21 蛋白过度表达，可在细胞代谢过程中，将表皮样生长因子（EGF）和胰岛素的刺激信号，传入相应的靶细胞内与磷酸酯酶 C 结合。ras 蛋白在 SOS 催化下，通过与 GTP 结合，依次激活 RAF、MEK、丝裂原激活的蛋白激酶（mitogen activated protein kinase，MAPK）及细胞外信号调节激酶（extracellular signal-regulated，ERK）等信号通路，导致细胞增殖失控。

（2）C-myc 基因和 C-ets-2 基因：C-myc 家族中有 C-myc、L-myc、N-myc3 个基因，是恶性肿瘤的维持基因，编码 p62 核蛋白，对正常细胞的生长和分化起重要的调节作用。一些研究认为，HCC 的发生可能与 C-myc、N-ras 的协调作用有关，可涉及多个原癌基因的激活。当与 ras 等其他活化基因相协同作用时，则导致细胞向细胞恶变转化。C-myc 基因和 C-ets-2 基因、p53 基因一样，均为细胞核内基因。过量表达与细胞增殖有关。HCV C 蛋白的 58~121aa 多肽启动子 DNA 结合序列，可能通过该序列与原癌基因结合而诱发 HCC。C 蛋白以血浆含量依赖方式激活 C-myc 基因启动子，而对 C-fas 有明显的封闭作用。表达 HCV 核心蛋白的细胞，对 Fas 介导的凋亡很敏感，可能存在 CD_{81} 基因的核靶向序列。HCV 基因中的其他部分，也有潜化的致癌作用。

（3）C-fms 基因：C-fms 基因位于人类第 5 号染色体短臂上，编码的受体（CSF- I R）具有内源性和酪氨酸激酶活性，参与人胚胎发育和单核 - 巨噬细胞系生长和分化调节。在有致癌作用的病毒性因素或化学性因素的作用下发生染色体畸变，使 C-fms 原癌基因发生点突变或染色体易位，导致编码产物的过量表达或异常，引起细胞持续生长和恶性变化。

（4）胰岛素样生长因子 II 基因：胰岛素样生长因子 II（insuli-like growth- II，IGF-II）基因位于人类第 11 号染色体短臂上，是细胞发育的主要调节性多肽，为维持细胞自身生长的自分泌生长因子之一。IGF- II 是一种强烈的致有丝分裂剂，能促进细胞的增殖和分化。IGF- II 受体（IGF- II R）也是 6- 磷酸甘露糖的受体，具有 G 蛋白的激活功能。

（5）转化生长因子 β：转化生长因子 -β（TGF-β）是正常细胞周期的负调控因子，与其受体结合活化转录因子（SMAD）。在肿瘤组织中表达的 TGF-β 及其受体（TGF-β II R）家族，有 $TGF-\beta_1$、$TGF-\beta_2$、$TGF-\beta_3$，是一类由多种组织细胞合成的多功能细胞因子。TGF-β II R 是位于细胞膜上的跨膜蛋白，与 TGF-β 结合后具有丝氨酸 / 苏氨酸激酶活性，启动 TGF-β ⅡR 羟基端的丝氨酸磷酸化，形成 SMAD 蛋白二聚体，转运至细胞核内，行使转录因子功能。在肿瘤发生的早期，参与肿瘤细胞生长的负性调节；而在肿瘤发展的后期由于 SMAD 基因等因素突变，可使肿瘤增殖失控，促进肿瘤血管形成。TGF-β$_2$ 也可能与肝癌复发有关。

3. 癌抑制基因： 癌抑制基因（tumor suppressor genne，TSG）也称为抗癌基因。正常情况下，机体内存在多种抗癌基因，研究最多的是视网膜母细胞瘤基因（retinoblastoma，RBI）和 p53 基因。RBI 基因是隐性基因，只有在两个等位基因都缺失的时候，才发生致癌作用，而 p53 基因只要任何一个点突变都可能导致癌的发生。

（1）p53 基因：p53 基因是一种抗肿瘤基因，产生变异失去了抗癌作用后可诱发肿瘤，曾认为是一种致癌基因。p53 基因是恶性肿瘤中总突变频率最高、最复杂的肿瘤抑制基因，位于第 17 号染色体短臂（17p13.1），编码细胞核磷酸蛋白，能抑制细胞的转化及转化细胞的发生。现在已发现 5000 个以上的点突变，任何一个点突变都可能导致 p53 功能上的改变，50%~70%的人类肿瘤与 p53 突变有关。p53 基因突变发生于肝癌的较晚阶段，与肝癌的恶性程度和转移倾向有关（图 2-2-2）。

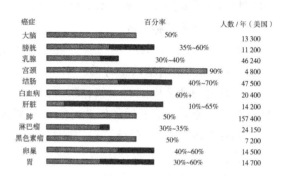

图 2-2-2　p53 突变在各种人体癌症中的发生率
（引自 陈兆聪，刘文励 . 癌症的基因治疗 [M]. 武汉：湖北科学技术出版社，2004，22. ）

p53 基因表达的 p53 蛋白是反式转录调节蛋白，由 393 个氨基酸组成，具有特异性转录激活作用，控制细胞周期运行速度和促使细胞凋亡的生理作用，在细胞周期中处于岗哨的位置。p53 抑癌基因至少有 3 个功能区，C 端可使 p53 寡聚化并有 DNA 结合活性，N 端含有转录的激活功能。p53 通过调节 DNA 聚合酶 - α 与 DNA 复制的复合物中成分结合及相互作用，控制转录水平。p53 突变或功能低下，原型 p53 蛋白与细胞或病毒蛋白形成复合物，使细胞生长繁殖失控，引起细胞发生转化。DNA 损伤后，p53 活化并与 DNA 结合，上调靶基因转录，通过 p21（CDK 抑制物）抑制细胞增生，使细胞周期停留在 G$_1$ 期；通过 GADD45 促进损伤的 DNA 修复；对不能修复的 DNA 损伤细胞，通过凋亡基因 bax 促进其凋亡的作用而防止癌变。

p53 诱导表达的含有死亡结构域（DD）的蛋白分子（Pidd），可直接结合 Fas 的 DD，在 FasL-Fas 信号传导系统中，引起 p53 依赖性的细胞进入程序性死亡。在许多凋亡因子基因的启动子区域存在 p53 反应元件（PRE），与 p53 结合后被激活转录表达，可促进细胞内储存 TNF-α 和 Fas 的内质网颗粒释放出 TNF-α 和 Fas，而促进细胞凋亡；还可促进 p21 蛋白表达抑制细胞增殖；结合 DNA 复制蛋白 A（RPA）阻止 DNA 复制（图 2-2-3）。

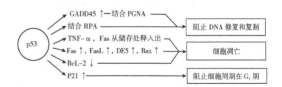

图 2-2-3　p53 阻止细胞增殖和促进细胞凋亡的反应

（2）视网膜母细胞瘤基因：视网膜母细胞瘤基因（RBI）是细胞核内的一种磷蛋白，

能抑制与 DNA 复制和 RNA 转录有关的过程，普遍地抑制细胞内整体的生物合成，具有转录调控作用。丧失 RBI 可使细胞周期失控，刺激细胞增殖、突变的积累，导致细胞癌变。

（3）其他抗癌基因：结肠息肉样病基因（adenomatous polyposis coli，APC）表达的 APC 蛋白以同二聚体的形式和 β 连环蛋白相结合。β 连环蛋白（β-catenin）是信息传递蛋白，介导 E- 钙黏着蛋白细胞的表面信息。APC 基因突变的主要形式为分子缩短，突变的 APC 基因不能与 β 连环蛋白相结合，因而不能下调反转录抑制作用。

BRCA1 和 BRCA2 基因是转录因子中很重要的肿瘤抑制基因，在细胞周期中，尤其是在 S 和 M 期中发生磷酸化作用，具有调节转录和修复 DNA 的作用。在 p53 蛋白存在的情况下，可抑制细胞周期进入 S 期。BRCA1 和 BRCA2 基因变异，既影响转录又失去了修复 DNA 的功能，容易导致细胞变异。

NF1 和 NF2 基因，NF1（神经纤维瘤 1 型）基因的产物为神经纤维蛋白，可能与阻抑 ras 癌基因的细胞增殖信息有关；NF2（神经纤维瘤 2 型）基因表达的许旺细胞瘤蛋白分布较广，具有与细胞周围的一些黏附蛋白、透明质酸酶受体等连接，可能是癌细胞生长接触抑制的重要原因。突变后和低调可能与癌细胞的侵袭和转移有关。

VHI 基因是一种家族性癌症基因，VHI 蛋白可特异性地结合延伸蛋白 S Ⅲ 的 B 和 C 亚基，通过激活 RNA Ⅱ 聚合酶而增强转录作用，可能受酪氨酸蛋白激酶磷酸化作用调节。

WT1 基因是胚胎肿瘤的基因，为转录因子家族成员，表达的 Wilm 蛋白是锌脂蛋白，可抑制一系列与转录有关的基因，从而控制细胞增殖生长。

（二）原癌基因激活机制

由于基因发生点突变和染色体插入、丢失、重排或转位，使癌基因得到扩增，尤其是可引起抑制癌基因的丧失，激活了原癌基因。基因扩增发生在癌细胞中大量 DNA 拷贝增加。大量碱基扩增往往导致细胞核型异常，产生异常基因双微染色体（DMs）和均匀染色区（HSRs），可见到 C-myc、ras 等扩增。

中毒、环境和生物因素，可使 DNA 氧化损伤。DNA 受到损伤后预后有 3 种途径，①绝大多数在细胞内强大的 DNA 损伤修复酶的作用下可修复成正常的 DNA。②不能修复 DNA 的细胞，则进入程序性死亡。③极少数发展成为异常细胞，增殖积累更多的突变细胞，转化为癌。因此，基因变异、突变基因扩增和多因素的 DNA 损伤，使原癌基因被激活，启动了细胞癌变的机制。

四、肿瘤的生长和发展

肿瘤的发生是一个缓慢的多步骤演变过程，多呈阶梯式的逐步发展。在不断的生长过程中，同时发生局部浸润，通过转移迁徙到其他部位。

（一）癌前病变

癌的前驱（precursor of cacer）是在肿瘤发生之前，局部细胞群在形态学上有一定异常，呈现某种程度不典型的异型性和增生活跃，但尚不足以诊断为新生物病变。癌前不典型增生是谱带式的连续过程，尚不具备癌的生物学特征。癌的前驱仅提示有发展成癌的可能性，是在有条件转化的、可逆性的、有时可停滞不前的病变。在病理学上按细胞增生活跃性和异型性将癌的前驱分为三级：Ⅰ级：细胞稍有增生，异型性轻微，癌变可能性小，大部分可愈复；Ⅱ级：细胞增生比较活跃，伴有中等度异型性，有一定程度恶性倾向，但仍可逆转；

Ⅲ级：细胞增生相当活跃，伴有显著异型性，恶性倾向较大，已接近原位癌。

在肝癌相关因素的持续影响下，慢性肝损伤经肝纤维化阶段后，可形成肝硬化增生性结节（hyperplastic nodule）。肝硬化结节（CN）经过退变结节（DN）等病变可逐渐演变成肝细胞癌（HCC）。由于增生的肝细胞小岛可能是个别肝细胞发生变异，所形成的新细胞株缺乏 ATP 酶，而葡萄糖 6- 磷酸酶活性很低，不能有效地将结合的致癌物质去除，继续增殖出现一定程度的异性型，则构成肝细胞异型增生（liver cell dysplasia）的癌前病灶。所以，多数学者认为 CN 是癌前期病变。由于 CN 的转变过程漫长而复杂，各种状态交叉出现，与小肝癌的鉴别诊断有较大的难度。

（二）原位癌

原位癌（carcinoma in situ，CIS）是病理学概念，通常应用于上皮病变，为异型增生的细胞在形态学和生物学特性上与癌细胞相同，常累及上皮细胞全层，但未突破基底膜向下浸润。CIS 不是癌的一种单元，而是各种类型癌症在早期演变和发生阶段所必经的过程。从癌前期→原位癌→早期浸润癌→浸润癌的逐步演变，是癌的形态发生过程中带有普遍性的规律。在临床上需要与异型增生（dysplasis）仔细鉴别。

（三）肿瘤生长方式

肿瘤的生长方式主要有膨胀性生长（expansile growth）、外生性生长（exophytic growth）和浸润性生长（invasive growth）。实质性脏器的肿瘤多呈膨胀性生长，常对周围组织器官形成挤压。体表和空腔脏器内的肿瘤多呈外生性生长，有突向表面的多种形态。肿瘤浸润性生长是癌细胞长入并破坏周围的组织间隙、淋巴管或小血管，与周围正常组织无明显的界限。

五、肿瘤的转移途径

肿瘤常发生转移，恶性程度越高的肿瘤越容易转移。肿瘤的侵袭和转移主要为直接侵袭、沿淋巴和血行转移、肿瘤细胞脱落远隔种植等方式。

（一）肿瘤侵袭途径

肿瘤局部增大并向周围侵袭蔓延途径，常见于肿瘤细胞在扩增过程中不断向周围间质直接蔓延；或沿局部淋巴管连续生长蔓延；多见于沿肿瘤周围的局部毛细血管或小静脉壁生长蔓延；侵袭浆膜或黏膜下间隙的空腔脏器肿瘤，可沿浆膜面或黏膜面生长蔓延。不同的侵袭方式的肿瘤形态有明显的差异。

（二）肿瘤淋巴转移

淋巴转移是上皮组织起源的恶性肿瘤最常见的转移途径。在周围组织间隙生长的肿瘤细胞，穿透淋巴管内皮间隙，进入淋巴结的边缘窦停留增生，进而穿透内皮细胞和基底膜在淋巴结实质生长，可继续向下一站淋巴结转移。值得注意的是有时肿瘤可呈淋巴结的跳跃式转移（skip metastasis）或逆行转移（retrograde metastasis）。

（三）肿瘤血行转移

由于静脉壁较薄，管腔内压力较小，故肿瘤细胞多从静脉入血，亦可经淋巴间接入血。在周围组织间质中浸润蔓延的肿瘤细胞，侵袭血管壁进入血管内形成瘤栓，进入血液中的循环肿瘤细胞（circulating tumor cell，CSCs）经机体的免疫识别清除后仅有极少数存活，随血液循环到达其他组织器官的肿瘤细胞，在一定条件下与毛细血管内皮细胞粘连、穿透血管壁与基底膜粘连、在周围间质中扩增，形成转移肿瘤病灶。

（四）肿瘤种植转移

肿瘤种植性转移（transcoelomic metastasis）是肿瘤细胞从破溃处脱落，沿浆膜面或黏膜面，像播种一样直接引起远隔组织脏器的肿瘤转移生长，形成多个转移灶。常见于腹腔器官的恶性肿瘤。

六、肿瘤转移机制

肿瘤转移是肿瘤细胞在增殖过程中，与宿主细胞间相互作用，有多因素参与的多步骤复杂过程。肿瘤细胞由运动因子启动，黏附于细胞外基质（ECM），随后产生蛋白水解酶对 ECM 进行降解，使癌细胞移动穿透血管壁和（或）淋巴管进入血液和（或）淋巴循环，并在相关受体和细胞因子等作用下到达新的区域，再黏附于靶器官血管内皮细胞及穿出血管重新黏附，形成新的病灶。

参与转移的相关基因众多，有钙黏蛋白、免疫球蛋白超基因家族成员、整合素、基质金属蛋白激酶、金属蛋白激酶组织抑制蛋白、丝氨酸蛋白酶、半胱氨酸蛋白酶、门冬氨酸蛋白酶、类肝素酶，以及 CD_{44} 因子等一系列转移抑制基因。相关作用不是来自基因突变，而是由于相关蛋白在量上的变化，实现了肿瘤细胞转移性的能力。

（一）肿瘤细胞离散黏附

肿瘤形成远隔转移，首先是肿瘤细胞的离散，由黏附分子起重要作用。细胞黏附分子（cell adhesion molecule，CAM）是由细胞产生并存在于细胞表面，介导细胞与细胞间或细胞与基质间相互接触和结合的一类分子，多数为糖蛋白，少数为糖脂蛋白。以配体 - 受体相应的形式发挥作用。CAM 有几十种，可分为钙黏蛋白、整合素、免疫球蛋白超基因家族和选择素等。肿瘤细胞各阶段的黏附作用均由细胞 CAM 介导。

1. 钙连接素：钙连接素（cadherins）是钙离子依赖性细胞间 CAM，为一种单链跨膜蛋白家族，既可作为受体又可作为配体而互相结合。有 E- 钙黏蛋白、P- 钙黏蛋白、L- 钙黏蛋白和 N- 钙黏蛋白 4 个亚型，在特异的组织中起作用，L- 钙黏蛋白主要分布在肝脏。E- 钙黏蛋白（E-cad）具有促进上皮细胞间黏附作用，抑制肿瘤细胞转移。

2. 连环蛋白：连环蛋白是一种重要细胞骨架蛋白和细胞内信号传导分子，由 α、β、γ、P120ctn 四大类共同组成细胞内糖蛋白家族。介导细胞内信号与细胞黏附过程中起重要作用。

3. 整合素：整合素（integrin）是一类位于细胞膜表面受体属于细胞黏附分子家族的跨膜糖蛋白分子，有 20 种 α 亚基和 11 种 β 亚基，以非共价键构成异源二聚体，有 25 种以上的整合素分子，其中 α、$β_3$ 受体是最重要的一员，在肿瘤新生血管内皮细胞有强烈表达。主要介导细胞与细胞、细胞与血管内皮细胞、细胞与细胞外基质的黏附，使细胞内骨架与细胞外基质得以整合而形成整体并介导细胞与 ECM 之间的双向信号传导。大多数整合素可以与多个配体分子结合，一个配体分子也可以识别多个整合素分子密切相关。α、$β_3$ 受体可以特异性识别并结合精氨酸 - 甘氨酸 - 天门冬氨酸（RGD）序列。整合素的信号传导通路主要通过激活黏着斑激酶（forcal adhesion kinase，FAK）介导。整合素分子结构变异或表达水平的改变后，失去了这些黏合功能，与肿瘤细胞的侵袭和转移。其中的层粘连蛋白受体（LN-R）几乎分布于癌细胞的整个表面，使癌细胞更牢固地黏附于基底膜上，有利于癌细胞转移；纤维粘连蛋白受体（FN-R），在癌细胞膜上表达的多少与肿瘤侵袭转移的强弱有直接关系。

免疫球蛋白超基因家族：免疫球蛋白超基因家族多数为介导钙非依赖性细胞间的黏附反应。

4. 选择素： 选择素（selectirin）是表达于白细胞、内皮细胞和血小板膜上的跨膜蛋白，具有相似的结构基因。其中 E- 选择素在内皮细胞上、L- 选择素在白细胞上、P- 选择素在血小板上表达，与细胞表面糖基蛋白 Ga^{2+} 依赖的相互作用，介导细胞连接。在肿瘤侵袭过程中与转移器官选择性有关。

5. CD_{44} 因子： CD_{44} 因子作为一种黏附分子，是广泛存在于多种细胞表面的跨膜糖蛋白，有众多的配体（透明质酸、软骨素、纤维结合等）。CD_{44} 含有可拼接外显子的转录子称为 CD_{44} 变异体（$CD_{44}V$）外显子，可被完整地有选择性拼接。CD_{44} 基因通过多达 12 个外显子的变异性剪接形成了包括众多的剪接变异体的 CD_{44} 家族。CD_{44} 配体提供了黏附机制，使肿瘤细胞直接黏附在富含透明质酸（HA）的细胞外基质，在介导肿瘤细胞侵袭和转移的过程中起重要作用。CD_{44} 因子还参与细胞骨架蛋白的作用，传导细胞分裂信号，促使细胞移动转移。

（二）细胞外基质降解

细胞外基质（ECM）由上皮细胞或内皮细胞基底膜（BM）和细胞间黏附结构的间质结缔组织（ICM）共同组成，含有胶原、蛋白多糖和氨基葡萄糖等物质。BM 为连续的无细胞结构的均一物质，以Ⅳ型胶原和非胶原成分为主。胶原蛋白则由蛋白聚糖和糖蛋白组成，由一个或多个糖胺聚糖分子连接在一个核心蛋白分子上。糖胺聚糖包括硫酸软骨素、硫酸乙酰肝素、肝素等成分。ICM 主要由Ⅰ、Ⅱ、Ⅲ型胶原基质中黏附成分糖蛋白（FN、LN），软骨细胞粘连因子等组成。在肿瘤细胞侵袭和转移过程中，包含蛋白质合成和降解在内的主动地动态过程。由酶学主导的基质降解活动明显增强，打破局部蛋白酶的激活与由内源性抑制之间的平衡，失去了正常的调控机制。ECM 降解过程中，基质金属蛋白酶（MMP）/组织金属蛋白酶抑制剂（TIMP）、纤溶酶/纤溶酶原激活物、组织蛋白酶、黏蛋白酶类、乙酰肝素酶等起到重要作用，促进肿瘤细胞侵袭、转移。

（三）激活蛋白 -1 信号通路的作用

肿瘤转移涉及多条信号通路传导异常。激活许多癌基因 ras、mos、raf、fos 等均能激活细胞核转录子蛋白 -1（AP-1），参与肿瘤细胞黏附的异常改变。整合素中存在 AP-1 顺式调控元件，促进瘤细胞转移的许多蛋白均能通过 AP-1 增强 CD_{44} 的作用，促进肿瘤转移。目前的研究表明，Notch 信号通路、MAPK 信号通路、Hedgehog 信号通路及 Wnt/β -calenin 信号通路，通过调控细胞之间的黏附、新生血管的生成、细胞外基质的黏附与降解等复杂的生物化学过程，参与肿瘤细胞的侵袭转移。

（四）肿瘤新生血管

进入血液循环的肿瘤细胞，绝大多数被细胞免疫和体液免疫清除，大约只有 0.05% 以下的少数肿瘤细胞，才可能有机会形成转移性病灶。实验研究证明，肿瘤生长分为无血管期和新生血管期。近年来的研究显示，在血管前期肿瘤细胞可形成具有基底膜、类似血管的小管状结构，可与血管交通，作为不依赖于血管生成的肿瘤为循环（微环境）成分，被称为血管生成拟态（vasculogenic mimicry）。在无血管期肿瘤的体积为 $1{\sim}2mm^3$，通过弥散作用获得充足的氧和营养物质并排出代谢产物。当肿瘤体积增至 $2{\sim}3mm^3$ 后，肿瘤细胞可产生血管内皮生长因子，诱导生成新的微血管或利用宿主血管转化成肿瘤营养血管。目前的研究已知至少有 15 种血管生成介质参与新生血管生成。血管内皮细胞与肿瘤细胞均能分泌蛋白水解酶，使局部 ECM 降解，为肿瘤细胞移出开辟通道。乙酰肝素酶在肿瘤血管生成中起重要作用。肿瘤新生血管结构缺乏完整性，管壁薄，仅有一层内皮细胞缺乏平滑肌，基底膜或缺如。新生血管具有组织的侵袭性，开启 ECM 胶原的裂隙，肿瘤细胞释放的血浆蛋白酶原激活剂及胶原酶，能诱导组织纤维蛋白的生成，获得必要的基质，实现远隔转移（图 2-2-4）。

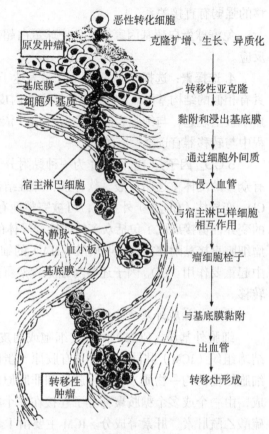

恶性肿瘤细胞浸出基底膜及细胞外间质，侵入血管并形成新的转移灶

图 2-2-4　恶性肿瘤浸润和转移机制
（引自　陈兆聪，刘文励 . 癌症的治疗 [M]. 武汉：湖北科学技术出版社，2004，86.）

第三节　肝癌发病的相关因素

原发性肝癌的发病机制很复杂，具有各种不同的病原学机制，是多基因参与、多因素作用的复杂过程，是基因与环境交互作用的结果。肝癌是由外因的协同作用，引起多基因突变，包括基因组的不稳定性，细胞信号传递途径的异常，细胞周期、凋亡和衰老调节的异常，肿瘤新生血管的形成等。因此，肝细胞癌的发生是一个多阶段的过程，涉及一系列不同遗传学改变并最终导致肝细胞的恶性转变。目前世界公认的 HCC 发生与肝炎病毒（HBV、HCV）感染、黄曲霉素和饮水污染等因素高度密切相关。

一、病毒因素

我国是乙型肝炎病毒（hepatitis B virus，HBV）感染主要流行区域之一，有较高的肝硬化肝癌的发生率，丙型肝炎病毒（hepatitis C virus，HCV）感染也是致癌因素之一。免疫组织病理学也证实 HBV、HCV 与肝癌的发生有高度密切相关性。实验研究证实，在 HCC 的瘤体内存在 HBV-DNA 克隆、增殖，甚至是整合，从而认为 HBV 感染是主要因素。免疫组化病理表明肝癌中 HCV 的感染，抗 -HCV 检出率 7.4%~26.1%，HCV-RNA 检出率 12.7%~71.1%，我国是 7%，而日本高达 50% 以上。HCV 感染有 20%~30% 转变成肝硬化，其中 1/3 发生肝癌，发生率为 3%~5%。HCV 携带者 HCC 的年发生率 0.4%，慢性丙型肝炎则上升到 1.7%，代偿性肝硬化为 2.5%，中老年发生 HCC 特别高。

（一）乙型肝炎病毒

HBV 感染是发生 HCC 的高危因素，具体致癌机制尚不清楚。HBV 感染诱发原发性肝癌的过程中，是一种多因素的过程，包括病毒的直接和间接的作用机制，也可能协同来完成。

因而，肝硬化组织学病变的突变、病毒蛋白的致癌作用等多种作用机制共同发挥作用。

1. **肝细胞炎症损伤作用**：HBV 持续复制则造成肝细胞损伤，引起炎症、坏死，加快了再生细胞更新速度，可使某些癌基因激活，并改变肝细胞遗传的稳定性，导致突变率增高。坏死性炎症可激活肝细胞内的炎症信号通路，再生本身可使某些癌基因被激活，改变肝细胞的生物学稳定性，导致突变增加。同时，HBV 感染使一些抑癌基因失活，导致肝细胞的细胞周期失控，对化学性致癌物质的敏感性提高。Tiollas 等的研究推测：① HBV 感染引起肝脏炎症、坏死、再生，启动了 HCC 原基因。②那些逃逸机体免疫监视的肝细胞，以后可能成为致癌物质的靶细胞。③ HBV DNA 整合本身有直接致癌作用。

2. **HBV-DNA 的整合作用**：目前的研究成果对 HBV-DNA 与宿主染色体整合诱发肝癌有两种解释：① HBV-DNA 插入宿主肝细胞原癌基因序列附近，直接启动或增强癌基因表达的顺式激活作用。② HBV-DNA 随机整合到肝细胞基因组 DNA 上，通过转录、翻译成蛋白后再激活自身基因或肝细胞的原癌基因的反式激活作用。Sharitz 等认为仅有 HBV-DNA 整合而无病毒复制时，机体免疫功能更难清除 HBV，结果使 HBV-DNA 整合的肝细胞增生。所以，HBV-DNA 以整合形式为主的 HBV 感染，不造成肝细胞的坏死和再生，在短时间内可能直接导致肝癌。有研究证据支持 HBV 直接参与肝细胞的转化过程。HBV 基因组整合与宿主的 DNA 微缺失相关，这种缺失与癌相关基因有关，包括端粒酶（telomerase）、反转录酶（revese transcriptase，TERT）、血小板源性生长因子受体 – β（PDGFR-β）、PDGF-β 和丝裂原激活蛋白激酶Ⅰ（MAPKⅠ）。

HBV-DNA 整合入肝细胞基因组后，可激活一系列癌基因，编码传导激活因子 HBx 及 PreS 蛋白，对多种基因 MYC 基因家族、激活蛋白 –1（AP-1）和表皮生长因子受体有广泛作用。HBx 基因是 HCC 中稳定整合的 HBV-DNA 片段。HBx 是一个具有广泛作用的反式作用因子，既可激活信号传导系统，又可直接作用于细胞转录子。HBx 转录激活活性可能改变包括 SRC 酪氨酸激酶、Raf、MAPKⅠ、ERK、JNK 和其他生长控制基因的表达。XmRNA 的转录起始于细胞 DNA 序列，细胞内未知的基因被 X 基因产物反式激活，但 X 基因产物本身不与 DNA 结合，其作用是经由细胞因子的相互作用或改变细胞因子所致，可能是 HCC 发生中的重要环节。X 基因整合导致的细胞恶变，C 基因表达受阻，逃避宿主免疫监视，可能是 HCC 发生的机制。

3. **肝细胞再生作用**：受损伤的肝细胞再生和新血管形成的过程中，所释放的细胞因子、细胞传导通路的改变，均可促进被激活癌基因的细胞增生，使肝细胞在增生中产生癌变。肝硬化细胞外基质成分，在数量上和质量上都发生改变，可导致的基底 – 肝细胞信号传导改变，在肝癌的发生上也有一定的作用。

4. **其他因素的协同作用**：HCV 和 HBV 重叠感染、乙醇、黄曲霉素、生活环境中化学致癌物质污染及遗传因素等的协同作用，在诱导肝癌的发生发挥重要作用。而 HBV 和 HCV 感染，可在缺乏完全遗传异常的背景下启动肝癌的发生机制。酒精是 HBV、HCV 之外的又一个相对独立的 HCC 诱发因素。

（二）丙型肝炎病毒

HCV 感染引起肝细胞癌的机制与 HBV 的作用有明显的不同，癌基因的激活和原癌抑制基因的失活是肿瘤发生的主要机制。

（1）实验研究表明，慢性丙型肝炎相关疾病发展成 HCC，与小细胞发育不良、蛋白激酶受体结合部位丝氨酸蛋白酶区或者 CD_{81} 基因突变有关。

（2）HCV 的变异后，通过特殊的机制把自身重要的基因隐藏起来，保持相对的稳定，而免疫选择和进化的基因则在容易变异的位置上，使 HCV 很快适应环境和逃避免疫清除。持续免疫反应可能促进肝细胞死亡和其后的再生循环，这就提供了一个肝细胞突变不断积累的微环境。

（3）HCV 不能自身合成蛋白，利用宿主的蛋白合成机制来合成病毒蛋白。HCV 使用宿主内质网参与其复制过程，并通过内质网应激反应产生促癌效果。HCV 复制过程中常引起细胞结构和功能改变，或干扰肝细胞的蛋白合成，造成肝细胞变性坏死。一些证据提示可能与 HCV 的直接细胞毒性和宿主介导的免疫损伤有关。反复再生的细胞可能积累细胞基因变异，最终发生恶性转化。

（4）HCV 核心蛋白位于聚合酶蛋白 N 的末端，是病毒核衣壳的组成部分，可通过与病毒 RNA 的结合来调节 HCV 基因组的翻译，并通过糖化作用组装完整的 HCV 颗粒。HCV 核心蛋白可以通过调节细胞增殖相关的细胞间信号通路干扰细胞的生长控制。ras 家族包括 K-ras、N-ras、H-ras 这 3 种结构与功能密切相关的癌基因，可编码 21kD 的蛋白质（p21）。p21 单个碱基突变可诱导肝细胞转化。myc 家族中有 C-myc、L-myc、N-myc 这 3 个基因。一些研究认为，HCC 的发生可能与 C-myc、N-ras 的协调作用有关，可涉及多个原癌基因的激活。HCV C 蛋白的 58~121aa 多肽启动子 RNA 结合序列，可能通过该序列与原癌基因结合而诱发 HCC。C 蛋白以血浆含量依赖方式激活 C-myc 基因启动子，而对 C-fas 有明显的封闭作用。表达 HCV 核心蛋白的细胞，对 Fas 介导的凋亡很敏感，可能存在 CD_{81} 基因的核靶向序列。HCV 基因中的其他部分，也有潜化的致癌作用。

（5）p53 抑癌基因至少有 3 个功能区，C 端可使 p53 寡聚化并有 DNA 结合活性，N 端含有转录的激活功能。p53 通过调节 DNA 聚合酶 α 与 DNA 复制的复合物中成分结合相互作用，控制转录水平。p53 突变或功能低下，原型 p53 蛋白与细胞或病毒蛋白形成复合物，使细胞生长繁殖失控，引起细胞发生转化。目前的研究认为，HCV 核心蛋白在 HCV 肝癌发生中，通过调节细胞增殖、凋亡和免疫反应起重要作用。HCV 核心蛋白调节 cyclin 依赖抑制因子 $p53^{WAF1}$ 的表达和通过与 p53 相互的物理作用，通过调节细胞增殖、凋亡和免疫反应等重要作用，促进细胞的凋亡和增殖。

（6）肝硬化的不良再生结节或腺瘤样增生，发生癌的概率非常高，在诱发因素的诱导下产生癌变。HCC 中抗凋亡作用的升高和促凋亡作用降低，是导致肝脏肿瘤细胞生长失控的关键机制。

二、黄曲霉素

黄曲霉素（aflatoxin，AFT）是一种毒性极强的 I 类致癌物质。流行病学调查显示，在粮食受异环芳烃化合物黄曲霉素 B_1（aflatoxin B_1，AFB_1）污染严重的地区，肝癌发病率较高。有学者对全球范围的 PHC 进行分析的结果显示，AFB_1 在 4.6%~28.2% 患者中起决定性作用，尤其是中国等发展中国家。

p53 基因 Arg249 是致癌性 AFT 所致肝癌中常见的突变残基。p53 蛋白的核心部分是第 102~292 氨基酸，负责与特定的 DNA 结合。突变热点正好是与 DNA 直接接触的残基 Arg249，或者是对维系整个结构至关重要的残基 Arg249、Arg175。许多研究已经证实 AFB_1

能使抑癌基因 p53 第 249 位密码子第 3 位碱基发生 G → T 的变化，导致编码的氨基酸由精氨酸变成丝氨酸（Arg → Ser），使 p53 蛋白失去了促凋亡的活性，发生突变的细胞失去了"自稳"性，诱发原发性肝癌（PHC）。AFB_1 在消化道迅速吸收，在肝脏转化成具有活性的环氧化物。AFB_1 分子中的双呋喃环是产生毒性的重要结构，AFB_1 在体内可与 DNA 鸟嘌呤第 7 位氮原子结合形成 AFB_1-N_7-鸟嘌呤加成物，导致 DNA 突变；亦可与 mRNA、tRNA 结合，干扰蛋白质合成，影响细胞代谢；还可与清蛋白形成 AFB_1-ALB 加成物。环氧化物水解酶（EPHX）和谷胱甘肽 S-转移酶 M_1（$GSMT_1$）是 AFT 的解毒酶，EPHX 和 $GSMT_1$ 基因遗传突变型，可能是 AFB_1 加成物、p53 变异、HCC 的更大危险因子。

黄曲霉素与 HBV、HCV、乙醇和饮水污染等因素具有协同作用。动物实验证实，HBV-DNA 整合的肝细胞中，可以发现黄曲霉素堆积。应用探针技术已检测到肝癌组织中的黄曲霉素 DNA 整合物。HBV-DNA 整合及黄曲霉素 DNA 整合物相互作用，可能是肝细胞癌变的始动因子和促进因子。

三、环境因素

生物机体内的正常细胞，在众多内因（遗传、内分泌失调、营养状态、精神紧张）和外因（物理、化学、生物学）的长期作用下，发生了质的变化，从而具有过度增殖的能力形成肿瘤。癌细胞是内在的不是外来的，80%~90% 是由环境因素引起的。外环境中的化学因素的多环芳烃（3，4-苯并芘、1，2，5，6-双苯并蒽等）、芳香胺类（乙萘胺、联丙胺、二甲基氨基偶氮苯等）、亚硝胺类（亚硝胺、亚硝酸盐）与肿瘤的发生密切相关；物理因素中的辐射（电磁辐射、粒子辐射）和紫外线等因素在癌的发生占重要地位；生物因素中的 DNA 病毒（多瘤病毒科、乳头状病毒科、腺病毒科、疱疹病毒科、嗜肝病毒科）都可能成为诱发肿瘤病因，其中嗜肝病毒和黄曲霉素是与肝癌的发病高度密切相关的因素。

四、外因协同作用

目前的研究成果认为，肿瘤的发生是多病因、多基因和多阶段的过程。环境因素或直接或通过细胞生物转化与基因组 DNA 蛋白相互作用，引起基因结构和功能改变，导致细胞和分化的异常，启动肿瘤的发生和促进肿瘤进展。机体的内在因素虽然表现形式多种多样，但主要由遗传构造和遗传表型修饰差异所决定。基因组的多态性因素决定了个体对肿瘤的易感性、基因结构和功能的改变，是肿瘤发生发展在分子水平上最直接的原因。

肝癌是由内因与外因的协同作用，引起多基因的突变，包括基因组的不稳定性、细胞信号传递途径的异常、细胞周期、凋亡和衰老调节异常等多个环节的协同作用的结果。HBV、HCV 感染、黄曲霉素、饮水污染、酒精、肝硬化、性激素、亚硝胺类物、微量元素等都与肝癌发病相关。病毒性肝炎肝硬化的不良再生结节或腺瘤样增生，发生癌的概率非常高，在诱发因素的诱导下产生癌变。酒精性肝损伤是 HBV、HCV 之外的又一个相对独立的 HCC 诱发因素。

第四节 肝癌相关基因的研究进展

自从发现了人原发性肝癌及肝癌细胞株中共有的转化基因是 N-ms 基因以来，到目前为止已经发现数十种与人肝癌的发生密切相关的基因，包括 N-ras、IGF-II、p53、C-ets-2、c-frns、c-myc、p16、p2l、DCC、nm23、c-erb-2、IGF-IIR、TGF-α、CSF-IR、mf 等，参与作用于细胞的生长发育、分化代谢、增殖凋亡等生物过程。研究肝癌的相关基因，可以深入探讨肝癌的发生机制、寻求肿瘤血管生成、抑制肿瘤细胞的大量繁殖、调控多种复杂的信号传导通路，为肝癌的靶向治疗、免疫治疗提供良好的基础。

一、肝癌相关基因的研究现状

癌基因是指病毒或细胞来源的具有致癌能力或致癌潜能的核酸序列，又称转化基因；抑癌基因是指存在于正常细胞中，编码产物能抑制细胞生长增殖的一组常态结构基因。近来，关于癌基因和抑癌基因的结构与功能、调控与表达、蛋白质的结构及其在细胞周期与凋亡的调节中的作用的相关研究越来越丰富，肝细胞癌的致癌基因和抑癌基因的遗传改变已被广泛研究。但仍有许多与肝癌发生发展有关的基因有待进一步明确。

（一）癌基因

1.MxR7 基因：Lage H 等和 Hsu HC 等的研究认为，MxR7（mitoxantrane-resistant 7，MxR7）基因属于蛋白聚糖家族，位于人染色体 X26.10，cDNA 全长为 2263bp，由 8 个外显子组成，编码一个含 580 个氨基酸组成的硫酸肝素类蛋白聚糖，在正常组织中不表达。MxR7 基因编码的蛋白通过共受体方式（co-receptor）调节细胞与环境的相互作用。MxR7 可能成为用于肝癌的临床诊断、治疗和预后甚至转移和复发治疗的重要参考指标和靶基因。

2.DLKI：DLKI 参与体内生长激素水平与多种细胞分化的调节，包括脂肪和血细胞生成、神经内分泌细胞分化以及创伤修复等，是调节细胞生长和分化的重要基因之一。在正常组织中选择性表达，而在多种肿瘤组织中表达率明显增高。Luo JH 等的研究显示 DLKI 基因在肝癌组织中表达而癌旁组织以及正常肝组织中不表达，表明 DLKI 是原发性肝癌的一个紧密相关因子，可能成为原发性肝癌的一个早期诊断和预后的独立诊断指标。

3.HTA：肝癌相关基因（hepatoma associated gene，HTA）是一个具有 3 个外显子和 2 个内含子的新的肿瘤差异表达基因，其定位于人类染色体 16q22.3。已有的研究显示，HTA 基因在正常组织中并不表达，在肝癌组织中表达率高，并且具有促进肝癌细胞增殖生长的作用，可能成为一种很有前途的新的诊断和治疗肝癌的分子靶点。

4.HCCR：人子宫颈癌基因（human cervical cancer oncogene，HCCR）分为 HCCR-1 和 HCCR-2 两个亚型，定位于肿瘤细胞的胞膜和胞浆。研究显示，过度表达的 HCCR-1 和 HCCR-2 具有致癌作用，可以抑制线粒体的凋亡，从而促进肿瘤的发生。研究表明 HCCR 蛋白在肝细胞癌中过度表达，肝硬化组织中有低表达，正常肝组织中无表达。在瘤体直径小于 2cm 的肝癌患者中，HCCR 诊断的正确率为 69.2%，提示 HCCR 作为早期肝癌及小肝癌诊断标志物，有着重要的应用价值。

（二）抑癌基因

1.NDRGI：NDRGI 属于调节基因家族的一员，是新近发现的细胞分化有关的基因，位于 N-myc 下游。基因长约 60kb，定位于人染色体 8q24.2，其编码的蛋白质相对分子质量为 43 000Da。NDRGI 在正常肝组织中呈强阳性表达，随着肿瘤的发生，在癌旁组织中有减弱，在肝细胞肝癌中表达明显减弱，在转移灶中表达最低。其表达量与肿瘤的生长呈负相关。研究发现，该基因与细胞的生长发育、分化、肿瘤的发生、转移和预后等有关。NDRGI 基因有望成为早期预测肝癌转移的分子生物学标志物之一。

2.LZAP：LZAP 基因是从 Cdk5 蛋白激活的 p35 基因中分离出来的，LZAP 具有高度保守的进化过程，现已证明在各种癌症中有抑癌功能，LZAP 的表达与肝癌的抑制密切相关。在肿瘤组织和肝癌细胞株的实验中，LZAP 表达显著下降，对体外的肝癌细胞的 G_0 期具有诱导阻滞和凋亡作用。临床病理分析显示，LZAP 表达与肿瘤大小、病理组织学分类和血清甲胎蛋白（AFP）显著相关。减少 LZAP 表达的肝癌患者预后差。统计分析提示，LZAP 的表达是一个独立的预后指标。

3.ARID：ARID2 是 HCV 相关性肝癌的一个突变基因。ARID2（富含 AT 的交互结构域 2）发现于 PBAF，为一个多亚基的辅助因子，是 SwL/sNF 染色体重构蛋白家族的多蛋白复合物。ARID2 是 PBAF 复合物中起短转录半衰期作用的唯一亚基，明显降低了 PBAF 复合物中其他亚基的蛋白表达水平，并可严重抑制干扰素诱导跨膜蛋白 -1（IFITM-l）基因的转录，在调节应答基因表达和介导抗增殖的活性中，可能发挥了重要作用。从而可能为早期诊断、转移复发提供更充分的依据，为肿瘤的基因治疗提供新的靶点。

4.p53：p53 基因可诱导发生 p21 和 GADD45 蛋白，继发地与各种 cyctin-CDK 复合物联合，有效地促进 Rb 基因代谢产物的去磷酸化，进而阻碍细胞从 $G_1 \to S$ 期转变，突变则会致使细胞出现异常的生长繁殖。p53 基因与 HBV 具有相关性，加强了上游 1047~1059bp 的部位，具有与经典的 p53 基因 DNA 蛋白质结合位点相似的基因序列，特异性地与 p53 蛋白结合，形成的复合物使结合 DNA 的特异性能力下降，导致能正常修复 DNA 的功能降低，因此容易导致细胞突变的发生。许多研究结果证明，p53 基因丧失了原有的抑癌基因的功能，而且导致肿瘤转向恶化。p53 基因在癌组织中的表达与肿瘤细胞分化程度有关，即低分化，低表达；高分化，高表达。通过人工重新建立 p53 基因，可恢复它的抑癌功能，为肝癌治疗提供了靶基因。

（三）与肝癌相关的基因和信号通路

1.PTEN：PTEN 基因的蛋白产物含有酪蛋白磷酸酶的活性，是一个具有双特异性、唯一能负调控癌基因以及具有磷酸酶活性，与许多肿瘤的发生有着密切关系。通过负调控磷酸酶活性对 pil3/Akt、MAPK、FAK 和 ERK l/ERK 2 等信号通路传导，阻碍肿瘤细胞周期的进程，诱导细胞的凋亡以及黏附迁移和分化。在过度表达的 PTEN 机制中，下调 P113/Akt 信号负调控核转录因子 -κB 及下调 ERKl/2 信号负调控转录激活蛋白 -1，从而抑制 MMP-9 表达及细胞侵袭力。研究证明 5、8 号外显子是热点突变的外显子。在出现 PTEN 基因突变时，干扰了细胞的正常物质代谢，分化，增殖功能出现异常，并且加剧细胞的过度繁殖，趋向恶化，PTEN 基因的阳性表达率也增高，抑制细胞的凋亡并使之转移。研究证实，p27、p53 蛋白在 HCC 中的表达水平与肿瘤病理分级和疾病进展呈负相关。这些研究对于肝癌的早期诊断与治疗效果的判断起到一定的作用，同时也可以判定靶向治疗的耐药情况。

2.RAS 基因：RAS 基因为一种信号传导蛋白，含有 H-RAS，K-RAS，N-RAS 基因，参与调控细胞的生长，K-RAS 对癌症影响可能性大些。实验表明，肝癌的 K-RAS 基因会发生显著突变，其中突变位点多在第 12 位点，并且伴有肝外转移患者，该基因突变频率明显增加，刺激了细胞的持续生长和分化，并趋向恶化的程度。N-RAS 基因已被证明的肝癌转化基因。该突变位点常发生在第 61 位密码子上。研究表明，由于 GTP 酶活力下降，致使 GTP 难以降解为 GDP，进而使 RAS 基因蛋白在胞浆中聚在一起。K-ras 和 H-RAS 癌基因均可上调 VEGF 的表达，进而参与肿瘤血管生成 N-ras 在肝癌细胞中呈弥散表达。这些研究表明，RAS 基因突变与靶向药物单抗和 EGFR-TKIs 耐药有关。

3.HBV 基因组 BCP/Pre C 区：近年来的许多实验研究证明了 HBV 持续感染，以及 HBV 基因组 BCP/Pre C 区的突变与肝癌存在一定联系，突变发生率最高的是 A1762T/G1764A 的双突变模式。推测可能由于某些位点的缺失会抑制 Pre C/C 的 mRNA 表达形成截短型 HBx 蛋白，从而导致 HBeAg 的表达降低，促进了病毒复制，甚至恶化形成肝癌。也有研究提示 A1762T/G1764A 双突变主要负调控 Pre C 区和 C 区的 mRNA 转录，使之 Pre C 蛋白表达降低，促进了 HBV 基因组的复制和肝癌发生。因此，A1762T/G1764A 双基因突变可作为肝癌一个独立预测因素，具有重要的临床研究价值。

4.Cyclin D1 基因：Cyclin D1 基因为 G_1 细胞周期整体中最主要的一个基因，是调控细胞周期的主导元件之一。在细胞周期完整进程中，有 Cyclin D_1 和 C-myc、IGF-II、C-myc 通路和 Cyclin 的 DS/Rb 彼此独立的分子信息通路。调控细胞周期蛋白 D_1 和 CDK4 构成复杂的 Cyclin D_1-CDK4，致使 Rb 蛋白质被磷酸化，抑制转录基因 E2F 的损失，Rb 调节 G_1 阶段停滞作用的去除，另外，DNA 合成的启动，使细胞从 G_1 期细胞开始增殖。Cyclin D_1 的过度表达是导致细胞转向恶化的一个重要因素，当 Cyclin D_1 出现异常表达时，它加快了正常细胞进程转换的速率，缩小了转化时间，因而使细胞不断增殖，逐渐趋向癌化。Cyclin D_1 基因的异常表达与多种肿瘤的发生发展有关。Cyclin D_1 也与 p53 有一定的协同作用，Cyclin D_1 过度表达时，与细胞内失活 p53 基因结合，加剧了细胞的无限增殖而促进细胞恶化；野生型 p53 与反义 Cyclin D_1 的结合大大提高了诱导肿瘤细胞凋亡的能力。目前的研究提示 Cyclin D_1 基因是治疗肿瘤的一个关键的靶点。

5.Wnt 与 B-catenin 信号传导途径：Wnt 与 B-catenin 信号传导途径的目标基因 C-myc 既是一种核内致癌基因，又是一种用于 B-catenin/Tcf-4 的下游目标基因。C-myc 和生存环境刺激信号（生长因子）表现正相关，由于 C-myc 基因启动子上有相应连接的部位，而在 COX-2 和 B-catenin/Tcf-4 复合物联合使其活化，过度表达可能与肿瘤恶性程度的表达有关。其发生机制可能是由于 COX-2 过度表达致使前列腺素的合成增加，与肝癌组织进程及肿瘤的侵袭性又呈正相关；对 bcl-2 的调控起上调 VEGF 作用，下调上皮型钙蛋白和转移生长因子受体表达，进而抑制癌细胞凋亡。Wnt、P-catenin 信号通路已经成为靶向治疗的研究热点，阻碍 Wnt 通路的信号传导途径，通过抑制丝氨酸残基磷酸化，从而使 Catenin 及其下游因子 Cyclin Dl、MMP-7 和环氧合酶 -2 在细胞内的水平进一步下降，更大程度地减弱了肝癌的恶化与转移。

二、肝癌基因组学的研究进展

基因组学（genomics）是从基因、蛋白质、生物传导信息及生物代谢等多个方面探讨生命现象的科学，包括结构基因组学（strutural genomics）、功能基因组学（functional genomics）、转录基因组学（transcriptomics）、蛋白质基因组学（proteomics）和代谢基因组学（metahonomics）等学科。伴随着基因捕获（gene capture）技术和二代测序（next generation sequencing, NGS）技术的进步，肝癌的基因组学研究有了很大发展，对肝癌的癌基因、抑癌基因以及其相关的肝癌通路都有了较多的新发现。

（一）肝癌全基因组测序

由于嗜肝病毒（HBV、HCV）感染是肝癌发生的最主要原因，所以肝癌全基因组测序研究多为 HBV、HCV 感染的肝癌。在肝癌全外显子测序进行的同时，进行了肝癌全基因组测序，企望在全基因组结构性改变的水平上，找到肝癌的非编码区突变以及 HBV 整合位点，勾勒出肝癌突变的基因组图谱。Totoki 等对 HCV 相关肝癌的全基因组测序，发现了 16 000 个体细胞突变，26 个染色体间或染色体内的重排以及 4 个融合基因，BCORLl、ELF4 和 CTNNDl-STX5 融合基因通过染色体内重排形成，而 VCL-ADK 和 CABP2-LOC645332 融合基因则通过大片段的删除或重复形成。Fujimoto 等对有 HBV 或 HCV 感染的肝癌进行了全基因组测序，发现全基因组中平均每 4.2Mb 有一个点突变。还发现将近 50% 的肝癌中有染色质基因的突变，包括了 ARJDlA、ARIDlB、ARID2、KMT2A 和 MLL3。显示染色质调控通路在肝癌发生发展中的重要作用。

（二）HBV 整合位点的研究

HBV 感染与肝癌的发生发展高度密切相关，根据目前的研究成果致癌机制可能是由于 HBV 相关基因表达的蛋白（HBx）促进了肝癌的发生；HBV 整合进入宿主 DNA，影响了宿主基因的功能；HBV 介导的肝小叶界面炎症免疫反应促进了肝细胞的突变而发生肝癌。由于发现肝癌基因组中的非编码突变、基因重排等信息，使学者们越来越关注 HBV 的整合以及其最常见的整合位点 TERT 基因，提示 TERT 基因在肝癌发生中有着重要的作用。Jian 等采用较高的测序深度（>80X）对肝癌进行了全基因组和全转录组测序，鉴定出 255 个 HBV 整合位点，发现增加测序深度到 240X，HBV 的整合位点也会成比例的增加。Sung 等进行了肝癌全基因组测序，发现在 HBV 肝癌的癌组织中 86.4% 有 HBV 的整合，而癌旁组织中有 30.7%。在 HBV 的整合位点区域，人基因组有较多的基因拷贝数目变异，最主要的是发生在 TERT、MLL4、CCNE1 这 3 个整合位点。

三、微小 RNA 的研究现状

微小 RNA（microRNA，miRNA）是一类小型内源性非编码 RNA 调控因子，能在逆转录后水平靶向作用于目的基因。目前已经发现人类 miRNA 约有 2 万余种。通过基因调控参与细胞的增殖、发育、分化、凋亡和免疫调节等多种生物学过程的重要生命活动。miRNA 由 19~25 个核苷酸组成的非编码单链 RNA，通过靶基因 mRNA 的 3′端非翻译区（untranslated rregions，UTR）以互补配对的方式结合，引起 mRNA 降解或翻译抑制，达到转录后水平调控靶基因的作用。miRNA 参与多条细胞信号传导通路如 TGF-β、JAK/STAT、G_1 细胞周期等通路的调控。多种 miRNA 的异常表达（上调或下调），可以调节数十乃至数百个靶基因以协调细胞信号途径，影响下游靶基因表达，从而促进细胞增殖、分化、侵袭和迁移等生物过程。研究证实，人类近 60% 的 mRNA 包含 miRNA 的结合位点。人类所有基因 20%~30% 被 miRNA 靶向调控，单个 miRNA 可靶向调节多达 200 个基因，而多个 miRNA 亦可调节一个靶基因。Ventura AC 等的研究表明，miRNA 通过靶向致癌基因和肿瘤抑制基因参与癌症进展和转移。

（一）miRNAs 表达在特定组织中的特异性

越来越多的研究证据表明，氧化应激在致癌过程中起重要作用，可能通过靶向 HCC 组织中的氧化应激相关基因而参与氧化应激反应。HCC 特定组织中的 miRNAs 表达具有特异性，研究认为，miR-34a-5p、miR-1915-3p、miR-638 和 miR-150-3p 为氧化应激反应性 miRNA，其中 miR-34a-5p 和 miR-1915-3p 的上调依赖于 p53 基因在氧化应激中的表达。miR-34a-5p 可抑制线粒体抗氧化酶，同时增加细胞内活性氧类水平；miR-1915-3p 通过靶向 Bcl-2 参与化疗药物诱导的 DNA 损伤反应，Bcl-2 是氧化应激的重要调节因子；miR-638 由 Dnm2 基因座编码，氧化应激可能促进宿主基因 Dnm2 的转录，而 miR-638 协同上调；miR-150-3p 可被 NF-κB 激活诱导，NF-κB 通路在氧化应激反应和炎症中起重要作用。这 4 种 miRNA 的上调与患者的总体生存率呈负相关。相关实验验证 miR-18a 的表达上调与高水平的 HCC 肿瘤标志物、肿瘤大小和高复发率及炎症活动度呈正相关。miR-18a 调节 HCC 中肿瘤坏死因子-α 诱导蛋白-3 的水平，其也参与介导人类炎症的白细胞介素-6/信号传导及转录激活因子-3 信号通路。miR-199a-5p 表达降低也与高水平的 HCC 肿瘤标志物、门静脉浸润和高复发率相关。

（二）嗜肝病毒感染 miRNAs 表达在 HCC 的相关性

在正常的条件下稳定性良好，miRNAs 的 miRNA 分子广泛分布于人体的血清和血浆中，以与蛋白质结合的形态存在。但随着人体生理状况的变化、疾病种类和进程发展，血清或血浆中 miRNA 的种类和数量会在某种程度上发生变化。近年来的许多研究表明，在慢性肝炎向肝硬化发展过程中，乙型肝炎病毒（HBV）和丙型肝炎病毒（HCV）诱发了不同的 miRNA 失调。肝硬化发育不良结节（dys-plastic nodule，DN）进展到 HCC 时，血清 miR-122、miR-let-7b 和 miR-125b 水平显著升高。

目前已发现 24 种 miRNA 中有 15 种与 HCC 风险相关，特别是 7 种 miRNA（miR-122、miR-99a、miR-331、miR-125b、miR-23b、miR-92a 和 miR-26a）的上调与风险增加相关，8 种 miRNA（miR-652、miR-23a、miR-27a、miR-34a、miR-145、miR-10a、miR-150 和 let-7f）的上调与风险降低相关。上述 15 个 miRNA 靶向的基因主要富集 TGF-β 信号通路。TGF-β 蛋白调节广泛的细胞过程，在免疫系统中具有双重调节功能，并在病毒感染（HBV、HCV）中被激活，触发向 HCC 变化是由 TGF-β 调节的上皮间充质转化。

（三）miRNAs 检测的临床意义

近年来，miRNA 是生命科学领域的研究热点之一，与肿瘤的相关性、抗癌活性均已被证实，为 HCC 的诊断及治疗带来巨大希望。Lu J 等的研究证明，某些 miRNA 可以作为癌症诊断、治疗应答和预后的潜在生物标志物，为 HCC 的早期诊断和干预治疗提供新的思路和研究方向。

1. 在诊断上的应用：目前，HCC 的临床诊断主要依靠甲胎蛋白（alpha-fetoprotein，AFP）、异常凝血酶原和 AFP 异质体-3 的筛选，而约 1/3 的早期 HCC 无法通过 AFP 确立诊断。近年来的研究显示，血清中 miRNA 水平的上调，可作为 HCC 诊断的标志物，活体肝移植术后复发性 HCC 的新型诊断和治疗靶点，也可对骨转移风险进行有效预测。

多种 miRNA 测定的组合在 HCC 诊断中具有较高的准确性，可为现有的 HCC 诊断方式提供补充。上调的 miR-122 和 let-7b 是慢性乙型肝炎患者中鉴别早期 HCC 与 DN 的有用标志。血清中 miR-4651 的上调可用于检测黄曲霉毒素 B_1（aflatoxin B_1，AFB_1）阳性 HCC 而非 AFB_1 阴性的 HCC。对于 AFB_1 阳性的 HCC，miR-4651 显示出比 AFP400 更高的诊断准确度和灵敏度。Abdalla 和 Haj-Ahmad 发现丙型肝炎 HCC 患者尿液中 miR-618、miR-532 和 miR-625 的表达均上调，而 miR-650 和 miR-516-5p 表达下调，联合检测 miR-618

及 miR-650 诊断 HCC 灵敏度和特异度均超过 50%，可用于 HCC 的早期诊断。miR-18a 和 miR-199a-5p 可能是活体肝移植后复发性 HCC 的新型诊断和治疗靶点。Krzeszinski 等的研究显示，通过 TGF-β/miR-34a 信号通路促进 HCC 中的骨转移，因而 miR-34a 减少可用作诊断 HCC 患者骨转移的生物标志物，对目前骨转移风险进行有效预测。

2. 在预后上的评估：研究显示 HCC 的基因组特征，在不同地理区域常具有特异性的分子异常性。在预后方面，不同民族的总体生存率也不同。miR-146a-5p 下调与中国的 HCC 癌变和恶化相关。这种种族差异可能由异质性发病机制、生活方式，以及包括饮食、环境暴露、HBV/HCV 感染的发病率不一致等各种因素引起。因此，对种族特异性 miRNA 生物标志物进行更深入地研究具有重要的临床意义，为精确医学的 HCC 诊断和治疗提供个性化的策略。

近年来的许多研究表明，低水平的血浆 miR-125b 水平具有更高的转移发生率。与 AFP 相比，miR-4651 在鉴定小 HCC 和早期 HCC 方面有更高的潜力。血清中 miR-4651 水平越高，HCC 预后越差。血清 miR-4651 可能是 HCC 诊断和预后，特别是 AFB_1 阳性病例，是有前景的标志物。

3. 在治疗上的应用：由于 miRNA 不编码蛋白，不具有免疫原性，因而有巨大的临床应用价值，向上调抑癌 miRNA 或靶向下调促癌 miRNA 是 HCC 靶向治疗的新方向，符合人类精准医学治疗模式，但目前仍然处于实验室研究阶段。

众多的研究均从 miRNA 不同层次显示，通过在 $HepG_2$ 细胞中诱导 miR-20a 表达上调后，观察到细胞周期蛋白 D_1 表达大幅度下降；转染 miR-185 模拟物的 $HepG_2$ 细胞在 G_0/G_1 期停滞，提示 miR-20a 可能作为治疗 HCC 的新候选药物，miR-185 可能是 HCC 中有希望的治疗靶点。NF-JB 活化是炎症诱导的癌细胞生长和进展的主要介质之一，miR-127-5p 能通过直接靶向 HCC 细胞中的胆绿素还原酶 B 抑制 NF-JB 活性，为 NF-JB 的成功抑制和癌症治疗提供新思路。miR-26a 通过直接靶向唾液酸转移酶 ST3 β - 半乳糖苷 α-2，3- 唾液酸转移酶 6（ST3 beta-galactoside alpha-2, 3-sialyltrans-Ferase 6，ST3GAL6）的表达明显上调，抑制蛋白激酶 B/ 哺乳动物西罗莫司靶蛋白途径的激活，并且 ST3GAL6 的表达改变与 HCC 的细胞增殖、迁移和侵袭能力相关，进而抑制肿瘤生长。恢复黏蛋白型 O- 糖基化初始步骤的 N- 乙酰半乳糖胺转氨酶（N-acetyl galactoamine transferase，GALNT）失调表达可能产生异常截短的 O- 聚糖，能够减弱 miR-9 介导的致癌功能，因而可建立 miRNA-9/GALNT4 途径作为 HCC 患者潜在的不良预后因素和治疗靶点。miR-126 抑制剂促红细胞生成素产生肝细胞受体 A2（erythro-poietin production of hepatocyte receptor A2，EphA2）过表达，是许多进展性癌症的预后不良因素之一，因而 EphA2 是 miR-126b 的潜在靶标。上调的 miR-133b 可调控蛋白磷酸酶 -2A 的 B55δ 亚基，增强 HCC 对顺铂化疗的敏感性。Potenza 等研究发现，索拉非尼能增加培养的 HCC 细胞 miR-125a 的表达。miR-125a 上调通过抑制唾液酸 -7、氧化型辅酶 Ⅰ（NAD^+）依赖性脱乙酰酶和使 p21/p27 依赖性细胞周期停滞在 G_1 中抑制细胞增殖。

第三章　肝癌的病理分型和临床分期

按肝癌的大体形态分为块状型、结节型和弥漫型；按肿瘤结节的大小分为小肝癌、巨块型；组织病理学按发生细胞学分类；临床分期国际上多用巴塞罗那的肝癌临床分期分类法，国内现采用 2019 年建立的"中国肝癌的分期方案"。

第一节　肝癌的病理分型

肝癌多发生在肝硬化的基础上，外观上有大小不等的结节，结合影像学和组织病理学对肝癌进行形态学分类。中国临床肿瘤学会原发性肝癌诊疗指南（2018 V1）对肝癌进行临床分期。

一、肝癌的形态学

Kojiro 和 Nakashima（1987 年）根据 HCC 生长方式的差异、肿瘤包膜状态、肝硬化和门静脉癌栓等情况分型为：①浸润型。②膨胀型。③混合型。④弥漫型。⑤特殊型。特殊型以带蒂外生型或门静脉血栓为突出表现。肝纤维板层癌为瘤体内有大量平行排列的成板层状纤维组织分割瘤组织，或中央有星状瘢痕向外呈放射状延伸。1979 年我国肝癌病理协作组将肝癌分为 4 型 6 个亚型：①块状型：a.单块状；b.融合块状；c.多块状。②结节型：a.单结节；b.融合结节；c.多结节。③弥漫型：多个癌结节散在肝脏左右叶。④小肝癌：直径＜3cm者则为小肝癌，甚至在 1cm 左右。

1.块状型肝癌： 单个或多个肿瘤结节融合成块，直径＞5cm，为块状型肝癌。直径＞10cm 者称为巨块型肝癌，临床上最多见于肝右叶。肿瘤呈圆形，有假性被膜，呈膨胀性生长，癌肿中心易液化、坏死及出血，在肿瘤的周围常有多少不一的结节状卫星病灶。突出肝脏表面的肝癌，常出现癌肿破裂出血。ICC 的大体形态可分为肿块型、狭窄浸润型及腔内生长型（图 3-1-1）。

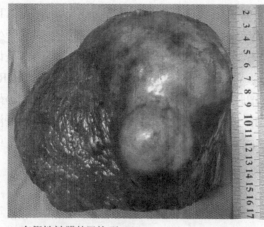
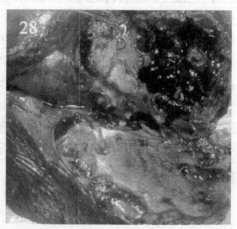

A. 有假性被膜的巨块型 HCC　　　　　　　　B.巨块型 ICC，中心有坏死、出血

图 3-1-1　巨块型肝癌

2. **结节型肝癌**：一般直径< 5cm 的肝癌称结节型肝癌，多发生在肝右叶，与周围肝组织界限不清。直径< 3cm 或 2 个以上直径之和< 3cm 者，则为小肝癌，多呈球形病灶，边界清楚，切面均匀一致，很少有坏死和出血（图 3-1-2）。

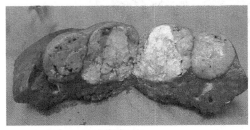

A. 边界清楚，有包膜的 HCC

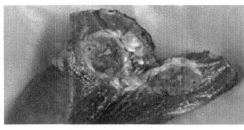

B. 癌结节实质成分叶状的 ICC

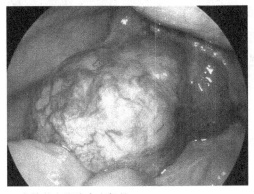

C. 癌结节向腹腔内生长的 HCC

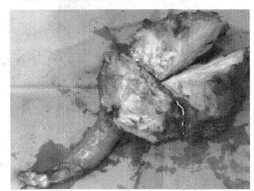

D. 被膜增厚，有大量纤维组织的 ICC

图 3-1-2　结节型肝癌

3. **弥漫型肝癌**：弥漫型肝癌临床较少见，仅占 1% 左右。粟粒大至黄豆大的癌性结节，弥漫地分布于整个肝脏，影像学诊断困难，这样的患者多因肝功能衰竭死亡（图 3-1-3）。

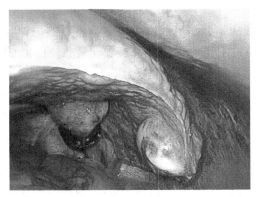

A. 多发性肝癌

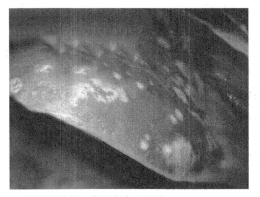

B. 转移性肝癌，病灶密布于肝脏

图 3-1-3　弥漫型肝癌

4. **小肝癌**：直径< 3cm 者则为小肝癌。1cm 左右的小肝癌与肝硬化增生性结节，需要在生化学、影像学（超声造影、DSA）的联合检查才能鉴别（图 3-1-4）。

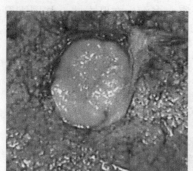

A. 边界清楚的小 HCC 病灶

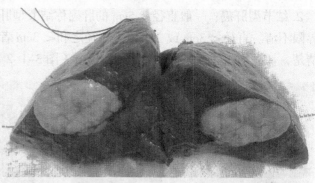

B. 见 HCC 假性包膜完整

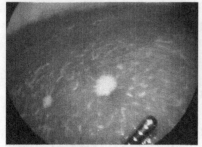

C. 生长于肝表面的小 ICC

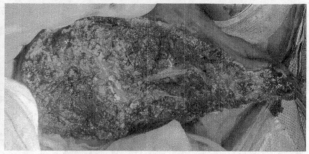

D. 见 ICC 沿胆管生长

图 3-1-4　小肝癌

二、肝癌组织病理学

根据日本学者的统计，肝癌的病理学改变肝细胞癌（HCC）占 94.5%、肝内胆管细胞癌（ICC）为 3.6%。我国的统计 HCC 占 85%~90%，少数为 ICC 和混合型肝癌（cHCC-ICC）。cHCC-ICC 是原发性肝癌的一种罕见亚型，根据地域的不同，其发病率占肝癌总发病率的 1%~14.2%。

1. 肝细胞癌（HCC）：HCC 由肝细胞发展而来，是目前世界上最为常见的一种肝恶性肿瘤，亚洲发病率最高。在我国绝大部分 HCC 有乙肝、丙肝及肝硬化背景。HCC 的癌组织呈多角形排列成巢状或条索状，有丰富的血窦，无间质成分，癌细胞核大，核仁明显，胞浆丰富，有向血窦生长的趋势（图 3-1-5）。

2. 肝内胆管细胞癌（ICC）：ICC 起源于肝内二级胆管在内的末梢侧胆管上皮细胞的腺癌，恶性程度高，预后较差。ICC 的组织病理学上常为腺癌，硬化性腺癌最多见，鳞癌/腺鳞癌、黏液性癌及间变性癌相对罕见。癌细胞呈立方上皮细胞改变，腺样排列，纤维组织较多，血窦较少（图 3-1-6）。

3. 混合型肝癌：混合型肝癌较少见，癌细胞具有 HCC 和 ICC 两种结构成分，或呈过渡型（图 3-1-7）。

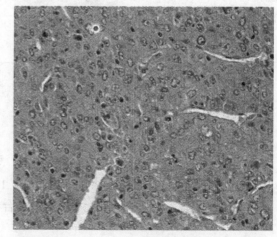

肝细胞呈异型改变，巨核肝细胞和双核细胞，有核分裂

图 3-1-5　肝细胞癌（又见彩图）

4.转移性肝癌: 肝脏的转移癌的原发病灶以消化系统、乳腺恶性肿瘤来源居多,所以转移瘤多为腺癌。一般来说肝转移瘤多为乏血供(图3-1-8)。

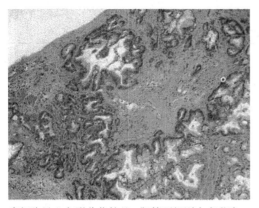

癌细胞呈立方形分化较差,胆管不规则内有黏液,周围纤维组织增生

图3-1-6　肝内胆管细胞癌(又见彩图)

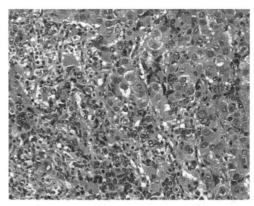

HCC和ICC相互交错,可见巨核肝细胞和双核细胞、核分裂

图3-1-7　混合型肝癌(又见彩图)

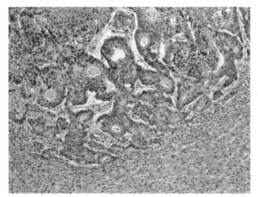

A.直肠癌肝转移,转移灶呈腺状结构,伴有坏死

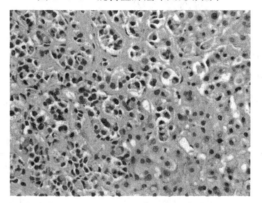

B.乳腺癌肝转移,癌灶呈腺状结构,伴有小叶特征

图3-1-8　转移性肝癌(又见彩图)

第二节　肝癌的临床分期

原发性肝癌的临床分期,国际上常用巴塞罗那EASL会议的肝癌临床分期分类法(2000年),而国内的临床分期分类法还没有得到广泛地应用。

一、肝癌的自然分期

研究资料表明,肝细胞癌(HCC)的自然病程为2年左右,可分成3期。早期:为亚临床期8~9个月,仅有AFP轻度或中度增高外,无明显体征。中期:从出现症状和体征到出现黄疸、腹水、转移前的病程约4个月。此期手术切除比较困难,即使手术切除后,5年的生存率仅为15%左右。晚期:出现黄疸和腹水到死亡,病程约2个月。

二、巴塞罗那临床分期分类法

国际上从不同角度的肝癌的分期分类法比较多。EASL会议根据肿瘤的大小、数量、转移情况、肝功能状态进行分类,制定了巴塞罗那肝癌临床分期分类法(BCLC)。2003

年美国肿瘤联合会（AJCC）与国际抗癌联盟制定了第 6 版 TNM 标准。BCLC 标准和 TNM 标准比较全面地考虑肿瘤、肝功能和全身状态，并与治疗原则相联系，具有循证医学高级别的证据支持，为全世界所广泛采用（表 3-2-1）。

表 3-2-1　巴塞罗那 EASL 会议的肝癌临床分期分类法（2000 年）

指标	A 期 *	B 期	C 期	D 期
体力状态	0	0	1~2	3~4
肿瘤期	单发< 5cm 3 个结节< 3cm	大的 / 多发	血管侵犯肝外转移	ABC 期
Child-Pugh 分级	A 和 B	A 和 B	A 和 B	C
肿瘤状况	早期	中期	进展期	晚期
5 年生存率				
手术切除	51%	16%（未治疗）	0	0
肝移植	74%			
酒精注射	27%			

*：A 期患者的自然病程是积极治疗。

三、国内分类法

由于肝癌的分期对预后的评估、合理治疗方案的选择至关重要，又受较多的因素影响。因此，随着医学科学技术的进步，对肝癌的临床分期评估也不断地进展。2001 年中国抗癌协会制定的肿瘤分期正式实行（表 3-2-2）。2018 年基于循证医学证据，根据肝脏肿瘤的数目、大小、血管侵犯、Child-Pugh 分级以及体力状况（PS）评分等 6 大因素，制定了新一版肝癌分期（表 3-2-3）。ECOG PS 评分标准（表 3-2-4）。

表 3-2-2　中国抗癌协会分期标准（2001 年）

分期		肿瘤直径	数量	分布	淋巴结转移	癌栓	Child-Pugh 分级
Ⅰa		≤ 3cm	单个	半肝	无	无	A
Ⅰb		单个或两个之和≤ 5cm		半肝	无	无	A
Ⅱa		单个或两个之和≤ 10cm		半肝	无	无	A
		两个之和≤ 5cm		左右肝	无	无	A
Ⅱb		单个或两个之和> 10cm		半肝	有	有	B
		两个之和> 5cm		左右肝	有	有	B
Ⅲa		肿瘤大小不论			有	有	A 或 B
Ⅲb		肿瘤大小不论		肿瘤转移不论			C

表 3-2-3　肝细胞癌的临床分期（2018 V1）

分期			Ⅰ级专家推荐	Ⅱ级专家推荐	Ⅲ级专家推荐
Ⅰ期	Ⅰa	单个肿瘤最大直径≤ 5cm，无血管侵犯、肝外转移；肝功能分级 Child-PughA/B；PS 0~2		BCLC 分期 TNM 分期	JSH 分期 APASL 分期
	Ⅰb	①单个肿瘤最大直径 >5cm，无血管侵犯、肝外转移；肝功能分级 Child-Pugh A/B；PS 0~2 ②肿瘤个数 2~3 个，单个肿瘤最大直径≤ 3cm，无血管侵犯、肝外转移；肝功能分级 Child-Pugh A/B；PS 0~2			
Ⅱ期	Ⅱa	肿瘤个数 2~3 个，单个肿瘤最大直径 >3cm，无血管侵犯、肝外转移；肝功能分级 Child-Pugh A/B；PS 0~2			
	Ⅱb	肿瘤个数≥ 4 个，肿瘤大小不论，无血管侵犯、肝外转移；肝功能分级 Child-Pugh A/B；PS 0~2			
Ⅲ期	Ⅲa	肿瘤情况不论，有血管侵犯、无肝外转移；肝功能分级 Child-Pugh A/B；PS 0~2			

续表

分期		I 级专家推荐	Ⅱ 级专家推荐	Ⅲ 级专家推荐
	Ⅲb	肿瘤情况不论，有血管侵犯不论、有肝外转移；肝功能分级 Child-Pugh A/B；PS 0~2		
Ⅳ期	Ⅳ	①肿瘤情况不论，血管侵犯、肝外转移情况不论；肝功能分级 Child-Pugh C；PS 0~2 ②肿瘤情况不论，血管侵犯、肝外转移情况不论；肝功能不论； PS 3~4		

（引自中国临床肿瘤学会指南工作委员会. 原发性肝癌诊疗指南 [M]. 北京：人民卫生出版社，2018，1-97.）

表 3-2-4　ECOG PS 评分标准

级别	体力状态
0	活动能力完全正常，与起病前活动能力无任何差异
1	能自由走动及从事轻体力活动，包括一般家务或办公室工作，但不能从事较重体力活动
2	能自由走动及生活自理，但已丧失工作能力，日间不少于一半时间可以起床活动
3	生活仅能部分自理，日间一半时间以上卧床或坐轮椅
4	卧床不起，生活不能自理
5	死亡

四、美国肿瘤联合会 TNM 分期

2003 年美国肿瘤联合会与国际抗癌联盟制定了肝癌 TNM 分期法，该分期虽然详细，但过于复杂，临床应用有诸多不便（表 3-2-5）。

表 3-2-5　美国肿瘤联合会与国际抗癌联盟 TNM 分期（2003 年）

原发肿瘤（T）分期

　Tx 原发肿瘤大小无法测量

　T0 没有原发肿瘤的证据

　TI 单个肿瘤结节，无血管浸润

　T2 单个肿瘤结节，伴血管浸润；或多个肿瘤结节，最大直径均 ≤ 5cm

　T3 多个肿瘤结节，最大直径均 > 5cm；或肿瘤侵犯门静脉或肝静脉的主要分支

　T4 肿瘤直接侵犯除胆囊外的邻近脏器；或穿破内脏腹膜

淋巴结转移（N）分期

　Nx 淋巴结转移情况无法判断

　N0 无局部淋巴结转移

　N1 有局部淋巴结转移

远处转移（M）分期

　Mx 无法评价有无远处转移

　M0 无远处转移

　M1 有远处转移

TNM 分期

　Ⅰ期　T1 N0 M0

　Ⅱ期　T2 N0 M0

　Ⅲa 期　T3 N0 M0

　Ⅲb 期　T4 N0 M0

　Ⅲc 期　任何 T NI M0

　Ⅳ期　任何 T，任何 N M1

第四章　肝癌的临床诊断

　　有明确影像学和甲胎蛋白（AFP）升高的肝癌诊断并不困难，肝癌诊断主要依靠影像学表现，AFP 是肝癌诊断的主要生化学指标。两种影像学和一种生化学指标，可以定诊。两种生化学和一种影像学指标，也可以定诊，但需要注意 CA19-9 类糖蛋白指标特异性比较差，应以 AFP 为主。肝脏组织病理学是诊断的金标准，肝内血管造影可以确定诊断（表4-0-1）。对于 1.0cm 左右的小肝癌和肝硬化结节的鉴别诊断、AFP 低度升高者，应注意HBV/HCV 感染、长期酗酒、食用黄曲霉素污染食物的病史的肝硬化人群；对肝功能变化动态观察对比分析；AFP 正常者也可联合检测甲胎蛋白异质体、α–L–岩藻糖苷酶、异常凝血酶原；超声、增强 CT、MRI、血管造影等影像学检查是重要的诊断依据。

表 4-0-1　巴塞罗那 EASL 会议的肝细胞癌诊断标准（2000 年）

细胞组织学标准
非侵入性诊断标准（限于肝硬化患者）
放射学标准：采用两种影像学技术（超声、增强 CT、MRI、血管造影）
> 2cm 的局灶性损害，并且有动脉期的高血供表现
复合标准：一种影像学技术结合 AFP
> 2cm 的局灶性损害，并且有动脉期的高血供表现
AFP 水平 > 400ng/mL

第一节　肝癌的生化学检查

　　血液生化学检查是指以全血、血清、血浆为基质，进行的生物化学、分子生物学、病毒学、免疫学和遗传学等方面的检测。血生化检查指标反映了疾病的病理生理学、生物化学、分子生物学、病毒学、免疫学和遗传学等变化的重要指标。血液生化检查的单项指标或各项之间有着密切的内在联系，与血常规、尿常规、影像学检查互相印证，对疾病的诊断和鉴别诊断具有重要意义。肝癌的生化学检查包括肝功能、肾功能、AFP、癌胚抗原及相关糖蛋白等。

一、肝功能检查

　　由于肝脏功能非常复杂，肝脏的潜在功能非常巨大，切除 75% 的肝脏，仍能代偿全部肝功能，肝实质细胞可进行 500 余种生化反应，没有一种单一的血生化学检查指标，可以全面地反映肝脏功能状态。目前的肝功能检查项目，只是从各个侧面反映了肝脏代谢功能损害的程度；肝功能检查的结果，只是肝脏损害到一定程度的反映；肝功能检查正常，并不能表示肝脏组织细胞没有损害，只能说明肝脏的潜能巨大或检查指标不敏感；各项生化指标需要综合判读，才能反映肝脏的全貌；各单项生化指标之间有着内在联系，存在相应的比例关系；生化指标的变化，在一定程度上反映了肝细胞损害的具体部位和程度。有些肝功能指标与肝病理损害程度，在一定范围内呈线性关系，肝脏病理损害到相当严重程度时，就失去了线性关系。肝功能生化指标最主要反映了肝脏

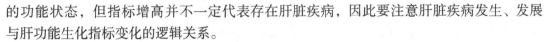

的功能状态，但指标增高并不一定代表存在肝脏疾病，因此要注意肝脏疾病发生、发展与肝功能生化指标变化的逻辑关系。

（一）常用酶学检查

血清（浆）酶是一种特殊的蛋白质，是机体物质代谢的催化剂；肝脏内可进行500余种生化反应，有品类繁多的各种酶；酶促生化作用的专一性，是其突出的特点；酶在肝细胞内的细胞器上有定位性分布。肝功能酶学指标通常包括丙氨酸氨基转移酶（ALT）、天门冬氨酸氨基转移酶（AST）、腺苷脱氢酶（ADA）、乳酸脱氢酶（LDH）、胆碱酯酶（ChE）、碱性磷酸酶（ALP）、γ - 谷氨酰转移酶（γ-GT，GGT）等。

1. 丙氨酸氨基转移酶： 丙氨酸氨基转移酶（alanine aminotransferase，ALT）存在于人体心脏、肝脏、肾脏等多个组织器官中，尤其以肝脏含量最为丰富。ALT存在于细胞浆内的可溶性部分，被网状内皮系统清除；是肝细胞损害的敏感性指标，当肝细胞膜受到损伤（变性、坏死）时，此酶可释放入血，即可引起血中该酶活性浓度增高，因而是肝病炎症活动酶学变化的重要指标。

临床意义：一般患急性肝炎、药物中毒性肝细胞坏死时，ALT明显升高；肝癌、肝硬化、慢性肝炎时，ALT中度增高；阻塞性黄疸、胆管炎时可轻度增高。ALT升高还可见于心血管疾病、骨骼肌疾病、外伤、休克等。

2. 天门冬氨酸氨基转移酶： 天门冬氨酸氨基转移酶（aspartate aminotransferase，AST）广泛分布在心肌、肝脏、骨骼肌和肾脏等组织中，分布依次为：心＞肝＞肌肉＞肾。AST绝大部分存在于线粒体内，在肝窦内清除。AST有两种同工酶，分别存在于胞浆内（sAST）和线粒体内（mAST）。正常时血清中的AST含量较低，当相应细胞受损时，细胞膜通透性增加，胞浆内的AST先释放入血；当细胞出现坏死病变时线粒体内的AST才能释放入血。所以，AST为肝病细胞坏死活动的重要指标。

临床意义：①在急性病毒性肝炎时，血清AST活性可明显增高，一般为正常参考值上限的10~30倍，不高于同时测定的血清ALT活性。当血清AST活性增高持续超过ALT活性时，提示肝炎病变呈慢性化和进展性。②肝硬化、肝癌、肝瘀血、胆道梗阻可正常或轻度升高。③当ALT明显升高，AST/ALT比值＞1时，就提示有肝实质的损害。多数肝病AST/ALT＜1，肝硬化＞1，酒精性肝病，酒精能特异性损害线粒体，AST活性高于ALT。④肌炎、挤压综合征、肌肉损伤、肾炎及肺炎等也可引起血清AST活性升高。⑤ AST在心肌细胞中含量最高，心肌梗死时血清AST活性明显增高，在发病后6~8小时血清AST活性开始上升，18~24小时达高峰，AST活性峰值与梗死灶大小成正比。若无新的梗死发生，4~5天后酶活性恢复正常；若再次上升则提示梗死灶扩大或有新的梗死发生。⑥其他：部分对肝有毒性作用的药物，如苯巴比妥、安定、非那西汀、呋喃类等可使AST浓度升高。

3. 腺苷脱氢酶： 腺苷脱氢酶（adenosine deaminase，ADA）是一种与机体细胞免疫活性有关的核酸分解代谢酶类，可特异性催化腺嘌呤核苷产生不可逆脱氨反应，生成次黄嘌呤，最终氧化成尿酸排出体外。血清ADA主要来源于肝脏，是肝细胞的胞浆酶分布于细胞浆水溶相，当肝细胞受到损伤，肝细胞膜的通透性就会增强，以致血清中的ADA活性升高。因此，该酶可作为反映肝实质损伤的指标。急性肝炎的恢复期、肝硬化高于ALT，胆汁淤积性黄疸ADA正常。

4. 乳酸脱氢酶：乳酸脱氢酶（lactate dehydrogenase，LD/LDH）是一种含锌的、参与糖无氧酵解及糖异生的重要酶，能可逆性催化乳酸和丙酮酸之间的氧化还原反应，在人及动物组织中广泛存在。LDH 是由两种不同的亚基（M、H）构成的四聚体，形成 5 种同工酶，即 LD_1（H_4）、LD_2（H_3M）、LD_3（H_2M_2）、LD_4（H_3M）、LD_5（M_4）。LD_1 和 LD_2 主要来源于心肌，临床常用的 α – 羧基丁酸脱氢酶（α –HBD）实际上就是 LD_1 和 LD_2 的活性之和；LD_3 主要来源于肝、脾；LD_4 和 LD_3（特别是 LD_5）主要来源于肝和骨骼肌。

临床意义：LDH 对肝脏病缺乏特异性，对心肌梗死具有特异性。血清 LDH 活性增高主要见于心肌梗死、肝病、肺梗死、恶性肿瘤、白血病、恶性淋巴瘤等的辅助诊断。

5. 胆碱酯酶：血清中的胆碱酯酶（cholinesterase，ChE）有两种，来源于神经细胞、新生红细胞的乙酰胆碱酯酶和来源于肝细胞的假性胆碱酯酶，临床实验室生化分析仪检测的是假性胆碱酯酶，一般称为血清 ChE。ChE 是一种糖蛋白，为肝细胞合成的酶类之一，能反映肝细胞的合成功能。

临床意义：ChE 反映肝脏的合成功能，肝脏出现合成障碍时，肝细胞合成 ChE 减少，血清 ChE 水平下降，且血清 ChE 代谢半衰期短，因此血清 ChE 是肝内损害时一种极为敏感的检测指标，可用于评估肝储备功能和肝病患者预后。ChE 降低的幅度与白蛋白平行；在肝功能衰竭时，其降低幅度与预后有关；ChE 增加与肝脏脂肪化程度相关，反映了脂肪代谢异常。

6. 碱性磷酸酶：碱性磷酸酶（alkaline phosphatase，ALP）是广泛分布于人体肝脏、骨骼、肠、肾和胎盘等组织经肝脏由毛细胆管向肝外排出的一种酶。ALP 是一组同工酶，目前已发现有 ALP_1、ALP_2、ALP_3、ALP_4、ALP_5 与 ALP_6 共 6 种同工酶。其中第 1、2、6 种均来自肝脏，第 3 种来自骨细胞，第 4 种产生于胎盘及癌细胞，而第 5 种则来自小肠绒毛上皮与成纤维细胞。

临床意义：因由肝脏排泄，故在肝脏疾病时血中 ALP 含量升高，是肝胆病变的重要诊断指标。ALP 在肝细胞受到刺激可过量产生；ALP 受年龄、性别、孕期等生理因素影响；血清 ALP 活性水平与胆红素呈平行关系，活性升高常见于胆道梗阻、恶性肿瘤骨转移或肝转移，因而可用于诊断胆道梗阻和肝内胆汁淤积、肝癌。

7. γ – 谷氨酰转移酶：γ – 谷氨酰转移酶（γ –glutamyl transpeptidase，γ –GT/GGT）主要存在于肝细胞膜和微粒体上，参与谷胱甘肽的代谢。肾脏、肝脏和胰腺含量丰富，但血清中 GGT 主要来自肝脏，少量来自肾脏、胰腺。GGT 在肝内由肝细胞线粒体产生，在细胞内与细胞膜结合成不溶性部分，未结合部分为可溶部分，可被检测，90% 为膜结合型。原发性或转移性肝癌时，血中 GGT 明显升高。其原因是癌细胞的逆分化作用使肝细胞产生的 GGT 增多和癌组织本身或其周围的炎症刺激作用，使肝细胞膜的通透性增加，以致血中 GGT 增高。

临床意义：γ –GT 多在酒精肝、胆道梗阻、肝癌增高。诊断的特异性不如 ALP；GGT 同工酶 II 与 AFP 联合检测可使原发性肝癌 AFP 检测的阳性率明显提高；酒精可诱导肝合成 GGT。

综上所述，各种血清酶学改变从不同侧面反映了肝脏的物质代谢情况。酶学之间的组合有不同的临床应用价值。ALT 是非常敏感的指标，只要肝细胞膜受到损害，ALT 就会增高，通常反映了肝脏的炎症轻重。只要有 1% 的肝细胞坏死，ALT 就可升高 1 倍。急性炎症通常＞×20ULN，慢性炎症通常＞×5ULN，肝硬化通常＜×5ULN。AST 与 ALT 的比值有参考价值。AST 几乎都存在于线粒体中，增高说明炎症损伤较重。AST/ALT＞1/20，说明是肝脏急性（发作）炎症；慢性肝炎向肝硬化活动性进展，AST/ALT 的比值接近 1 或＞1；酒精性肝硬化的 AST/ALT 的比值＞2；AST 和 ALT 下降，而胆红素上升，结合 PTA 的变化，是病情恶化的征象；AST 和血小板比值（APRI）：APRI=AST/ 血小板计数，APRI＞2 即可诊断肝硬化。ChE 反映了胆固醇胆碱酯化的程度，也表示肝脏合成功能的强弱。多种疾病可引起 ChE 活性增高或下降；在药物中毒性肝损伤和重症肝炎时，ChE 活性锐减，与肝损伤的程度呈正性相关；ChE 活性降低幅度与白蛋白大致平行。GGT 是一种细胞内膜结合性酶。GGT 与细胞膜结合的是不溶部分，在细胞内是可溶部分，在炎症、肿瘤、胆汁淤积的刺激下，肝细胞合成增加。GGT 的诊断价值与 ALP 同时升高，提示 ALP 来源于肝胆疾病；结合胆红素和 LST、ALT 升高，要注意药物性肝损伤；GGT 升高，ALP 正常，多为酒精性肝病；儿童及孕妇 ALP 升高，但 GGT 一旦增加，要警惕肝胆疾病。ADA 分布于细胞浆内的水溶相中，诊断价值与转氨酶相似。ADA 在急性肝炎恢复期升高，提示肝炎仍有残余病灶；慢性肝炎或肝硬化 ADA 增高，有助于肝病的鉴别诊断；胆红素增高，而 ADA 正常多为肝外的阻塞性黄疸。

（二）蛋白合成功能检查

蛋白质在哺乳动物机体内发挥许多重要的生物动力学和结构学功能。动力学功能包括催化化学反应、物质运输、调控新陈代谢和肌肉收缩。酶是具有催化活性作用的蛋白质，白蛋白具有物质运输的动力学功能，免疫球蛋白（innmunoglobulin）和干扰素等具有机体的保护作用，纤维蛋白具有促进凝血功能，蛋白质和多肽激素可调节代谢功能。结构学功能蛋白质为骨骼和结缔组织提供基质，形成支撑结构组成人体。

血浆总蛋白是血浆中所有蛋白质的总称，血清蛋白质有 100 余种，均有特殊的功能定位。在消化道内蛋白质分解成氨基酸被吸收后，经血循环到达肝脏后，由肝细胞膜上每种氨基酸的特定载体摄取，进入细胞内进行转氨、脱氨、碳链的氧化分解、脱羧基等作用，主要生成 α－酮酸和其他的胺类化合物。大多数必需氨基酸都在肝脏中降解，支链氨基酸主要在肌肉中进行代谢。所吸收的氨基酸经过代谢，生成机体必需的氨基酸，再重新合成人体蛋白质。所以，蛋白质定量检查反映了肝脏的合成功能。

1. 检测项目：

（1）总蛋白：血浆总蛋白质（total prorein）与血清总蛋白质的区别在于是否抗凝血，本质是血浆总蛋白质含有多种凝血因子。血浆总蛋白包括白蛋白、球蛋白、铜蓝蛋白、转铁蛋白、纤维蛋白原、凝血因子等。由于所携带的电荷不同，电泳法可将血清蛋白质分为白蛋白、α_1、α_2、β、γ－球蛋白；化学法、自动分析血清总蛋白、白蛋白、球蛋白；特殊蛋白需要特殊检测。血浆中蛋白质除 γ－球蛋白外，几乎都是由肝细胞合成的。总蛋白量的变化则反映了白蛋白和（或）球蛋白增减，而白蛋白和球蛋白比值（正常为 1.2：1~15：1）的变化，白蛋白减少多为肝脏合成功能下降，球蛋白升高多因 γ－球蛋白增加。

（2）白蛋白：血清白蛋白（albumin）是反映肝脏合成功能重要的客观指标，在肝细胞内由粗面内质网合成后移向光面内质网和高尔基体，再分泌到肝窦。体内白蛋白 40% 在血浆中，余者在组织液和组织器官内。正常人体白蛋白总量为 300~500g，合成速率为

120~200mg/（kg·d），降解 4% 左右，处于动态平衡中。白蛋白维持了血浆渗透压，每给予 1g 白蛋白，可吸引 17.4mL 水到循环中去。由于白蛋白半衰期较长，故血清浓度仅能反映出肝脏合成功能的慢性过程。

（3）球蛋白：球蛋白（globulin）的组成比较复杂，其中的脂蛋白、糖蛋白（glycoprotein）是由肝脏合成，γ-球蛋白则由淋巴系统产生。脂蛋白（lipoprotein）是脂质和蛋白质的复合体物，每种脂蛋白均含有特征性的载脂蛋白，参与脂质转运和代谢。糖蛋白是蛋白质中含有共价结合的碳水化合物，最具有特征性的是在质膜的外表面、细胞外基质和血浆中的糖蛋白。细胞膜上的糖蛋白可为其他细胞提供能够识别的信息，并通过接触抑制调节细胞生长；红细胞膜上存在不同血型抗原系统的决定簇；膜上的受体接受激素、神经递质和病毒的刺激传递。细胞基质中的胶原蛋白和层粘连蛋白也是糖蛋白。血浆中的血凝聚蛋白、免疫球蛋白、补体蛋白、促滤泡素、黄体生成素和甲状腺刺激素等均是糖蛋白。糖蛋白的量和质的变化可为许多疾病提供诊断指标。抗体分子是免疫球蛋白也是一种糖蛋白，人体内大约可产生 1×10^8 个不同结构的抗体。电泳分析中 γ-球蛋白包括了免疫球蛋白家族 IgG、IgA、IgD、IgE、IgM。异常的蛋白电泳模式，对一些疾病的诊断有很大的帮助。γ-球蛋白升高是肝硬化肝功能损害严重程度的重要指标。

（4）前蛋白：血清前蛋白（pre-albumin，PA）是肝脏合成的一种糖蛋白，在肝脏的合成为 99%。由于半衰期仅 1.9 天，较白蛋白更为敏感地反映肝脏的炎症和功能损害情况。

（5）血氨：血氨（amonia）是由氨基酸代谢过程中产生，经过尿素生成循环和谷氨酰胺生成途径清除。尿素循环是机体排出氮元素的主要机制，尿素循环中每次出现两个氮原子分别来自游离氨和天门冬氨酸分子的氨基。游离氨与碳酸氢根缩合成氨甲酰磷酸进入尿素循环（鸟氨酸循环）。尿素循环经过线粒体内转化在细胞质内进行。氨甲酰磷酸合成酶（carbamoyl phophate synthetase，CPS）在尿素合成中起重要作用，但它不是尿素循环的一部分。CPS I 分布于线粒体基质中，CPS II 分布于细胞溶胶中。线粒体膜上存在瓜氨酸/鸟氨酸交换体，鸟氨酸转氨甲酰酶位于线粒体基质催化生成瓜氨酸；瓜氨酸被运出线粒体在细胞溶胶中进行鸟氨酸循环，在精氨琥珀酸裂合酶催化下，裂解成延胡索酸和精氨酸；再经精氨酸酶催化裂解成鸟氨酸和尿素，鸟氨酸进入线粒体开始下一轮鸟氨酸循环。由于人体不能利用尿素，被肾脏排出体外。精氨酸是鸟氨酸循环的合成底物，鸟氨酸的再补充完全依赖于精氨酸。血氨增高除外源性吸收增加外，内源性增高则反映了肝脏合成转化功能降低，临床上应注意氨的神经毒性和功能性肾衰竭。

2. 血浆蛋白检测的意义：有近 31 种血浆蛋白在肝脏合成，特别是白蛋白可合成 12g/d，占肝脏合成蛋白的 25%。白蛋白是维持机体胶体渗透压的主要成分，担负抗生素、代谢产物及特殊离子到达靶目标的运载工具，是反映肝脏合成功能的敏感性指标。肝细胞大量坏死和（或）代谢障碍，使白蛋白合成减少，产生低蛋白血症，胶体渗透压下降，导致组织水肿；白蛋白所担负的运载功能受到影响，运载蛋白（运铁、铜蓝蛋白）的合成功能也出现障碍。

肝硬化肝癌的晚期常处于分解代谢状态，出现肌肉消耗和蛋白质转换加速，并呈现负氮平衡状态。肝硬化肝癌整体蛋白质更新速率、合成与分解速率明显加快，分解速率大于合成速率，并伴有病理性蛋白质分解加快。导致肝硬化肝癌全身蛋白分解代谢增加的主要因素,可能是胰岛素样生长因子-1的肝脏合成减少。蛋白分解代谢增加,使游离氨产生增多。尿素合成酶功能异常时引起的氨代谢紊乱具有潜在的致命性。高浓度的血氨使谷氨酸不能转化为 α-酮戊二酸,从而使柠檬酸循环的中间产物耗尽,减少了ATP的生成。ATP耗竭可能引起意识丧失。肝脏中的某些蛋白质含量比血浆高,肝细胞损伤时,可从细胞中逸出进入血浆,使血浆蛋白质的含量异常。

（三）分泌排泄功能检查

胆红素代谢过程是肝脏的重要功能之一,需要肝脏、脾脏、骨髓等器官的联合作用。血清胆红素检测指标包括总胆红素、直接胆红素、间接胆红素、δ-胆红素。胆红素生成70%~80% 来自衰老的红细胞,10%~15% 由骨髓未成熟的破坏红细胞、细胞色素 P450 的转化等形成。

1. **胆红素**：胆红素（bilirubin）定量检测主要反映了肝脏的分泌和排泄功能,血清中胆红素水平是诊断肝胆疾病和胆红素代谢障碍的重要诊断指标。临床上常规检测血浆总胆红素（total bilirubin, TBIL）包括游离胆红素（unconjugated bilirubin, Bu）、结合胆红素（conjugated bilirubin, Bc）、δ-胆红素（δ-bilirubin, Bδ）,其中结合胆红素可分为双葡萄糖醛酸胆红素（β-bilirubin, dBc）和单葡萄糖醛酸胆红素（γ-bilirubin, mBc）,δ-胆红素是与白蛋白共价结合的结合型胆红素,是不可逆的胆红素。

（1）胆红素代谢：血色素、胆绿素、胆红素、尿胆原、粪胆原、尿胆素、粪胆素总称为胆色素。胆红素代谢过程需要机体重要器官的联合作用,也是肝脏的重要功能之一。血红蛋白由珠蛋白和血红素组成。血红素则由四个吡咯环连接的卟啉与 2 价铁结合而成。80%~90% 的胆红素,来源于衰老的红细胞被网状内皮系统（脾、肝、骨髓）破坏、崩解产生的血红蛋白。正常人红细胞的平均寿命约 125 天（100~140 天）,每天约产生胆红素 250mg。肝脏每小时可清除 100mg 胆红素,而正常人每天从单核-吞噬细胞系统产生 200~300mg 胆红素,所以肝脏清除胆红素的潜在能力极大。

（2）胆红素检测的几个基本概念：临床上检测胆红素常用以下的概念,总胆红素、游离胆红素、未结合胆红素、结合胆红素、δ-胆红素、直接胆红素（direct bilirubin, DBIL）和间接胆红素（indirect bilirubin, IBIL）。在血浆内主要以胆红素-白蛋白复合体的形式存在和运输,α₁-球蛋白也可与胆红素结合；一般来说白蛋白与胆红素的结合是可逆的；由于胆红素与白蛋白结合成复合体,一方面改变了胆红素的脂溶性,另一方面又限制了它自由通过各种生物膜的能力,不至于有大量游离胆红素进入组织细胞而产生细胞毒性作用。

游离胆红素是尚未与白蛋白结合的胆红素；与白蛋白相结合的游离胆红素是未结合胆红素；结合胆红素是与葡萄糖醛酸结合再与白蛋白连接的胆红素；δ-胆红素是结合胆红素与白蛋白以共价键形式连接的胆红素。基于 Ehrlich 重氮反应的 Van den Bergh 化学反应测定的两种胆红素,血清加入 Ehrlich 重氮试剂立即出现红色偶氮胆红素称为直接胆红素（DBIL）；血清经酒精处理后,再加入 Ehrlich 重氮试剂出现红色偶氮胆红素,称为间接胆红素（IBIL）。因此,未结合胆红素是间接胆红素,直接胆红素则包括了结合胆红素和 δ-胆红素；总胆红素包括了所有胆红素组分。

结合型胆红素与白蛋白的亲和力低于未结合形式的胆红素,然而在血浆中也是借助白蛋白来运输的。游离形式存在的胆红素血浆中浓度低于 1%（表 4-1-1）。

表 4-1-1　胆红素检测的组成

检测项目	参考范围 （mg/dL，μmol/L）		仪器测定或计算	包括的胆红素组分
总胆红素（TBIL）	0.2~1.3	3~22	测定	所有胆红素组分
游离胆红素（Bu）	0.0~1.1	0~19	测定	未结合胆红素
结合胆红素（Bc）	0.0~0.3	0~5	测定	胆红素单/双葡萄糖醛酸酯
直接胆红素（DBIL）	0.0~0.4	0~7	DBIL=TBIL–Bu	结合胆红素和 δ- 胆红素
δ- 胆红素（DELB）	0.0~0.2	0~3	DELB=TBIL–（Bu+Bc）	与白蛋白共价结合的胆红素
新生儿胆红素（NBIL）	1.0~10.5	17~180	NBIL=Bu +Bc	未结合胆红素和结合胆红素

（3）胆红素检测的意义：目前临床常规检测 TBIL、Bu、Bc 和 Bδ，这几者之间的绝对值和比例关系，能够初步鉴别诊断黄疸的性质，即溶血性黄疸、肝细胞性黄疸、阻塞性黄疸。必要时可结合活体组织病理学检查，明确是否有遗传性肝病。

1）总胆红素：TBIL 组分的任何一种成分增加，都可以使血浆总胆红素出现异常性升高，其绝对值反映了胆红素产生过多，超过了肝细胞的处理能力，造成胆红素在血液中堆积；肝细胞功能损害处理胆红素功能下降，持续升高可能预示肝功能衰竭；肝内外胆管阻塞胆红素分泌排泄功能受阻，表明了胆汁淤滞的程度。不能用检测总胆红素来评价高结合胆红素血症，因为在检测的总胆红素中包含了半衰期为 2~3 周的 Bδ，这也说明了在肝病的恢复期 TBIL 较高、尿胆红素阴性、临床症状与高胆红素血症不符的原因。

2）游离胆红素：正常人血浆中的胆红素多为游离胆红素（α- 胆红素，Bu）也就是间接胆红素（IBIL）。血浆高未结合胆红素血症的诊断标准：IBIL > 1.2mg/dL、DBIL/TBIL < 20%。游离胆红素产生过多，主要由红细胞溶血性破坏所造成，多伴有不同程度贫血、网织红细胞增多、红细胞形态的变化等。

3）结合胆红素：Bc 包括 β- 胆红素（dBc）和 γ- 胆红素（mBc）与 δ- 胆红素，其中 DBIL（Bβ、Bγ）的肾阈值很低，而使实验室可检测到低至 0.05mg/dL 的尿胆红素。在 TBIL 正常时，DBIL > 0.1mg/dL（重氮法 > 0.3mg/dL），则判定有早期肝损伤。理想的是使用只检测 Bc 的方法，临床可较好地评价高结合胆红素血症。血浆中 DBIL 增高，可结合影像学检查，明确是否有肝外胆管系统的阻塞部位后，再考虑肝内胆汁淤积。

4）δ- 胆红素：Bδ 是结合胆红素，以共价键形式与白蛋白比较牢固地连接，也称为"胆蛋白"的胆红素。在慢性肝炎、肝硬化、胆汁淤积等疾病，可达血浆总胆红素的 80%~90%，其相对量随着病情进展逐渐增高。Bδ 的生成是一个非酶促过程，在血液循环中结合胆红素与白蛋白在非酶作用下，缓慢地置换了葡萄糖醛酸酯，最终胆红素葡萄糖醛酸酯上的两个丙氨酸氧原子与白蛋白分子上的一个氨基（可能位于赖氨酸残基上）的氮原子相连，同时失去相应部位的葡萄糖醛酸基团，类似于糖化血红蛋白。在血液循环中的清除缓慢，半衰期 2~3 周。因为 Bδ 不存在氢键的影响，所以 Bδ 可以与重氮直接胆红素反应。在长期的高结合胆红素血症的血液内，才能被检测出来。尤其是阻塞性黄疸时，Bc 的快速下降（Bc 的半衰期仅为数小时）是阻塞完全消退的最敏感指标。

2. 胆汁酸：以胆固醇为底物合成胆汁酸，是肝脏清除胆固醇的主要方式。胆汁酸多为 5β- 胆烷酸的衍生物，包括由肝细胞形成的初级胆酸，游离胆酸型的胆酸、鹅脱氧胆酸，结合胆酸型甘氨胆酸、牛磺胆酸、甘氨鹅、脱氧胆酸、牛磺鹅脱氧胆酸；由肠道细菌作用生成次级胆酸，石胆酸、脱氧胆酸均属于游离胆酸。

胆汁酸在肝细胞质内由微粒体酶系的催化下，将胆固醇转化为 7α-羟胆固醇，并对胆固醇的结构环进行还原、羟化、脱氧、断裂侧链，加入辅酶 A（coenzyme A，CoA），生成 24 碳的初级胆汁酸。初级胆汁酸随胆汁进入肠道后，在回肠末端和结肠上段内细菌的作用下，结合胆汁酸水解释出游离胆汁酸，发生 7α-羟化反应，生成次级胆酸。排入肠道内的胆汁酸 95% 被门静脉血重新吸收，在肝细胞内游离胆汁酸重新合成结合胆汁酸，少量余者随粪便排出。胆汁酸的合成调节控制，是通过肠-肝循环回肝的胆汁酸浓度和胆固醇 7α-羟化酶活性的反馈调节来实现的。胆汁酸分子结构具有亲水性的羟基、羧基和疏水性甲基烃基，在脂类消化吸收上有重要作用。胆汁酸在胆汁中使胆固醇分散成可溶性微粒，预防了胆石的形成。胆汁酸的血浆浓度反映了肝脏的排泄功能。

二、凝血方面相关检查

凝血因子检测是肝功能检查的重要组成部分。血浆中的凝血因子至少有 14 个，经典的因子Ⅰ～Ⅻ，以及激肽释放酶原（prerallikren，PK）和高相对分子激肽原（highmolecular weight kininogen，HMWK），除因子Ⅲ（组织因子）、因子Ⅳ（Ca^{2+}）、因子Ⅷα 以外的其他因子，都与肝脏合成功能有关。凝血因子Ⅱ、Ⅶ、Ⅸ、Ⅹ等因子，由肝细胞中微粒体合成无活性蛋白前体，在维生素 K 依赖性的羧化酶作用下，分子中的谷氨酸残基被羧化成 γ-羧基谷氨酸，具有强化螯合 Ca^{2+} 的能力，成为具有凝血活性物质。其他的凝血因子蛋白合成也与肝脏有关。

（一）凝血方面检查

临床上相关的凝血方面的检查，是判定肝硬化失代偿期的肝功能合成和预后的重要指标。常检查凝血酶原时间（PT）和活化部分凝血活酶时间（activating patial thromboplastin time，APTT），以及相关的计算指标，必要时可补充其他的凝血指标检查。

1. 凝血酶原时间：凝血酶原时间（prothrombin time，PT）是一项常用的敏感凝血试验，反映了外源性凝血系统变化和血循环中有无抗凝物质，不受因子Ⅻ、Ⅺ、Ⅸ、Ⅷ以及血小板的影响。时间延长代表因子Ⅰ、Ⅱ、Ⅴ、Ⅶ、Ⅹ的凝血活性低于正常人的 25%。凝血活性低于正常人的 15%~25% 的患者预后较差，低于 40% 可定诊肝衰竭。

2. 活化部分凝血活酶时间：APTT 延长时，提示缺乏内源性凝血系统中任何一个因子，或血循环中有抗凝物质存在，都可以引起 APTT 产生变化。时间延长提示Ⅷ、Ⅸ、Ⅺ、Ⅻ缺乏，Ⅰ、Ⅱ、Ⅴ、Ⅹ减少。

3. 凝血酶原时间活动度：凝血酶原时间活动度（prothrombin activity，PTA）是由 PT 经计算获得，其计算公式，PTA=（对照组 PT-对照组 PT×0.6/患者 PT-对照组 PT×0.6）×100%，或用公式 K/（PT-a），常数 K=303、a=8.7。诊断意义与 PT 相同，但更直观。

4. 国际标准化比值：凝血酶原国际标准化比值（prothrombin international normalized ration，INR）=（患者 PT/对照组 PT）^{ISI}，ISI 是指试剂的国际敏感指数，理论上的最小值为 1.0，而市场试剂的 ISI 值一般在 1.3 左右。

5. 纤维蛋白原的血浆浓度：纤维蛋白原（fibrinogen）是凝血因子Ⅰ，血浆正常值为 2~4g/L。低纤维蛋白原血症是预后的严重标志，产生减少、大量消耗或丢失是常见的原因。肝硬化普遍存在低纤维蛋白血症，早期 DIC 不低于正常值，血浆纤维蛋白进行性下降更有诊断意义。

6. 凝血酶时间：凝血酶时间（thrombin time，TT）测定血浆纤维蛋白原的反应性，受血浆纤维蛋白原严重减少、严重肝损伤、血中肝素等抗凝物质的影响，导致 TT 延长。

7. 肝促凝血活酶试验：肝促凝血活酶试验（hepatodastin test，HPT）能精确地反映半寿期短的凝血因子 II、VII、X 的变化，不反映不敏感的因子 V 的变化。

8. 血浆 β- 血小板球蛋白：血浆 β- 血小板球蛋白（platelet globulin-β，β-TG）是血小板特异性释放物之一，正常人极低，仅 0.2~0.5g/L。当血小板在体内被激活发生释放反应时，其血浆浓度可显著升高。

9. 血小板：血小板（platelet）又称血栓细胞（thrumbs cell），来源于骨髓巨核细胞。血小板直径 2~3μm，平均寿命 7~14 天，但只在最初 2 天具有生理功能，可在脾、肝和肺中破坏。脾脏是血小板集中的器官，同位素标记实验证实，脾脏可储存体内全血中 1/3 的血小板。输入的血小板约 35% 储存脾脏中。脾脏显著肿大时，50%~90% 的血小板和淋巴细胞可滞留在脾脏，约 30% 的红细胞滞留于脾脏，导致周围血中红细胞和血小板减少。

血小板是无核细胞，但含有细胞器及内含颗粒，表面结构由外衣和细胞膜组成。外衣部分则由各种糖蛋白（glycoprotein，GP）I a、I b、II a、II b、III a、III b、IV、V、IX 及 GP 糖链部分。细胞器及内含颗粒中含有抗纤溶酶、纤维蛋白原、血小板促生长因子等生物因子。血小板的生理功能主要表现在凝血方面，通过：①黏附反应：血管出现破损暴露出内皮细胞下胶原成分，在整合素（integrin）、GPIb 与胶原纤维连接起来，介导血小板黏附在破损处。同时，吸附各种凝血因子，血浆纤维蛋白原、凝血酶原、因子 XII、IX、X 等。②聚集反应：在钙离子、ADP 和血小板血栓素 A_2（thromboxane A_2，TXA_2）的参与下，活化血小板 GPIIb-IIIa 暴露出纤维蛋白受体，引起血小板不断地聚集。③释放反应：血小板在活化过程中，释放细胞内的内源性凝血因子（α、δ 颗粒）、因子 VIII /vWF、XI 等，促进止血和形成血栓。因而，血小板的绝对数量和质量可影响凝血过程。

10. 各种凝血时间检测的意义：各种凝血因子全部存在于血浆中。PT 正常表明外源性凝血途径正常，延长则提示多种凝血因子异常。APTT 正常说明内源性凝血途径健全，延长则提示部分凝血因子较少或缺乏。PT 正常而 APTT 延长说明因子 XII、XI、IX 或 VIII 中单个或多个合并异常；PT 延长而 APTT 正常提示因子 VII 缺乏；两者均延长则提示因子 X、V、II 或 I 中的一种或多种缺乏。TT 正常排除因子 I 缺陷。所有的凝血试验均延长，说明血循环中有凝血抑制物质存在。另外，血浆纤维蛋白原含量明显增高，尤其是血浆变性纤维蛋白原（dysfibrinogen）的异常增高，有助于肝癌的诊断。

（二）抗凝血方面检查

抗凝血酶 III（antithrombin III，AT-III）正常值 98.1%~115.7%。在 DIC 的早期即发生病理性消耗，血浆中的含量和活性减低，有早期诊断意义。凝血酶 - 抗凝血酶 III（thrombin antithrombin III，TAT）复合物的形成，可能反映了凝血构成的终末阶段，是凝血酶形成和发生 DIC 的有用标志物。测定 IX a-AT-III 复合物，可判断凝血过程早期阶段的激活。

（三）纤溶方面检查

纤维蛋白（原）可被纤溶酶（plasminase）逐级降解成 X、Y、D、E 片段，而交联纤维蛋白则被纤溶酶降解后，产生形态各异的降解产物，这些纤维蛋白（原）的衍生物是纤溶的标志。单纯血浆 D 片段增高，则意味着原发性纤溶，血浆 D- 二聚体增高常见于DIC、深部静脉血栓、溶栓治疗后。肝硬化肝癌失代偿期的血浆 D- 二聚体浓度显著增高，与组织纤溶酶原激活物抗原呈正性相关。只有在凝血酶和纤溶酶同时被激活，出现 DIC的主要变化时才能检测出，因此，最好同时检测纤维蛋白裂解产物和 D- 二聚体。纤溶因子测定可通过优球蛋白溶解时间（euglobulin lysis time，ELT）、纤溶酶原（plasminogen）和纤溶酶的检测来反映。ELT 正常 > 120min，< 90min 表示纤溶亢进。凝血酶时间（TT）正常 20 ± 6.6 秒，延长 3 秒以上，表明纤维蛋白原减少或纤维蛋白降解产物（fibrin degradation product，FDP）增多。FDP 正常 < 60mg/L。

常用检测：①血浆鱼精蛋白副凝试验（plasma protamine paracoagulation test，3P 实验）：DIC 所形成的纤维蛋白单体可与 FDP 结合成可溶性复合物不被凝固，但经过鱼精蛋白复合物可分解，纤维蛋白单体从聚合纤维蛋白中析出沉淀。②乙醇胶试验：在含有 FDP- 纤维蛋白单体复合物的血浆中加入 50% 乙醇少许，可出现凝固现象。

三、肾功能检测

肝病时常出现肾功能障碍，表现为肾处理水、钠能力减退，钾代谢失调，肾酸化功能障碍以及有效循环量降低，引起体内血管活性物质作用及交感神经系统活动等变化。临床常用于检查肾功能的生化指标有血清尿素氮、血清肌酐、血尿酸等。

1. 血清尿素氮：血清尿素氮（blood urea nitrogen，BUN）是人体蛋白质的代谢终末产物，氨基酸脱氨基后分解成酮基和 NH_3，NH_3 在肝脏结合 CO_2 合成尿素。BUN 占血液中生理性非蛋白氮的 50%，肾功能不全时，可增加到 80%~90%。BUN 主要是经肾小球滤过而随尿液排出体外，正常情况下 30%~40% 被肾小管重新吸收。当肾实质受损害时，肾小球滤过率降低，致使血液中血清尿素浓度增加。因此，通过测定尿素，可了解肾小球的滤过功能。

临床意义：BUN 增高常见于：①慢性肾炎、严重的肾盂肾炎等。肾功能轻度受损时，尿素检测值可无变化。当此值高于正常时，说明有效肾单位超过 50% 已受损害。因此，尿素测定不能作为肾病早期肾功能的测定指标，但对肾衰竭，尤其是氮质血症的诊断有特殊的价值。②其他。高蛋白饮食，脱水，蛋白质分解代谢增高，腹水，水肿，胆道手术后，上消化道出血，妊娠后期妇女，磷、砷等化学中毒等，心输出量减少或继发于失血或其他原因所致的肾脏灌注下降均会引起 BUN 升高。③泌尿系统疾病，如泌尿道结石、肿瘤、前列腺增生、前列腺等疾病使尿路梗阻等引起尿量显著减少或尿闭时，也可造成血清尿素增高。④ BUN 降低见于中毒性肝炎、急性肝萎缩、类脂质肾病等。

2. 血清肌酐：血清肌酐（serum creatinine，Scr）由外源性和内生性两部分组成，是肌酸代谢的终产物，在磷酸激酶作用下，磷酸肌酸释放出高能磷酸键后，再脱水变为肌酐。成人体内肌酐约 100g，其中 98% 存在于肌肉内，每天更新 2%。血中肌酐主要由肾小球滤过排出体外，而肾小管基本不吸收且分泌也较少。血中肌酐浓度取决于肾小球滤过能力，当肾实质受损害时，肾小球滤过率下降到临界水平时，血中肌酐浓度明显上升，随损害程度加重，上升速度也加快。

临床意义：Scr 是肾小球损害的敏感性指标，明显升高时提示肾小球滤过功能已明显受损。急性肾衰竭时，如 Scr 急剧升高，说明肾脏有器质性损害，同时伴有少尿或无尿。由肾功能不全所致的 Scr 升高，常常超过 $200\mu mol/L$。心力衰竭也可引起 Scr 升高，但很少超过 $200\mu mol/L$。

3. 血尿酸： 尿酸（uric acid，UA）是嘌呤核苷酸、核苷和碱基通过一条共同的代谢途径，经数种酶特异性降解生成尿酸，为代谢的最终产物。绝大部分尿酸由肾脏排泄，全部由肾小球滤过，在近端小管中 98%~100% 被重吸收。嘌呤核苷酸、UA 产生过多，排泄减少均可致血 UA 增加。

临床意义： 肾小球滤过功能受损时，它比尿素和肌酐更易在血中滞留。肾损害早期，血清尿酸浓度首先增高，有助于早期诊断。血清 UA 增高常见于急慢性肾小球肾炎，并且比尿素氮和肌酐增高出现更早，更显著。其他肾脏病晚期，如肾盂肾炎、肾结核等血尿酸浓度也可增加。由于血 UA 值受肾外因素影响较大，故其升高程度与肾功能损害程度不平行，分析结果应予注意。UA 增高还可见于痛风，是痛风的诊断指标。UA 降低见于 Wilson 病、Fancoi 综合征、严重贫血等。

四、肝癌相关指标的标志物

血清肿瘤标志物应用于临床的虽有 10 余种，对于肝细胞癌来说，其特异性不高，唯有甲胎蛋白（alpha fetoprotein，AFP）检测有较重要的参考价值，而且常需要与其他酶学检查互相印证。

（一）常用肝癌检测指标

1. 甲胎蛋白及其异质体： 甲胎蛋白（alpha fetoprotein，AFP）是临床最常用的肝癌标志物，1964 年首次在肝癌患者血中发现，1980 年被批准用于肝癌诊断。但其灵敏度和特异度较差，对 PHC 的早期诊断价值有限。而相关研究发现 GP73 灵敏度高，AFP-L3 特异性高，因此临床上通常将 AFP 与 GP73 和 AFP-L3 联合检测，以弥补单项检测的不足。

（1）甲胎蛋白：AFP 是一种 α - 球蛋白，属于糖蛋白家族。肝癌细胞中 AFP 的启动子序列与特异性的反式作用因子结合，引导 AFP mRNA 转录，在成人正常肝细胞中不含有这种特定的反式作用因子。在胚胎早期高表达，出生后降低，健康人血液中浓度较低，为特异性比较强的肝细胞癌的肿瘤标记物，敏感度可达 71.4%，特异度为 100%。利用植物血凝素结合试验，可提高 AFP 对肝癌的特异性。AFP 的凝集素亲和性分析，能提高其对 HCC 的特异性。

临床意义： ①原发肝细胞癌（HCC）80%AFP > 400ng/mL，近 20% 患者 AFP 正常。AFP 可早于影像学 6~12 个月出现异常，为肝癌的早期诊断提供重要的生化学依据。对于肝硬化患者建议定期复查 AFP。②病毒性肝炎、肝硬化可轻度升高，绝大部分 AFP < 400ng/mL。③内胚层癌、畸胎瘤、睾丸癌、卵巢癌、胃癌等伴肝转移者 AFP 可升高。④妇女妊娠 3 个月后，AFP 开始升高，7~8 个月时达高峰，一般在 400ng/mL 以下，分娩后 3 周恢复正常。妊娠期 AFP 异常升高，要排除胎儿神经管缺损、畸形可能。

（2）甲胎蛋白异质体：甲胎蛋白异质体与肝癌细胞合成 AFP 的一级结构相同，但翻译后糖基化方面却有显著差异，成为 AFP 异质体（AFP-L3），其诊断肝癌的灵敏度、特异度分别为 72.3% 和 97.2%。AFP-L3 与 AFP 相比在核苷酸序列的 232 位天冬酰胺处多了岩藻糖残基，因此能被小扁豆凝集素（LCA）特异性结合。应用 LCA 来分离 AFP 异质体，由于 AFP 与 LCA 亲和力不同，电泳后可分为 3 条带，分别为 AFP-L1，AFP-L2，AFP-L3。其中 AFP-L1 是 LCA 非结合型，其组成了慢性肝炎和肝硬化患者血清中主要的 AFP。AFP-L2 与 LCA 结合较弱，主要来自孕妇。AFP-L3 是 LCA 结合型，由肝癌细胞产生，尤其是肝动脉供给的瘤组织，即使是处于早期的肝癌也能产生。因此 AFP-L3 是一种对肝癌特异的 AFP 异质体。

FDA 于 2005 年批准检测甲胎蛋白异质体应用于肝癌诊断，AFP-L3 血清浓度在血清总 AFP 中的百分比作为评判指标，AFP-L3% ≥ 10%，作为诊断肝细胞癌的阳性界定值。特异性强，但敏感度不高，可与 GP73 优势互补，联合检测。

2. α-L- 岩藻糖苷酶： α-L- 岩藻糖苷酶（ α-L-fucosidase，AFU）是一种溶酶体酸性水解酶，主要参与含岩藻糖基的各种糖脂、糖蛋白、黏多糖等大分子物质的分解代谢。广泛存在于人体各组织细胞溶酶体和体液中。正常时肝脏星状细胞能识别和清除 AFU 分子中的甘露醇 -6- 磷酸残基，肝癌时可能存在某些抑制清除因子，因代谢紊乱致正常组织受损引起 AFU 释放增多，致血清 AFU 增高。AFU 在小肝癌中的阳性率为 70.8%。AFP 与 AFU 同时检测对肝癌的诊断可提高到 90% 以上。

3. 癌胚抗原： 癌胚抗原（carcinoembryonic antigen，CEA）是一种结构复杂的可溶性糖蛋白，主要存在于成人癌组织以及胎儿的胃肠管组织中，可能与恶性细胞转化时激活成年后已经关闭了的基因有关。正常情况下，血清 CEA<5.0μg/L。血清 CEA 升高主要见于结肠癌、直肠癌、肺癌、乳腺癌、胃癌以及转移性肝癌等，其他恶性肿瘤也有不同程度的阳性率。

CEA 升高：①见于结 / 直肠癌、胃癌、肝癌、肺癌、胰腺癌、乳腺癌、卵巢癌、子宫及子宫颈癌、泌尿系肿瘤等，其他恶性肿瘤也有不同程度的阳性率。②肝硬化、肝炎、肺气肿、肠道憩室、直肠息肉、结肠炎等良性病 CEA 也可升高。③癌症越晚期，CEA 阳性率增高；④腺癌敏感，其次是鳞癌和低分化癌，分化程度越高阳性率越高。⑤癌症患者的胸水、腹水、消化液、分泌物中的 CEA 常升高。⑥正常人吸烟者 CEA 升高。

4. 糖类抗原 19-9： 糖类抗原 19-9（carbohydrate antigen 19-9，CA19-9）是一种黏蛋白型的糖类蛋白肿瘤标志物，为细胞膜上的糖脂质，分子量大于 1000kD。在正常人体组织中含量甚微。见于：①胰腺癌、胆囊癌、胆管壶腹癌，CA19-9 明显升高，尤其胰腺癌晚期的阳性率可达 75%，血清 CA19-9 水平可达 40 万 kU/L，是重要的辅助诊断指标，但早期诊断价值不大。②胃癌的阳性率 50%，结 / 直肠癌的阳性率 60%，肝癌的阳性率 65%。③其他恶性肿瘤也有一定的阳性率，如乳腺癌、卵巢癌、肺癌等。④某些消化道炎症 CA19-9 也有不同程度的升高，如急性胰腺炎、胆囊炎、胆汁淤积性胆管炎、肝炎、肝硬化等。

5. 糖类抗原 125： 糖类抗原 125（carbohydrate antigen 125，CA125）是一种来自于体腔上皮细胞并可表达于正常组织的糖蛋白。CA125 通常：①作为卵巢上皮癌的肿瘤标志物，血清升高的阳性率 61.4%；治疗有效时 CA125 下降；复发时 CA125 升高先于症状，所以 CA125 是卵巢癌判断疗效和复发的良好指标。②其他非卵巢恶性肿瘤也有一定的阳性率，如宫颈癌、宫体癌、子宫内膜癌 43%，胰腺癌 50%，肺癌 41%，胃癌 47%，结 / 直肠癌 34%，乳腺癌 40%。③其他非恶性肿瘤，也有不同程度的升高，但阳性率较低，如子宫内膜异位症、盆腔炎、卵巢囊肿、胰腺炎、肝炎、肝硬化等。④在许多良性和恶性胸、腹水中也发现 CA125 升高。⑤早期妊娠，也有 CA125 升高。

（二）其他肿瘤相关标志物

除常用的肝癌诊断指标外，还有正在实验室或临床试用的一些肿瘤相关标志物，如其他癌类抗原异常凝血酶原（DCP）、γ–谷胺酰转移酶同工酶Ⅱ、α_1– 抗胰蛋白酶（α_1–antitrypsin，AAT）、碱性磷酸酶同工酶（alkaline phosphatase，ALP-1）和 p73 等，与 AFP 联合检查可提高 HCC 的诊断率，由 72.2% 提高到 93.7%，有助于诊断的确立。

1. **其他糖类抗原**：糖蛋白类抗原是一类与许多肿瘤相关的抗原，常受炎症的影响而缺乏特异性，因而只能是肝癌的辅助诊断指标。

（1）糖类抗原 15-3：糖类抗原 15-3（CA15-3）是一种高分子量糖蛋白。CA15-3 是：①与乳腺癌相关抗原，对乳腺癌的诊断和术后随访监测有一定的价值。乳腺癌初期的敏感性 60%，乳腺癌晚期的敏感性 80%。②其他恶性肿瘤也有一定的阳性率，如肺癌、结肠癌、胰腺癌、卵巢癌、子宫颈癌、原发性肝癌等。③肝脏、胃肠道、肺、乳腺、卵巢等非恶性肿瘤性疾病，阳性率一般 < 10%。

（2）糖类抗原 72-4：糖类抗原 72-4（CA72-4）在胃癌的阳性率 65%~70%，有转移者更高；在结 / 直肠癌、胰腺癌、肝癌、肺癌、乳腺癌、卵巢癌也有一定的阳性率。

（3）糖链抗原 CA242：CA242 也是一种唾液酸化的鞘糖脂类抗原，几乎总是和 CA50 一起表达，但两者受不同的单克隆抗体识别。CA242 是近年来应用于临床较新的一种肿瘤标志物。CA242 是消化系统尤其是胰腺癌、结 / 直肠癌的肿瘤标志物，胰腺癌和结 / 直肠癌患者该指标明显升高。它的 Cutoff 值一般 20kU/L，恶性肿瘤时检出率可达 60%~85%，且含量较高。有资料显示，对胰腺癌的诊断，CA242 优于 CA19-9，敏感性可达 66%~100%；对大肠癌的敏感性也达 60%~72%。CA242 的敏感性由高至低依次为肝癌、胃癌、大肠癌、胰腺癌。食管癌的 CA242 敏感性仅为 9.09%，表明该项标志物检测不适用于鳞状细胞癌的检测。CA242 正常血清的上限为 20kU/L。

2. **异常凝血酶原**：异常凝血酶原（des-γ-carboxy prothrombin，，DCP）是维生素 K 缺乏或拮抗剂 – Ⅱ诱导的蛋白质。在缺乏维生素 K 及 γ– 谷氨酰羧化酶（glutumyl carboxylase-γ，γ–GLA）的情况下，肝细胞不能合成正常的依赖维生素 K 的凝血因子，只能合成无凝血功能的维生素 K 缺乏诱发的蛋白质（protein Induced by vitamin K absence or antagonist– Ⅱ，PIVKA– Ⅱ）。由于异常凝血酶原在肝细胞癌变时，细胞微粒体内维生素 K 依赖性羧化体系功能障碍，羟化酶活力下降，导致谷氨酸羧化不全而形成 PIVKA– Ⅱ。肝癌患者，由于癌细胞对凝血酶原前体的合成发生异常，凝血酶原前体羧化不足，从而生成大量的 DCP。

日本报道 PIVKA– Ⅱ正常值 0.1U/mL，肝硬化阳性率仅 3%，其他疾病很少见 PIVKA– Ⅱ升高，HCC 中阳性率 38.8%，有较高的特异性，但 HCC Ⅰ期阳性率只有 7.7%，对早期诊断意义不大。用 ECLIA 法可提高早期诊断的敏感性。肝癌阳性率 69.4%，小肝癌符合率为 62.2%。在中国新的《慢性乙肝防治指南》2015 年版中，推荐使用 PIVKA– Ⅱ作为诊断 PHC 的重要指标，可与 AFP 互为补充提高 PHC 的早期诊断率。

3. **高尔基蛋白 73**：高尔基蛋白 73（Golgi protein 73，GP73）也称为Ⅱ型高尔基体膜蛋白（Golgi phosphoprotein 2，GOLPH2）或高尔基体膜蛋白Ⅰ（Golgi membrane protein Ⅰ，GolmⅠ），是定位于组织上皮细胞内高尔基体上的一种跨膜糖蛋白，因其相对分子量

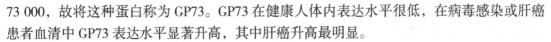

73 000，故将这种蛋白称为 GP73。GP73 在健康人体内表达水平很低，在病毒感染或肝癌患者血清中 GP73 表达水平显著升高，其中肝癌升高最明显。

（三）肿瘤血清学指标的临床应用

由于肝癌的早期诊断非常困难，AFP 是唯一得到公认的 HCC 高表达的肿瘤血清标志物，但胆管细胞癌和混合型肝癌并不出现血清的高表达。目前认为 AFP、PIVKA- Ⅱ、AFP-L3 分型是 HCC 的特异性肿瘤标记物，其他的肿瘤血清酶学指标，对肝癌的诊断价值并无明显的特异性。因此，对于肝癌的血清酶学变化，除必须参考影像学表现外，连续性动态观察，还要考虑到与 ALP、ASP、ALP、GGT 之间的相伴行关系。AFP200ng/mL 持续 8 周、400ng/mL 持续 4 周，可以考虑肝癌，100~200ng/mL，要注意与肝炎再生性增高相鉴别。肝癌血清 ALP 增高的阳性率为 65%，尤其转移性肝癌增高更显著。GGT 在判定肝癌术后有无转移时阳性率为 90%，但作为肝癌的血清标志物特异性欠佳。

第二节　肝癌的影像学检查

医学影像学检查包括 X 线成像（普通、数字及数字减影血管造影）、计算机体层成像、超声成像、磁共振成像、发射体层成像（emission computed tomography，ECT）、单光子发射体层成像（single photon emission computed tomography，SPECT）及正电子发射体层成像（positron emission tomography，PET）等新的检查技术。虽然各种影像学检查技术的成像原理与方法不同，临床诊断应用价值各异，但都是可使人体内部结构和器官成像，用以达到活体器官视诊的特殊诊断方法。由于不同成像技术的基本成像原理及其图像特点不同，需要充分理解各种影像学检查的特征，以便进行有效的选择应用。对于 < 1.0cm 小肝癌的鉴别诊断，常需要多种影像学检查的联合检查才能确诊。

一、B 型超声检查

超声检查是利用超声波对人体的不同组织的吸收程度不同，在正常组织与病理组织间的声阻抗的差异，所形成界面发生的反射和散射，造成超声波衰减，对这些信号进行回收、处理形成的影像学诊断。

用于肝脏病诊断的超声诊断设备主要有两种：A 型和 M 型。A 型为幅度调制型显示（amplitude），回波信号显示的是波形幅值的大小或强弱，其水平方向信号的距离代表着探测深度，即回声测距。M 型为辉度调制显示（Motion），用亮度显示，回波信号光点的亮度代表强弱。其中一种为二维切面成像，属辉度调制型（brightness）为 B 型（brightness modulation mode）超声，又称超声断层法或灰阶超声成像，用光点显示，亮度随回声信号变化。

（一）B 超影像形成原理

声波是一种在介质中传播的弹性波，也称疏密波。大于 20kHz 为超声波，诊断常用 1MHz 以上波段。超声波有良好的指向性，具有反射、散射、衰减及多普勒效应等物理特性。超声在人体中的传播速度约 1540m/s，即在人体每传播 1cm 需要 6.7μs，感受 1cm 的界面则需要 13.4ms。超声诊断是利用超声波反射、折射、散射的特性，在人体中不同的组织对超声波的吸收程度不同，于正常组织与病理组织间的声阻抗有一定差异时，形成的界面就发生反射和散射，造成超声波衰减。回收这些反射波的信号加以检波等处理，利用实时灰阶技术进行二维或三维成像。再应用多普勒技术，对检测图像中的血管进行血流速度和方向的测定。

超声设备的基本结构包括主机和探头两部分。主机由超声发生器、超声接收器、显示器和内存的相关计算机处理软件组成。常用的腹部探头为3.0MHz、3.5MHz、5.0MHz、7.5MHz的凸阵或线阵探头。

（二）超声图像特点

超声图像是以解剖学为基础，根据各种组织结构间的声阻抗差的大小，依据不同的灰阶对比度来反映回声的强弱，分辨解剖层次，显示器官病变的形态、结构和大小。B型超声图像的描述常用液性暗区、低回声（亮度）区、高回声（亮度）区和极高回声（亮度）区，后伴声影。值得注意的是超声图像容易受气体和皮下脂肪干扰。超声的声像可以二维或三维成像，利用彩色多普勒血流图（color doppler flow imaging，CDFI）可检查肝内外血流的流向、流速及血流性质。结合CDFI频谱曲线，可检测血流动力学参数，直接观察组织器官的血流灌注情况。

（三）肝癌的超声影像

原发性肝癌较小时对肝脏的形态和大小影响不大，但肝硬化合并肝癌的肝脏表面呈波浪状或锯齿状凹凸不平。肝癌可发生在肝脏任何一个肝叶内或弥漫分布于全肝的小结节；形态可呈圆形、椭圆形、分叶状或不规则形；肿瘤内部回声可为低回声、等回声、高回声或混合性回声，小肿瘤结节后方回声可轻度增强，大肿瘤结节后方回声常有衰减；有包膜的肿瘤结节边界清晰可见，无包膜的肿瘤结节边界不清，或呈蟹足样、毛刺样向外浸润。一般认为2.0cm以下的HCC，50%无典型改变。B型超声检查可见边缘为低回声带、马赛克样改变、"声晕征"及外侧声影，后方有声影增强是HCC的特征性表现。同时，还应注意肿瘤周围组织的周围血管受压、胆管受压、肝内转移静脉瘤栓及肝外转移等继发超声征象。显示高回声时，要与血管瘤、脂肪浸润相鉴别；显示低回声时，有必要与增生结节相鉴别。多普勒超声对2.0cm以上的中、低分化HCC的血流变化很敏感，对结节性增生及交界性病变鉴别有帮助。B型多普勒超声（type-B ultrasonic，BB）图像可显示肝癌的血流供应情况（图4-2-1~图4-2-3）。

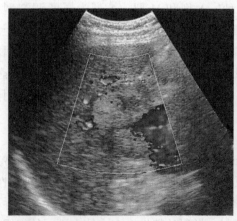 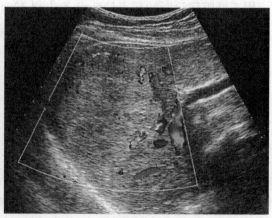

A. HCC的周边呈点线状血流　　　　　　　B. ICC的周边呈点线状血流

图4-2-1　肝癌的多普勒超声检查（B又见彩图）

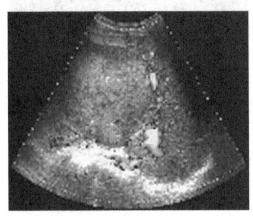

A. 二维彩超见肝右叶强回声占位性病变

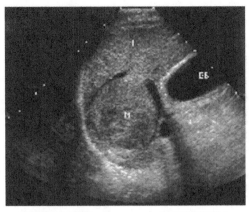

B. 近圆形强回声为 6cm×8cm，内部回声不均匀

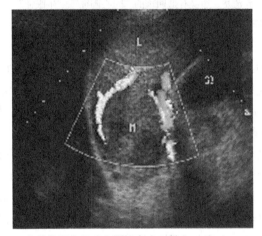

C. 多普勒超声显示由周边向中心供血

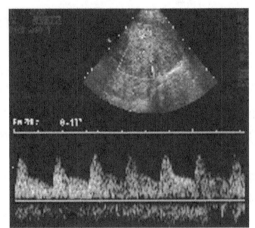

D. 多普勒频谱显示肿瘤为动脉供血

图 4-2-2 肝癌的多普勒频谱曲线（C 又见彩图）

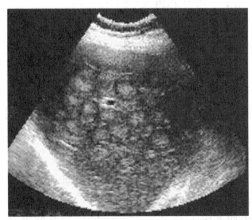

A. 乳腺癌转移，肝内见大小不等的结节，周边清晰，有"晕圈"

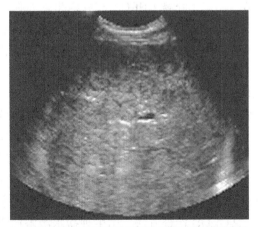

B. 乳腺癌转移，肝内见不均匀光点多个等回声结节，周边有低回声区

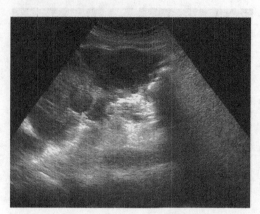 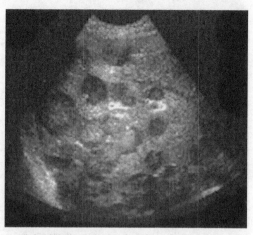

C. 胃癌肝转移，肝左叶见多个类圆形病灶，较低　　D. 胃癌肝转移，肝内有多个大小不等的病灶，边
回声，境界清晰　　　　　　　　　　　　　　　　界清楚，边缘有低回声的"同心圆征""牛眼征"

图 4-2-3　转移性肝癌 B 超影像

（四）超声造影检查

超声造影（contrast-enhanced ultrasonography，CEUS）使用中心频率 3.5MHz 凸阵探头，应用血管池性超声造影剂声诺维（SonoVue）注射剂或用全氟丙烷人血白蛋白微球注射液（prefluorpropane-albumin microsphere injection），结合低机械指数实时灰阶谐波显像，动态显示肝脏局灶性病变的血流动力学类型和表现。

1.CEUS 检查原理：超声造影（CEUS）显像技术的物理学基础，是利用血液中气体微泡在声场中的非线性效应和所产生的强烈背向散射来获得对比增强图像。当声波接触到在血液中加入的声阻抗值与血液截然不同的介质（即微泡）时，则会发生强背向散射，其散射的强度与散射的体积大小、形状及周围组织的声阻抗匹配度相关联。声散射和声衰减是互相依存的，两者均取决于造影剂中的散射体。声阻抗差使微泡产生强反射，这是超声造影显像的基本原理。静脉使用发泡剂进入动脉系统，提高病变部位的血流声噪比。利用CEUS 专用成像软件可去除和（或）分离组织的线性信号，并接受微泡产生的非线性回波信号，显示了组织微循环血流灌注信息。根据血流灌注的彩色多普勒声像，鉴别不良增生结节、早期小肝癌（HCC）和肝内胆管细胞癌（ICC）以及心脏血管疾病。

超声造影所应用的造影剂是微泡型血池显影剂，微泡直径小于 $8\mu m$，便于通过肺、体循环中的毛细血管。造影剂微泡进入组织内的速度与数量，可间接反映该组织的血供情况。造影剂由稳定的外膜包裹某一种气体的复合体，所包裹的球形气体微泡悬浮在一定体积的液体中。常用注射用六氟化硫（SF_6）微泡剂即声诺维（SonoVue），在白色粉末上充六氟化硫气体，含量 59mg。SF_6 是一种具有弹性磷脂外壳、耐抗声压的新型超声造影剂，为无毒气体，应用含量非常小（2.0mL 微泡中含有 $16\mu L$），是一种纯血池造影剂，不会外渗细胞外间隙。SF_6 气体常规注射 2.4mL 平均消除半衰期 12 分钟（2~33 分钟）。注射后2 分钟内，已有 80% 的 SF_6 气体可以从呼出的气体中检测到，静脉注射 15 分钟后几乎所有的 SF_6 微泡通过肺循环进入动脉系统随呼吸排除。

2.CEUS 检查方法：用生理盐水溶解声诺维成 5.0mL 溶液，震荡摇匀，静脉快速注射1.6~2.4mL。连续观测动脉相（0~30 秒）、动脉早期（15~20 秒）、门脉相（60~120 秒）、延迟相（120 秒以后），可连续记录 3~6 分钟。

3.肝癌的 CEUS 影像：肝癌的组织病理学特点决定了 CEUS 的表现，造影时相的特征与癌组织细胞成分有关。CEUS 的表现：①HCC 以整体均匀高强度增强为主。②ICC 为乏血供型肿瘤，其影像学变化比较大，以周边增强为主。动脉相呈不均匀低增强，造影剂"快进快出"迅速消退。③混合型肝癌在病理学上具有 HCC 和 ICC 两种成分的混合性肿瘤，从12 秒开始增强，20 秒达高峰，在峰时呈周边不规则的环状增强，内部不均匀似稀疏羽毛状高增强，26 秒即开始消退，呈现等增强。④增生结节与肝实质显示相似。⑤血管瘤表现为"晚出晚归"像。二维超声多普勒对 2cm 以上的中、低分化 HCC 的血运丰富，检出率很敏感，而 CEUS 在动脉前期增生结节即显影，与肝硬化非典型结节增生、高分化 HCC、小血管瘤影像学表现，有鉴别诊断意义。韦柳等认为，71.4%HCC 病灶表现为动脉相快速均匀增强，6.1% 等增强的门静脉相，是高分化型 HCC。这是由于 HCC 在多种血管活性物质的作用下，盘绕紊乱、扭曲扩张的 HCC 新生的肿瘤血管不断生成。血供大部分来源于肝动脉，并伴有明显动静脉短路，表现为富血供型肿瘤。韦柳等和 Iavarone 等都认为，HCC 在门静脉相及延迟相的造影剂增强回声情况与肿瘤的分化程度、坏死、纤维化及细胞透明样变有关，影响了 CEUS、增强 CT、MRI 诊断 HCC 的准确程度。Nicolau 等报告，29.3% 的门静脉相表现，其中 50% 是高分化癌。高分化 HCC 的造影剂始退时间、持续时间与中低分化差异有统计学意义。高分化 HCC 造影剂的始退时间相对较晚，高增强时间相对较长，这可能与中低分化肿瘤血供相对较少、肿瘤的药代动力学差异有关（图 4-2-4、图 4-2-5）。

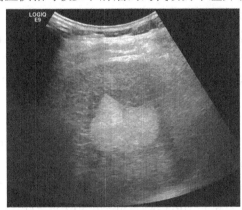

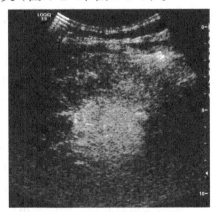

A. 二维超声检查见周边带晕的强回声的肿瘤

B. 超声造影动脉相肿瘤均匀增强，与周边界限清楚

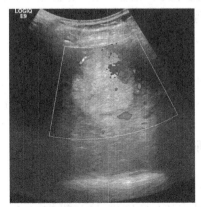

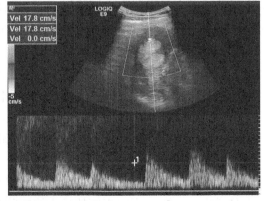

C. 彩色多普勒显示肿瘤周边供血

D. 动脉供血的频谱曲线

图 4-2-4 HCC 超声造影显像

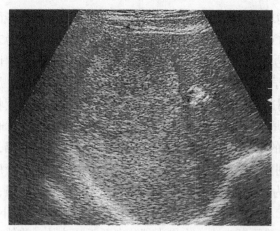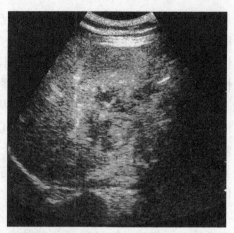

A. 常规超声检查 S7 段 7.5cm×6.6cm 的肿瘤，呈稍高回声　　B. 超声造影动脉相肿瘤由周边开始增强，中央见不规则未增强

图 4-2-5　ICC 超声造影显像

二、计算机体层成像

计算机体层成像（computed tomography，CT）是利用 X 线对人体层面进行断层扫描，获取的光电信号转换成电信号，利用计算机软件技术，经计算机重建不同组织断面的 X 线平均衰减密度数字图像，能分辨密度差别 CT 值单位仅为 0.5HU（hounsfield unit）的两种组织结构。扫描方式也从平移 / 旋转、旋转 / 旋转、旋转 / 固定，发展到螺旋 CT 扫描（spiral CT scan）。应用三维重建等新技术，注射造影剂做血管造影可得 CT 血管造影（CT angiography，CTA），对肝脏病变的诊断和鉴别诊断具有重要意义。多排螺旋 CT 是检查肝癌的重要手段，其敏感性为 61%，特异性为 66%。

（一）CT 成像原理

X 线穿过不均匀物质时，其强度按指数规律衰减。衰减系数、衰减率为 X 线在其传播途径中，人体组织吸收系数的积分值。CT 检查是以人体不同组织对 X 线的衰减系数不同为基础。利用 X 线束从多个方向对检查部位进行一定厚度的层面扫描，探测器接收透过层面的 X 线，转变为可见光后，经由光电转换器转变为电信号，再经模拟 / 数字转换器转成数字，输入计算机对体素（voxel）和像素（pixel）进行数字处理。经计算机运算所收集的断面矩阵中各点的 CT 值组成的图像矩阵，再由图像显示器用不同的灰阶显示出来，然后从各投影的数据中，计算出断面内各点吸收系数的分布情况，再进行复原图像的二维或三维重建显示的横断面图像，形成 CT 诊断影像。

CT 基本设备由扫描部分、计算机系统、图像显示和存储系统四部分组成。CT 检查技术包括平扫、造影剂增强、血管三维重建等。平扫对显示肝内有高、低密度改变的病灶。由静脉或动脉注入造影剂的增强影像，可以清楚显示血运丰富病灶的不同时相的特点。血管三维重建技术可将病灶与肝动脉、门静脉、肝静脉、下腔静脉的关系清楚显示，为疾病的诊断提供重要的信息。

（二）CT 影像特点

CT 图像是由一定数目不同灰度的像素按矩阵排列的灰阶图像，不同灰度表示了组织器官对 X 线的吸收度，因而反映了正常与病变组织的密度（CT 值）不同，即高密度或低密度。大多数肝癌的 CT 平扫为低密度病灶，或低密度与等密度、高密度结节的混合病灶。平扫可见低密度病灶，增强可见早期为高密度，晚期为低密度，周围包膜为高密度。病灶密度是否均匀与肿瘤的大小、分化程度、细胞的种类有关。小的高分化 HCC 多在增强扫描晚期观察到低密度区域。

由于多排螺旋 CT 的图像质量好、分辨率高、解剖关系明确，结合造影剂和血管三维重建技术，可以清楚显示血运丰富病灶与周围血管的血供关系。造影剂的 CT 影像，可分为动脉期、静脉期和延迟期，不同时相显示了病灶的血运特点和周围的关系，有效地提高了诊断的准确率。CT 平扫时呈类圆形低密度病灶或等密度病灶，由于大多数原发性肝细胞肿瘤从肝动脉获得更多的血液供应，相反的是正常的肝实质大部分却是由门静脉供血。这种差异在肝内肿瘤的增强模式中得以表现，有助于区分原发性肝细胞肿瘤与正常肝实质，以及区分其他肝内肿瘤。其中 HCC 不同于 ICC 的增强模式就是特征之一，肝细胞性肝癌增强扫描时肿瘤在动脉期表现为迅速强化，而肿瘤在静脉期强化迅速减低，相反的延迟期却未见强化。与原发性肝细胞肿瘤不同，肝内胆管肿瘤于动脉期和门静脉期通常表现出有或没有边缘增强，而在延迟期中最突出地增强，这反映了它们的结构性质不同，即大多数肝细胞癌除了肿瘤细胞外间质几乎只是毛细血管，纤维结缔组织较罕见。

从影像学的角度来看，较大的肝癌需要与肝血管瘤、肝脓肿、肝囊肿及肝腺瘤进行鉴别诊断；小肝癌应与肝硬化非典型增生、小血管瘤进行鉴别，而小于 1cm 的肝细胞癌与肝硬化非典型增生的鉴别，常需要 MRI、CEUS 和 DSA 的联合检查才能确诊。平扫时肿瘤多表现为低密度影的特点，若肝脏存在脂肪肝，则可见高于肝实质影。增强扫描时转移瘤的 CT 表现往往取决于肿瘤本身的血供情况，当血供丰富时往往与 HCC 混淆，一般来说肝转移瘤多为乏血供，所以在动脉期转移瘤 CT 多表现为低密度影。而在门静脉期时，转变为不均匀性周边强化，"牛眼征" 是肝转移瘤特征性表现，即肿瘤中心低密度影，而边缘为高密度强化影，但是最外层密度却又低于肝实质，而延迟期又多为低密度影。肝转移癌较少出现钙化，当肝内转移瘤出现钙化时往往提示原发病灶为结肠黏液癌、胃黏液癌等。但是与 ICC 的点状高密度钙化相比，转移瘤钙化多为较低密度影，范围较大。病灶中央坏死，在转移性腺癌中是最常见的，但在 ICC 中罕见。

（三）肝癌 CT 影像

由于肝癌的病理改变较复杂，CT 平扫和增强后的影像表现为多样化。一般在肝实质内出现单发或多发的低密度类圆形结节或肿块，有被膜或周边模糊、增强后周围境界由模糊变清楚、常呈球形的病灶多为肝细胞癌；无包膜、形态不规则沿胆管树生长多为胆管细胞性肝癌。肿瘤周围见低密度的透亮带为肿瘤的假性包膜。巨块型肝癌中央区的更低密度灶是坏死灶。小肝癌周围有环形晕者可以诊断，但多数需要与非典型增生性结节、小血管瘤鉴别。对比增强 CT 扫描的动脉期，对以肝动脉供血为主的肿瘤快速出现斑块状、结节状强化，CT 值迅速达到峰值；门静脉期肝肿瘤的增强密度迅速下降；平衡期肿瘤的增强密度继续下降，与明显强化的肝实质对比有表现为低密度病灶。此外，还应注意肝静脉、门静脉由癌栓造成的缺损，胆管扩张和周围淋巴结肿大等影像（图 4-2-6、图 4-2-7）。

肝癌的 CT 三维成像为肝癌精准切除提供了影像学基础，术前对肿瘤的毗邻关系可做精准判断，结合术中的肝脏 B 超检查与染色范围，可做精准肝段切除（图 4-2-8、图 4-2-9）。

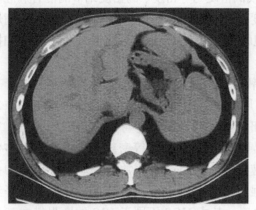

A. 平扫 S7 段小肝癌

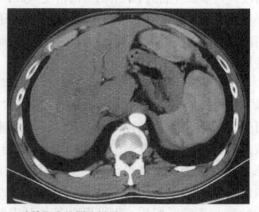

B. 动脉期病灶周边增强

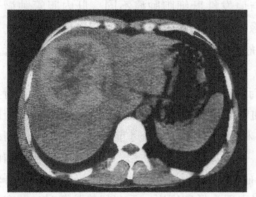

C. 平扫 S7~S8 巨块性肝癌

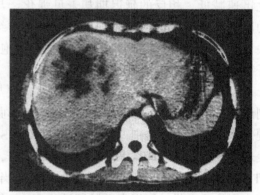

D. 动脉期病灶不均匀增强

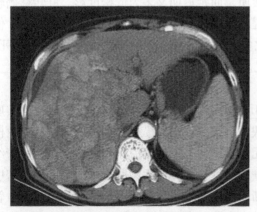

E. 平扫见右半肝混合型肝癌

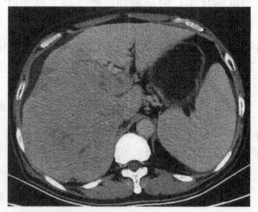

F. 动脉期肿瘤显影明显增强

图 4-2-6 肝癌的 CT 影像

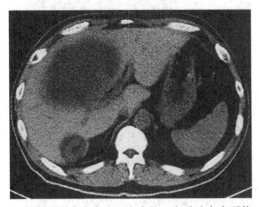

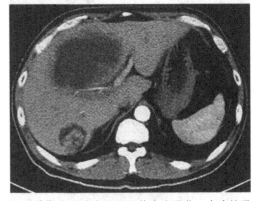

A. 平扫见肝内有大小两个病灶，右后叶有半环状"牛眼征"

B. 动脉期右后叶病灶呈环状中度强化，大病灶强化不明显

图 4-2-7 转移性肝癌的 CT 影像

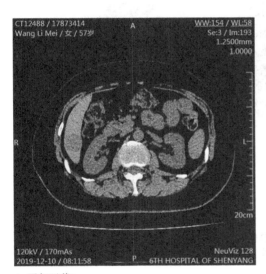

A. 平扫显像

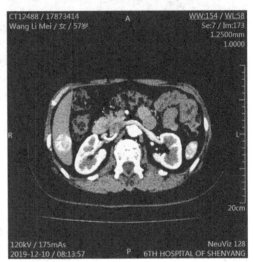

B. 动脉期显像

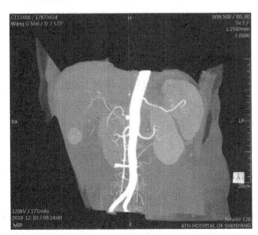

C.MIP 成像

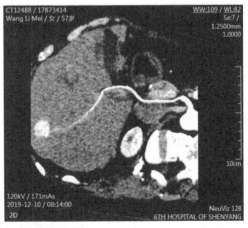

D. 曲面平展成像

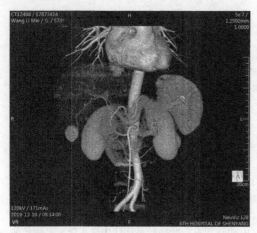

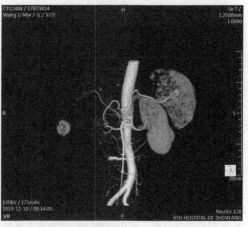

E. 容积成像   F. 去除右肾的容积成像

S6 段小肝癌有包膜，显示由肠系膜上动脉供血

图 4-2-8　肝癌的 CT 三维成像（F 又见彩图）

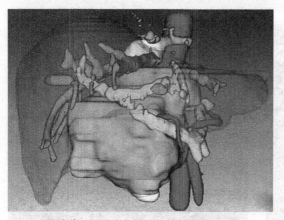

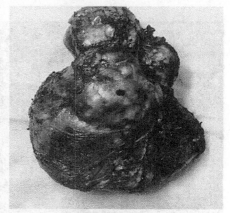

A.VR 三维成像显示肿瘤与周围的解剖关系   B. 切除的肿瘤标本 15cm×11cm×8cm

图 4-2-9　肝癌与周围关系的 CTVR 三维影像（A 又见彩图）

（引自　邱伟华，等. 精准肝切除治疗肝尾状叶巨大肿瘤 [J]. 中华消化外科杂志，2013，12（11）：855-858.）

三、磁共振成像

磁共振成像（magnetic resonance imaging，MRI）能从分子水平提供组织病理信息，具有较高的软组织对比度及多平面成像的能力，可显示不同组织学和分子生物学的特性，能更好地显示血管结构，利用多种扫描序列更可提高诊断率。因此，是肝癌各种治疗前最适合的检查方法。MRI 能提高小肝癌的检出率，其敏感性为 75%，特异性为 76%。

（一）MRI 成像原理

MRI 检查是利用磁共振的物理现象。所有含有奇数质子的原子核均在自旋转过程中产生自旋能量，形成具有方向性和力效应的矢量核磁矩，为原子核的固有特性，它决定了 MRI 的敏感性。人体中氢原子核 [^{1}H]，只有一个质子，具有最强的核磁矩。这种原子核或中子为奇数的核，具有沿其中轴不断旋转的核内旋的特性，在自然状态下振动的取向是任意和无序的。当处于一个外加均匀的强磁场中受到射频脉冲的激发下，原来杂乱无章排列的质子则产生一个沿磁场磁矩方向的宏观磁矩。如果在外磁场与磁矩垂直方向加入特定频率的射频脉冲，当其频率与质子运动的频率一致时，即发生磁共振现象。质子吸收的能量，改变了磁场的平衡状态，并以射频脉冲的方式释放能量。释放的磁共振能量信号经过空间编码技术，把以电磁波形式释放出的共振信号接收转换，通过计算机处理信号，最后形成多方位的人体横断面、矢状面、冠状面的断层图像，可以是二维或三维成像，从不同角度描绘器官的解剖层次，形成人体的断层图像进行诊断。MRI 提供了机体质子 [^{1}H] 发出的磁共振信号，反映了质子的密度分布、[^{1}H] 周围环境和 [^{1}H] 在分子结构中的位置，因而从分子水平反映的生化、病理状态的信息，具有很高的分辨率。

MRI 主要由磁体系统（产生磁场的磁体和磁体电源）、梯度系统（梯度场线圈和梯度场电源）、射频系统（射频发射 / 接收机）、计算机及数据处理系统（系统控制和数据处理）以及辅助设备（成像操作和影像分析工作台、活动检查床）组成。磁体系统是磁共振成像系统最重要的部件，磁共振设备的大小就是指静磁场的场强数值，单位用特斯拉（Tesla，简称 T）表示，临床上磁共振成像要求磁场强度在 0.05~3T 范围内。一般将 ≤ 0.3T 称为低场，0.3~1.0T 称为中场，> 1.0T 称为高场。磁场强度越高，信噪比越高，图像质量越好。常见的磁体有永久磁体、常导磁体和超导磁体。射频脉冲磁场简称射频脉冲（radiofreguency，RF）是一种以正弦波震荡的射频电波。磁共振系统中应用的频率较低，根据静磁场的强度不同其 RF 频率也不同。射频系统作用：用来发射射频磁场，激发样品的磁化强度产生磁共振，同时，接收样品磁共振发射出来的信号，通过一系列的处理，得到数字化原始数据，送给计算机进行图像重建。它是由发射射频磁场部分和接收射频信号部分组成。

（二）MRI 影像特点

MRI 影像分析常用以下几个基本概念。弛豫是指磁化矢量回到平衡的过程，与 MRI 探测到的信号呈正性相关。弛豫常用时间常数 T 来表示，T 值长则 MR 信号强度低，T 值短则 MR 信号强度高。被检出的磁共振信号称为自由感应衰减信号（FID），其强弱与 [^{1}H] 的总数（密度）成正比，构成质子密度图像。T_1 信号、T_2 信号是 MRI 诊断疾病的基础。T_1 是 FID 衰减快慢的时间，也称为纵向弛豫，代表着 [^{1}H] 核周围状态，是高能原子核释放能量恢复至低能状态的过程，受物质的形状、温度等周围环境的影响而变化。人体在病理状态下，自由水与结合水的比例发生变化、体温等都会影响 T_1，癌细胞的 T_1 也会延长，所获得的 T_1 加权图像（T_1 weighted imaging，T_1WI）突出组织纵向弛豫差别，反映了这些变化，所以 T_1 的变化有很大的诊断意义。T_2 反映了 [^{1}H] 原子核的磁性相互作用的程度，在水平上转移，其幅度按指数规律衰减；是自旋质子磁矩之间的相互作用，不与外界交换能量；是质子恢复到原来各自相位的过程，故称为横向弛豫，又称自旋 – 自旋弛豫。T_2 加权图像（T_2 weighted imaging，T_2WI）是 T_2WI 的质子密度图像。选用不同的脉冲激发时间和脉冲重复时间，即可分别获得 T_1WI 和 T_2WI 的质子密度图像（proton density weighted imaging，PDWI）。

人体不同器官的正常组织与病理组织之间有一定差别，但 T_1 值和 T_2 值是相对固定的，以不同的灰度表示。MRI 显示高信号图像是白的；低信号图像是黑的；中信号则图像是灰的。T_1WI 和 T_2WI 都是白的，代表脂肪组织；都是黑的可为含 [^{1}H] 极少的骨皮质、钙化斑、气体和血液之"流空效应"；T_1WI 为黑色图像、T_2WI 为白色图像，则为水质（水肿、脑积液、胸腔和腹腔积液）；不同灰色图像反映了脑白质、脑灰质、肌肉、脏器、韧带等组织；长 T_1WI 和 T_2WI 图像，则表示组织内感染、变性、肿瘤等，这些是 MRI 诊断必须掌握的基础知识。由于 T_1 信号和 T_2 信号尚缺乏统一的客观测量标准，难以互相比较。

MRI 使用顺磁性元素的螯合物钆 – 二乙三胺五乙酸（Gd–DTPA）、超顺磁性氧化铁微粒等造影剂，可缩短 T_1 弛豫时间而使肝脏信号强度增加，延迟扫描可发现微小肝癌，提高了肝癌的定性和检出率。

（三）肝癌 MRI 影像

肝癌的 MRI 影像在 T_1WI 表现为稍低或等信号，有出血或伴脂肪变性则为高信号，有坏死囊性变出现低信号，有假性包膜则在肿瘤周围出现环形低信号；在 T_2WI 表现为稍高信号，巨块型肝癌则表现为不均匀信号。用 Gd–DTPA 对比增强多期扫描，肿瘤增强表现与 CT 造影增强表现相同。

原发性肝癌合并肝硬化为 50%~90%，肝硬化合并肝癌占 30%~50%。肝硬化增生性结节、腺瘤样增生、肝细胞不典型增生，需要与早期小肝癌鉴别。MRI 对肝脏局灶性增生结节、肝腺瘤有鉴别诊断的意义。典型 HCC 的 T_1WI 由高到低信号的多种表现，T_2WI 为明显高信号。与之相鉴别的海绵状血管瘤，在 T_2 像出现明显高信号，是 MRI 的特征性表现。增生性结节的 T_1WI 为等信号或稍高信号，T_2WI 为低信号；腺瘤样增生的 T_1WI 为稍高信号，T_2WI 仍为低信号；不典型增生结节的 T_2WI 呈高信号或高、低混杂信号；早期小肝癌的 T_1WI 由高或稍高信号转变为低、等、高的混合信号，T_2WI 仍为高信号。T_2WI 由低信号变高信号，是鉴别肝硬化结节与小肝癌的十分有价值的 MRI 征象。肝血管瘤的 T_1WI 多为边界清楚、均匀的低信号或等信号，T_2WI 则为均匀的高信号（图 4-2-10，图 4-2-11）。

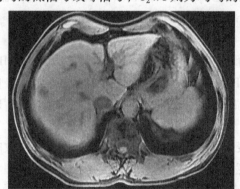

A.S7~S8 段有圆形病灶，T_1WI 略低信号

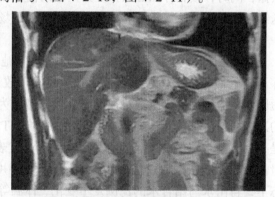

B. 冠状位 T_2WI 呈不均匀稍高信号

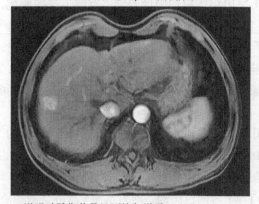

C. 增强动脉期信号呈不均匀增强

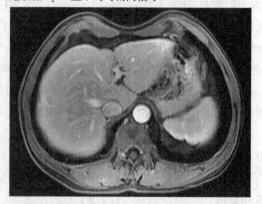

D. 增强门静脉期信号呈稍低于肝实质

S8 段见圆形病灶，有假性包膜，肿瘤内部信号不均匀

图 4-2-10　肝癌的 MRI 影像

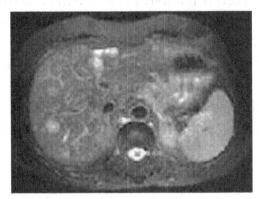

A. 轴位 T_1WI 呈略低信号

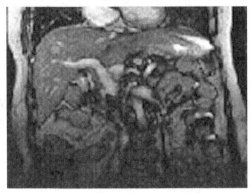

B. 冠状位 T_2WI 呈略高信号

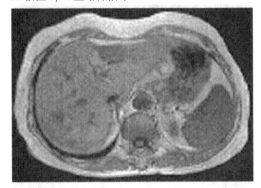

C. 轴位 T_2WI 影像

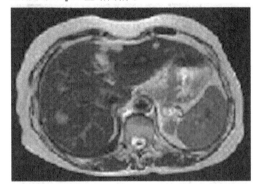

D. 轴位压脂序列影像

肝内有大小不等的结节，边缘光整，信号均匀，呈长 T_1WI、长 T_2WI 信号，增强病灶呈环形，部分出现"牛眼征"

图 4-2-11　转移性肝癌的 MRI 影像

四、正电子发射体层显像

正电子发射体层显像（positron emission tomography，PET）是功能分子成像技术，采用能发射正电子的核素 ^{18}F- 氟代脱氧葡萄糖（^{18}F-FDG）作为显影剂，利用肿瘤对葡萄糖代谢旺盛的特性进行显像，直观了解肿瘤代谢信息的特点；由于正电子在组织中只能瞬间存在，PET 则通过测量其湮没辐射过程中产生的 γ 光子，间接探测正电子的存在。PET 与 CT 或 MRI 同机整合、同期扫描，同时得到组织代谢的 PET 图像及精确解剖的 CT 或 MRI 图像，以及两者的融合图像。因而 PET-CT 反映了肿瘤的生化代谢信息和解剖学的精确定位，对肝脏肿瘤的恶性程度判定、TNM 分期、寻找恶性肿瘤的原发部位、确定肿瘤的生物靶区施行精确放疗等方面具有重要的指导意义（图 4-2-12）。

五、肝脏数字减影血管造影

数字减影血管造影（digital Subtraction angiography，DSA）常用的是时间减影法（temporal subtraction method），利用水溶性血管显影剂注入血管内的 X 线检查方法，经计算机进行数字减影处理，消除骨骼及软组织的影像，保留清晰的血管影像。DSA 的设备和技术包括快速三维旋转实时成像，实时减影功能，可从不同方位动态地观察血管及病变的形态和血流动力学变化，能很好地显示直径 $200\mu m$ 以下的小血管及小病变。由于原发性肝癌的多中心发生及容易肝内转移的特点，在主要病灶外还往往有较小的子灶和微小病灶；另外肝癌手术切除或介入术后，肝动脉正常的血管走行大都发生改变，肿瘤复发或局部转移病灶常存在肿瘤新生血管和肝内外的多支肿瘤异常供血动脉。常规 DSA 摄影的空间分辨力很高，可使用各种后处理功能提高图像质量，能充分显示细小血管结构和较小肿瘤病灶。肝癌的 DSA 的时相可分为动脉期（早、中、晚期）、毛细血管期、静脉期。动脉期、中晚期和毛细血管期染色浓度分辨率高，利于观察肿瘤血管和肿瘤染色浓度。而且不同角度的 DSA 在肝癌的肝段及亚肝段的栓塞治疗中，对肿瘤的供血动脉以及小病灶的显示效果显著，能较好地对小 HCC 和 APS 同时进行鉴别诊断和治疗，是决定治疗方案前的重要检查步骤（图4-2-13、图 4-2-14）。

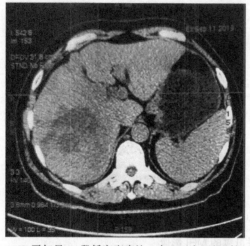

A.CT 平扫见 S6 段低密度病灶，中心区有不规则坏死，肝门部和 S4~S5 段间呈稍低密度灶

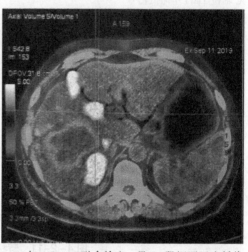

B.CT 与 PET-CT 融合检查，见 S6 段坏死区为低代谢病灶，而肝门部和 S4~S5 段间及 S8 段呈高代谢病灶

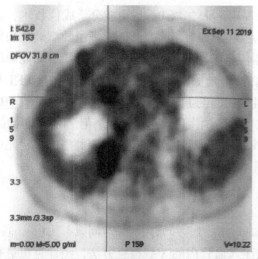

C. 轴位核素扫描见 S6 段淡染，而肝门部和 S4~S5 段间及 S8 段呈浓染

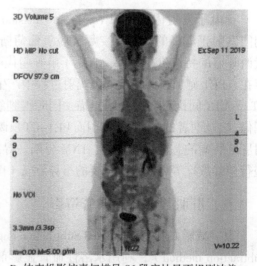

D. 体表投影核素扫描见 S6 段病灶呈不规则浓染

图 4-2-12　肝癌的 PET-CT 影像（B 又见彩图）

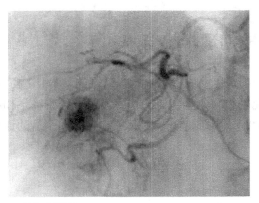

A. 单发小肝癌

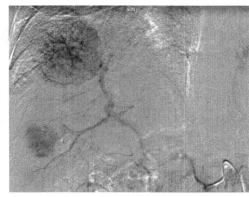

B. 两处出现"抱球征"

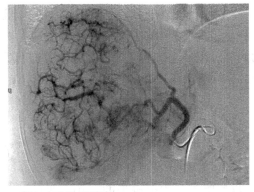

C. 肝右叶巨块型肝癌

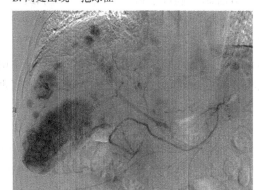

D. 弥漫型肝癌

图 4-2-13　肝癌的 DSA 形态

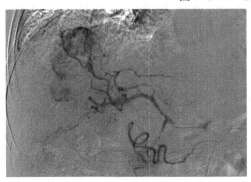

A. 肝内多发富血供肿瘤

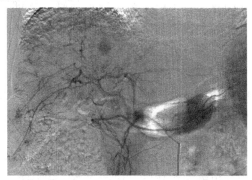

B. 肝右叶弥漫型、乏血供型肝癌伴门静脉癌栓形成

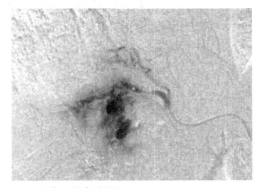

C. S6 段外生肝癌破裂出血

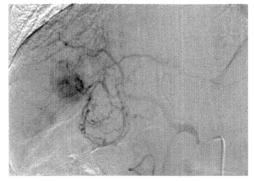

D. 肝癌伴动 - 门脉瘘形成

图 4-2-14　肝癌血供的 DSA 影像

第三节　肝癌的病理学检查

肝癌病理组织学检查是迄今为止肝癌诊断的最可靠的方法。随着免疫学、细胞生物学、分子生物学、细胞遗传学理论的研究进展，免疫组织化学、流式细胞术、分子生物学和图像分析技术的进步，在肝癌的诊断、分型、治疗效果评价以及发病机制研究和预后的评估等方面都具有重要的意义。

一、肝脏组织病理学检查的评价

肝脏组织病理学检查，在肝脏疾病的诊断和指导治疗的重要性是不言而喻的。肝脏组织活检已有百余年历史，1883 年由 Paul Ehrlich 首先提出，1895 年 Lucatello 又进行了报道。迄今为止，经皮肝脏活检仍然被视为临床肝脏病学最重要的微创伤性检查手段，对获得标本在显微镜下特征性描述，是对患者所发生的病理过程最直接的观察。在各种检查仍然不能明确肝癌诊断时，可经肝脏穿刺取活体病理，进行组织病理学检查。在 B 超引导下的肝脏穿刺，成功率很高，并发症少见。

（一）肝脏活体组织病理学检查的意义

肝脏活体组织的细胞学检查，即使在医学实验室检测、内镜检查、影像学诊断等技术突飞猛进发展的今天，仍然具有不可替代的重要地位，甚至有赖于病理学检查才能做出最终诊断。目前活体组织病理学检查，已不再局限于组织形态学的变化，而是更多基于对病理组织和整个机体的分子生物学变化的认识。活体组织病理学检查具有以下几个方面的意义：①由于组织标本新鲜，立即固定后可以较好地保存病变的原貌，有利于及时、准确地做出病理诊断。②细胞学检查是肿瘤早期诊断的重要手段，可以明确肿瘤的性质、类型、分化程度等方面的信息。③与临床资料结合，使有限的病理标本材料发挥决定性的诊断作用。④术中快速冰冻病理检查，可以明确病变性质和侵袭范围，为手术提供最佳治疗方案。⑤慢性肝病的临床表现非常复杂，从病毒携带者到慢性肝炎乃至肝硬化、肝细胞癌，而肝脏组织病理学与临床表现并不完全一致。可以对嗜肝病毒等原因所致的肝硬化产生的 DN 结节与小肝癌进行鉴别诊断。⑥评价肝脏纤维化的程度、数量，明确胶原沉积的类型，以及肝脏实质结构和骨架的改变及重建，有助于评估治疗的预后。⑦结合免疫组织化学、电镜观察、基因检测和组织培养等研究方法，可以对疾病有更深入的了解。⑧肝脏活体组织病理学作为药物评价的特殊地位，更引起临床学家们的重视和推崇。在疾病治疗过程中，定期活检可以动态了解病变的发展和作为判断患者对药物治疗应答的依据。

（二）肝脏活体标本不足之处

穿刺所取得的肝脏活体标本，由于取材有限，不能真正反映肝脏病变的全貌。Elizabeth M 等认为，长 10~30mm、直径 1.2~2.0mm 的标本，大体代表肝脏总体积的 $1/6.3 \times 10^4 \sim 1/5.0 \times 10^4$。标本取材大小或进入肝脏途径，对肝脏组织病理学诊断和获得有价值的临床信息方面存在一定限制。虽然在 B 超和其他影像学引导下，有一定程度上的选择性，也不一定具有代表性。所以，肝脏病理取材要足够大，不能少于 15mm，应包括 15~20 个肝小叶。

二、肝脏活体标本采取方法

肝脏活体标本采取方法为手术中有选择性切取相应的组织，或经皮经肝用 Vim-Silverman 型针钳取、用 Menghini 型针负压吸取或用半自动（Duo Smart 型针）或自动（Max Core 型）组织活检针切取相应病理组织。目前，肝脏穿刺活体组织检查术（liver biopsy）多在 B 超的引导下，用 18G 或 16G 的半自动（自动）组织活检针切取活体病理组织进行细胞病理学检查（简称肝活检）（图 4-3-1）。

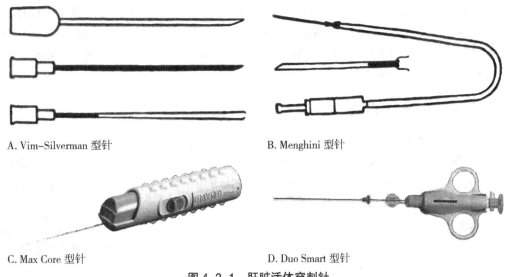

A. Vim-Silverman 型针　　　　　　　　　　　　B. Menghini 型针

C. Max Core 型针　　　　　　　　　　　　　　D. Duo Smart 型针

图 4-3-1　肝脏活体穿刺针

1. 适应证： 具有下列指征之一可进行肝活检：①原因不明的肝肿大，尤其有较长时间发热，无明显感染指征者。②原因不明的黄疸，无确切肝外胆道梗阻指标者。③原因不明的肝功能异常。④肝硬化有 DN 结节，影像学检查尚不能确诊为小肝癌者。⑤肝脏实质性占位病变需要进行细胞学鉴别。⑥代谢性肝病脂肪肝、淀粉样变性、血色病等疾病的确定诊断，或怀疑为恶性组织细胞病等血液病者。⑦抗病毒治疗前的适应证选择。⑧为获得肝脏疾病的抗病毒、靶向治疗等疗法的病理组织学支持者。

2. 禁忌证： 有以下情况不宜进行肝活体穿刺检查：①有明显出血倾向者，PTA<35%，血小板计数 <50×10⁹/L 应慎重。②中等量以上的腹水或伴有腹水感染。③右侧胸腔急性炎症。④膈下脓肿。⑤肝囊尾蚴虫病。⑥肝血管瘤。⑦肝外梗阻性黄疸。

3. 术前检查和准备： 术前准备包括：①检查血小板计数、凝血四项测定（凝血酶原时间、凝血酶原活动度、国际标准化比值、活化部分凝血活酶时间、纤维蛋白原定量）、检测血型。②进行肝脏 B 超、CT 或 MRI 检查，以了解肝脏的形态，确定穿刺部位、方向和深度。③术前应向患者解释，嘱其穿刺过程中切勿咳嗽，并训练深呼气、屏气动作。④对于肝硬化或肝功能不佳者，术前应予以纠正。⑤术前 1 小时肌注地西泮 10mg，测血压、脉搏和呼吸。⑥器械准备：肝穿刺包、无菌手套、治疗盘、局麻药、多头腹带、沙袋、标本瓶、组织固定液等。

4. 操作方法： 在 B 超的引导下，使用（半）自动型组织活检针穿刺采取肝活体组织，

①患者取仰卧位，身体右侧靠床沿，将右臂上举于脑后，展开右侧肋间隙。②穿刺点一般取右腋前线第 8、9 肋间或腋中线第 9、10 肋间下位肋骨的上缘处穿刺，在 B 超定位下选择无血管区穿刺，或对肝脏结节进行选择性穿刺。③局部皮肤常规消毒，铺洞巾，用 0.5% 利多卡因由穿刺点的下位肋骨上缘的皮肤至腹膜进行局部浸润麻醉。④备好肝脏穿刺针（针长 16~20cm，针径 0.9~1.2mm 或 1.6mm），穿刺深度一般不超过 6.0cm。值得注意自动型针可前冲 2cm。⑤在穿刺针进入肝脏前，嘱患者停止呼吸（术前应让患者练习）。在患者屏气同时，按 B 超确定的方向和深度将穿刺针迅速刺入肝内，击发开关并将针立即拔出。⑥拔针后立即用手按压创面，待无出血后用碘伏消毒，无菌纱布覆盖，以胶布固定，局部以沙袋压迫，并以多头腹带束紧。⑦用生理盐水从针内冲出肝组织条于弯盘中，用针头挑出肝组织置于 10% 中性缓冲福尔马林或 2.5% 戊二醛小瓶中固定 12~24 小时送病理检查。⑧穿刺后每隔 15~30 分钟监测血压、脉搏、呼吸 2 小时，以后每小时观测生命指标 1 次，连续观察 4 小时，术后卧床休息 24 小时。

三、并发症及处理措施

经皮经肝穿刺活体组织病理学检查，只要操作得当很少产生并发症。即使在 20 世纪 70 年代以前，使用 Vim-Silverman 型针和 Menghini 型针进行肝穿刺，Sherlock 曾认为产生并发症约为 1%，手术死亡率为 0.17%~0.3%。自从应用半自动组织活检针，在 B 超引导下进行肝穿刺以来，很少有并发症的报告。

1. 并发症：总结应用经皮经肝穿刺技术以来产生的并发症，有局部疼痛、出血、气胸、胆汁性腹膜炎、感染、肿瘤种植性转移，亦有结肠损伤、右肾和右肾上腺损伤的报告。应用 B 超引导下半自动组织活检针的技术，除局部疼痛和出血的风险外，未见其他并发症报告。

2. 处理措施：肝穿刺的主要风险是术后肝脏出血，一般仅有 5~10mL 的出血，可自行停止。造成出血的原因除患者本身的凝血机制不良外，更主要的是穿刺操作的问题。值得注意的是肝硬化患者除有不同程度的凝血机制障碍外，由于肝脏纤维组织增多，穿刺创口自行闭合能力较差，可增加术后出血的风险。术前进行肝硬度检查，能有效评估术后出血的可能性。

为防止出血的术前准备应充分。对有脾功能亢进和凝血功能障碍患者，应事先予以纠正，可在术前 3~7 天应用维生素 K_1，每天 1 次，每次 10mg，或术前 0.5 小时静注止血敏 0.5g，或血凝酶肌肉注射 1.0kU（克氏单位），或术后立即加用思他宁（14 肽生长抑素）250μg 或奥曲肽 100~200μg 静脉或肌肉注射。

在 B 超定位下选择无血管区穿刺，使用自动组织活检针需注意在切取肝脏组织的过程中针体可前冲 2cm，对重要管道附近的穿刺，必须留有充分的余地。在操作过程中无论使用哪种型穿刺针，在操作过程中必须平稳，不能摆动；进针时患者应停止呼吸 5~10 秒；进出针应迅速，防止造成肝脏撕裂引起出血。严重出血内科治疗不能止血者，可开腹手术或腹腔镜下直视处理出血点。

四、病理学诊断

由大体标本或空心针穿刺（core needle biopsy）、细针穿刺（fine needle biopsy）获取的标本，经取材、固定、石蜡包埋、切片、脱蜡、染色等程序后，在显微镜下进行观察、诊断。

（一）标本染色

HE 染色是肝脏病理学公认的标准染色，结缔组织 Masson 三色染色法，可以识别肝小叶的结构。此外还要进行 Hep Par-1、GPC-3（磷脂酰聚糖 -3）、CD₁₀、Arg-1 和 GS 等免疫组化指标染色，细胞浆阳性用于识别 HCC。GPC-3 阳性还可以用于鉴别 HCC 发育异常结节及肝硬化结节。常用于鉴别胆管细胞的标志物 CK7、CK19 和 MUC-1 等。细胞角蛋白（cytokeratin，CK）-7、CK-19 是辨认和计数胆管的标记，阳性则提示胆管细胞分化或混合型肝细胞癌 – 胆管癌。CD₁₀ 及多克隆 CEA 可用于毛细胆管染色（图 4-3-2）。

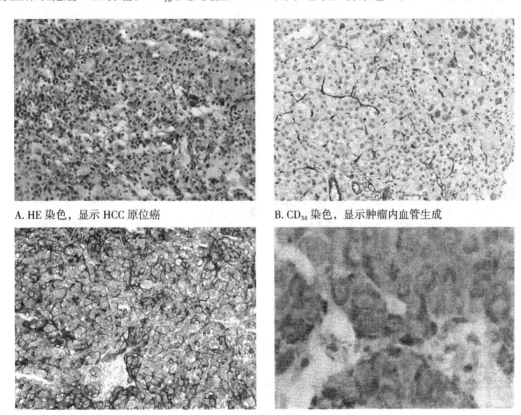

A. HE 染色，显示 HCC 原位癌

B. CD₃₄ 染色，显示肿瘤内血管生成

C. GPC-3 染色，癌细胞染色阳性

D. VEGF 染色，大部分肿瘤细胞阳性

图 4-3-2　肝癌染色检查（又见彩图）

（二）镜下诊断

肝癌的显微镜下病理诊断仍参照 2010 年版世界卫生组织（World Health Organization，WHO）标准进行描述，并对癌细胞的分化程度予以判定。

1. **组织类型**：WHO 肝癌病理组织类型 1978—2010 年的分类法：①梁索型（trabecular type）：肝细胞排列呈粗细不一的条索，由内衬有扁平内皮细胞的血窦分开。细胞索及细胞间无纤维结缔组织，偶见少量胶原纤维。血窦可呈管阀和规则性扩张，癌细胞呈玫瑰花瓣状围绕血窦腔排列。②假腺管（腺泡）型（pseudogladular type）：细胞呈各种腺样结构，由单层癌细胞围成较大的囊腔，梁索状基本结构及血窦仍然可见。③实团型（compact type）：实际上属于粗梁索型，癌细胞呈实心团块样增殖，血窦因受挤压而难辨认。④纤维硬化性（sclerosion type）：肿瘤细胞条索为大量纤维组织间质所包围，多见于放疗、化疗或发生梗死后。国内常分为细梁型、粗梁型、假腺管型和团片型等。特殊细胞类型则分为特殊细胞型、富脂型、梭形细胞型和未分化型等。同时描述肿瘤坏死、淋巴细胞浸润及间质纤维化的范围和程度（图 4-3-3）。对有病毒性肝炎者的肝脏炎症表现按 Knodell 评分系统评估。

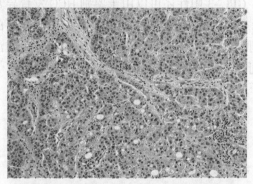

A. 癌细胞呈细小梁状，伴有小巢状或假腺样排列，厚度超过 3 个细胞层

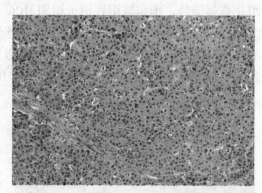

B. 癌细胞异型性较明显，呈大小不等的巢状或假腺样排列

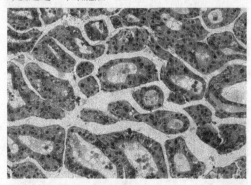

C. 癌细胞呈假腺管样排列

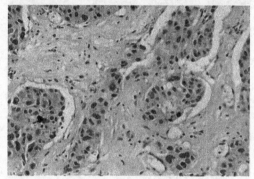

D. 癌细胞被大量的纤维组织分割成团块状

图 4-3-3　肝癌的组织类型（又见彩图）

2. 分化程度：国际上常用 Edmondson-Steiner 四级（Ⅰ~Ⅳ）分级法。Ⅰ级：癌细胞排列呈细梁状，分化最好；Ⅱ级：癌细胞类似正常细胞，但胞核较大浓染，胞浆丰富呈嗜酸性，常排列呈腺状或腺泡状；Ⅲ级：癌细胞核增大及浓染程度较Ⅱ级更为显著，癌区细胞多见；Ⅳ级：核强浓染，占细胞大部分，胞浆长缺乏，生长似髓样，少数为梁状，细胞夹缺乏连接，分化最差。

国内较多使用三级分级法，Ⅰ级为高分化（well differentiated），细胞分化良好，肿瘤恶性程度较低；Ⅱ级为中分化（moderately differentiated），中度恶性；Ⅲ级为低分化（poorly differentiated），恶性程度高。

HCC 分化程度差异性较大，高分化者癌细胞与正常肝细胞相类似，癌细胞排列呈巢状，间质较少，血管多、可分泌胆汁；低分化者癌细胞大小不一，形态各异，异型性明显；中分化介于两者之间。ICC 最常见的组织病理学分析显示胆管细胞癌为具有明显的导管纤维化的中分化腺癌，镜下表现为癌巢大小不等，形态不规则腺样、筛孔状或团巢状结构，典型肝内胆管细胞癌组织排列以腺管状或乳头状为主，癌细胞多为巢状或者立方形、核大深染、核仁明显、核浆比例失常（图 4-3-4、图 4-3-5）。

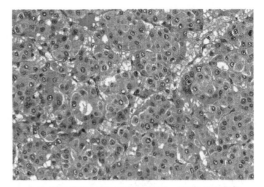

A.高－中分化，癌细胞呈超过2个的细胞梁状、巢状、假腺样排列，部分细胞呈脂肪变性

B.中分化，肝细胞异型性较明显，排列成小巢状、梁状和假腺样

图4-3-4　HCC的分化程度（又见彩图）

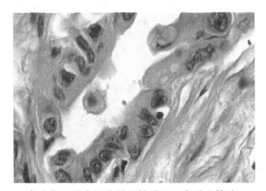

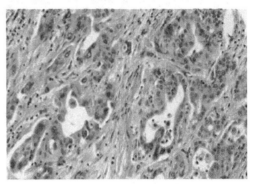

A.高分化，肿瘤细胞异型性明显，穿透血管壁

B.高－中分化，肿瘤细胞围成管状，被纤维组织浸润包裹

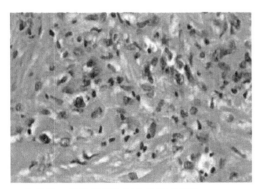

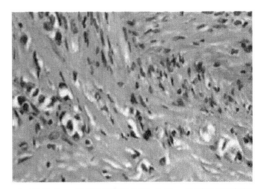

C.中分化，纤维组织包裹大量肿瘤细胞

D.低分化，肿瘤细胞浸润性生长，纤维组织穿行于肿瘤细胞间

图4-3-5　ICC的分化程度（又见彩图）

　　3.生长方式： 在大体形态上肿瘤的生长方式常为膨胀性生长（invasion）、外生性生长（metastasis）和浸润性生长（invasive growth）。而在组织形态上则常见癌周浸润、包膜侵犯或突破、微血管侵犯（microvascular invason，MVI）和卫星结节等（图4-3-6）。

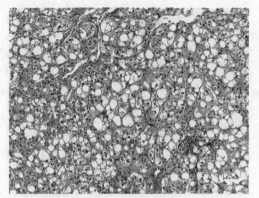

A. 部分癌细胞胞质透明或脂肪变性

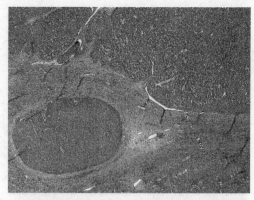

B. 大癌结节附近可见若干小癌结节血管内可见癌栓

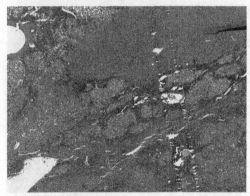

C. 癌细胞浸润周围肝组织，未见血管浸润

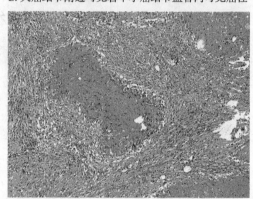

D. HCC 伴有凝固性坏死，周边为活动性肝硬化改变

图 4-3-6　肝癌的生长方式类型（又见彩图）

第五章　肝癌的手术治疗

手术治疗仍然是肝癌治疗的首选和最有效的方法，尤其是早期肝癌。早期诊断、早期治疗，可更大程度改善肝癌患者的预后，小肝癌的生存率可达 75% 左右。目前肝癌术后的 5 年无瘤生存率仅 26% 左右，但术后经 TACE、RFA、PMCT 和分子靶向等微创治疗，可提高带瘤 5 年生存率为 40%~50%。在治疗过程中需要注意到肝癌临床的复杂性，不能一味追求手术的彻底和完美，应该在总的治疗原则下，以提高患者生存率为目标实行个体化治疗。

第一节　肝脏的局部应用解剖

肝脏是实质性腺体器官，形态不规则，丰富的双重血液供应，纤维组织较少，质地脆弱，管道系统结构复杂，对手术技巧要求较高，因此，必须熟练掌握肝脏应用解剖。

一、肝脏外科分段

肝脏解剖一般均以膈面的镰状韧带为界，分为左、右两叶，以脏面 H 状沟分出腹侧的方叶和背侧的尾状叶；以胆囊窝的中点至下腔静脉的左缘沿肝脏膈面的连线（Rex-Cantlie 线）为界限，则分为左、右两半肝。在 Cantlie 线下即为肝正中裂，其右侧是肝中静脉。

肝脏外科局部解剖的分类法，以肝脏内部血管分布规律来划分肝叶和肝段，符合肝脏解剖的实际情况。以门静脉的主要属支分布，划分出左叶间裂、正中裂、右叶间裂及左、右段间裂把肝脏分成左外侧叶上下两段、左内侧叶、右前叶、右后叶前后两段、尾状叶左右两段。

Couinaud 提出功能性分段，以肝左、中、右静脉为标志的左叶间裂、正中裂、右叶间裂和左段间裂、右段间裂、横裂，把肝脏分成 5 叶八段。Healey 和 Schoy 以肝静脉为标志，分为 5 叶九段。两者的区别在于 S4 段被分为上下两段。由于肝脏的不规则形态，右半肝的体积占肝脏总体积的 65%，各叶段的重量级不一致。这种分类方法是外科和影像学临床应用的常用分类法。应该注意到肝脏的分段不是简单的线，而是复杂的界面，只有术中进行门静脉染色，才能清楚地显示出分段界面的界限（图 5-1-1）。

二、肝门部变异

Glisson 系统位于肝门部的脉管变异比较多，每个患者的脉管分叉、汇合和走行方式都不同。Zollinger 等统计门静脉典型的左右 2 支分型为 77.48%，吴孟超等则报告为 82%，自门静脉立即分成 3 支入肝者占 18%。右侧门静脉矢状部的变异是最常见的门静脉变异。肝动脉有 33% 的各种走行变异，肝固有动脉的分叉部位不恒定。国内研究表明，肝动脉存在迷走动脉，右侧迷走动脉占 12%~14%，左侧迷走动脉为 10%~14%。肝门部胆管基本上分为 2 支，肝内胆管的分支分布较门静脉不规则，汇合的方式各种各样，右侧胆管的变异多于左侧。胆管的右支至肝内二级分支的脉管部长 0.7 ± 0.4cm，左支长 1.3 ± 0.5cm。

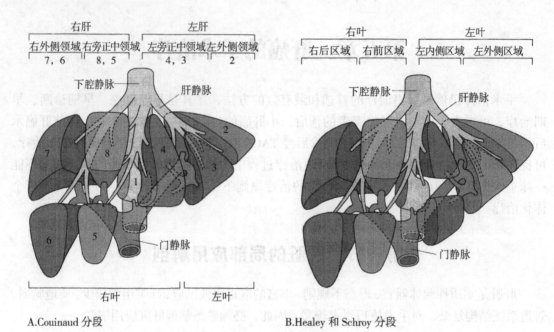

A.Couinaud 分段   B.Healey 和 Schroy 分段

图 5-1-1　肝脏分段

（引自 幕内雅敏，等．肝脏外科要点与盲点 [M]．北京：人民卫生出版社，2010，239．）

三、第二肝门解剖

　　肝静脉汇入下腔静脉部称第二肝门。肝后下腔静脉长 69 ± 11mm。准备重建肝静脉时，必须了解进入下腔静脉的分叉类型及其他静脉的引流方式。肝静脉系统分为左、中、右静脉分别进入下腔静脉者占 56.3%，左、中静脉共干进入者占 40.6%，有 4 个开口进入下腔静脉者占 3.1%。肝右静脉在膈下 1.0~1.5cm 处汇入下腔静脉的右壁，没有分叉走行的占 61%。常汇入肝右静脉的第 5 段静脉（V5），一般比较粗；肝中左静脉以 1 支共干汇入下腔静脉的占 84%。共干长 0.2~1.7cm（1.0 ± 0.5cm）。16% 的分支比较复杂，同时还要注意到尾状叶与下腔静脉间常有 4~5 支小静脉。

四、肝脏染色划分法

　　解剖性肝段切除术，是一种把肝段的门静脉支所支配的区域完全精准切除的术式。术中使用可以自由选择超声入射部位和角度的特殊探头，能够更详细地观察肝静脉分支和门静脉的分支，了解肿瘤与肝内各种管道的关系。术中在 B 型超声的引导下定位肿瘤，穿刺预定切除区域的门静脉分支注入色素后，可以在肝脏表面上正确地显示出肿瘤所在区域内的各肝段及其支配血管的范围。应用染色划分法为精确肝切除提供了准确地切除范围。

第二节　肝脏手术原则及条件

　　手术切除是肝癌的主治疗手段，原则上应体现在针对不同的个体，早期、规范、合理以及综合等方面的方针。

一、手术应遵循的原则

肝切除的手术可遵循简单、有效的原则。局部切除可降低手术死亡率，精准肝癌切除损伤小，复发率低。合并门静脉高压症应以断流术为主。脾切除后 NK 细胞的活性可逐渐恢复。

（1）彻底性：能完整切除，切缘无残留肿瘤。

（2）安全性：最大限度地保留正常肝组织，降低手术死亡率及手术并发症。

（3）手术前全面评价肝脏的储备功能，预测术后并发症和远期存活率。

（4）综合评价各种疗法对患者的使用价值。

对于单个肿瘤直径 < 5cm 或肿瘤数目 2~3 个、肿瘤最大直径 ≤ 3cm 的患者，首先建议手术切除治疗。依据现有的循证医学证据，对于其中肿瘤最大直径 ≤ 3cm 的患者，也可考虑消融治疗。手术切除的优势是转移复发率低、无瘤生存率高；而经皮介入、消融等方法并发症发生率低、恢复快和住院时间短。

二、手术条件

肝癌切除的手术必须严格掌握手术条件，应充分评估肝脏的储备功能，否则将可能引起手术后的一系列并发症，甚至出现难于处理的并发症。尤其是肝硬化合并肝癌的手术更需要进行整体评估。

（一）对大肝癌手术界定的讨论

目前，关于肝癌的手术适应证的掌握仍存在争论，各大治疗中心选择仍有不同。对小肝癌的手术意见基本一致，但大肝癌手术技术的把握有所不同，因此对于大肝癌的手术技术的界定和治疗选择也有所差异。

由于大肝癌的生物学特征比较复杂，具有不同病理学特征。体积越大的肝癌的血管浸润及转移程度越高。根据肿瘤的发生理论，发现时不论肿瘤的大小、肿瘤的血管侵犯及侵袭性转移，在肿瘤的发生时就已经决定。但个体差异性较大，手术对有些患者可获得根治性效果，而对于有些患者则相反，手术后在短时间内便出现肝脏广泛播散性转移。目前尚缺乏客观的手术前的判定指标。

手术切除方式的选择也存在争议，其关键在于目前对肝癌根治性切除范围的概念尚无统一定义。肿瘤大小和数目较容易从影像学资料中获取，但并不是肿瘤生物学特性的直接反映；肿瘤血管侵犯和肿瘤细胞分化程度等因素更能直接反映肿瘤的生物学特征，但这需要依赖于组织病理学检查；对于肝癌个体而言，用影像学为基础的选择方法进行评估，与最终临床手术标本的组织病理学检查相比，往往对肿瘤的实际分级情况存在低估的现象。另外，静脉（门静脉）血栓、胆管癌栓等因素也影响肝癌的手术后生存率。吴孟超等认为界限清楚、包膜完整、肝功能代偿良好的大肝癌原则上应一期手术治疗，而不应采取其他治疗方式。

手术切除中另一个重要问题是对合并肝硬化程度的评估，目前的评估系统仍然具有一定的局限性。因此，各评估系统联合应用，互相印证的全面评价，显得尤为重要。

（二）肝硬化肝癌的整体评估

在我国，肝癌合并肝硬化的比例很高，因此手术前应从多个方面进行个体化整体评估：

①明确病因诊断。②肝脏的静态和动态储备功能的评价。③利用 CT 及 MRI 三维成像技术，充分了解门静脉系统的解剖条件和侧支循环状态。④内镜检查或超声内镜检查，可以充分了解食管胃底静脉曲张和食管周围曲张静脉的直观形态，并对门静脉高压症上消化道出血的部位、出血量、出血次数进行全面衡量。⑤根据 Warren 门静脉高压症分期的肝静脉压力梯度（HVPG）水平，进行血流动力学评价。⑥年龄是一个很重要的手术条件，65 岁以上年龄大的患者要注意潜在的心肺功能不全，尽量选择简单而有效的治疗方法。⑦结合 TNM 分期进行手术方式选择评价。⑧对预后进行评估，合理地选择治疗术式。

（三）肝脏功能评估

肝细胞具有巨大的潜在功能，切除肝脏的 75% 仍然可代替全部肝功能；目前的肝功能检测，只能反映肝代谢功能的一个侧面，与肝脏的健康状态不完全平行，血生化指标的异常程度与肝脏疾病的严重程度并不一致。因此，肝功能的静态检测和动态检测相结合，能比较全面地反映肝功能的真实状态。目前的肝功能评分体系尚待进一步完善，尚需要结合 TNM 分期进行评价（图 5-2-1）。

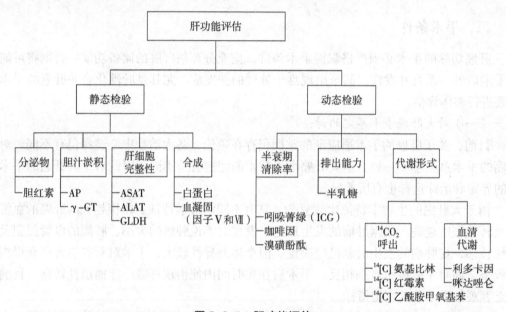

图 5-2-1 肝功能评估

Child-Pugh 评分分级：对肝功能的评估是肝癌手术条件的重要组成，常用 Child-Pugh 评分分级。Child-Pugh 分级中的 A 级（5~6 分）、胆红素＜3mg/dL、白蛋白＞30g/L、国际标准化比值≤1.5，进行手术预后良好。C 级（10~15 分）只适合介入治疗和肝移植。B 级应该经过护肝治疗调整达到或接近 A 级指标，尤其对腹水和胆红素两项指标，一定要达到可控制状态才能手术（表 5-2-1）。

2001 年 Kamath 等提出终末肝病模型（model for end stage liver disease，MELD）评分，公式：MELD = 3.8 × log [胆红素（mg/dL）] + 11.2 × log（INR）+9.6 × log [肌酐（mg/dL）] + 6.4 ×（病因：胆汁性或酒精性肝硬化为 0；其他为 1）。应用 MELD 评分统计各类肝硬

表 5-2-1 Child-Pugh 评分分级

指标	A 级	B 级	C 级
胆红素（mg/dL）	＜ 1.5	1.5~3.0	＞ 3.0
白蛋白（g/L）	＞ 35	28~35	＜ 28
PT 时间（sec）	＜ 3	4~6	＞ 6
腹水征	无	可控制	顽固性
自发性脑病	无	无	有

注：A 级：5~6 分；B 级：7~9 分；C 级：10~15 分

化的 3 个月内病死率为 0.781~0.87。对于肝移植患者，应用 MELD 进行评估，是一个客观有效的评价系统，可以评价肝移植前患者等待供肝期间的病死率及预测肝移植术后的病死率。

1. 肝脏储备功能的评估：肝脏正常生理功能的有效状态，简称为有效肝功能，由初始肝细胞 – 损伤肝细胞 + 再生肝细胞组成的功能肝细胞来实现物质的代谢、分泌、排泄和生物转化等功能。影响有效肝功能的根本因素是功能性肝细胞的量和必需的肝脏血流灌注。

临床常用的肝功能检测是肝功能的静态检测，即选择某一时刻对受试者进行血液采样，对立体静态血样行生化分析，以获得肝功能的指标。常用的生化分析指标，多反映蛋白、脂肪、糖、酶学等以及特殊的酶类代谢功能。间接反映肝细胞膜及细胞器的病理改变及分泌、排泄功能。肝功能的动态检测是指在一定时间内通过分析外源性肝功能特定指示物，在受试者体内形成的动态变化曲线，进行动态分析。常用的外源性特定指示物，目前常规使用吲哚菁绿（indocyanine green, ICG）进行无创检查。清除试验可分为绝对清除率，即肝脏在 1.0 分钟内清除的实际血浆量（mL）；相对清除率即在 1.0 分钟内清除的实际血浆容量的百分数（%）。1950 年 Fox 等首先应用 ICG 试验测定肝血流量，此后 Wheeler 等用于肝储备功能检测。

（1）吲哚菁绿药代动力学：吲哚菁绿（ICG）试验主要反映肝脏血流功能的定量试验，是评价肝脏储备功能和肝硬化、重症肝病代偿功能的比较敏感的指标，可以量化评估肝脏功能性肝细胞的量和肝脏有效血流灌注情况。目前认为，ICG 是最有价值的最实用的色素检测肝功能试验，已被国内多个"共识"和"指南"指定为必检的项目。

ICG 是一种无毒色素，静脉注入后在肝窦状隙内选择性地被肝细胞摄取，经细胞内转化处理后随胆汁完成跨膜排泄。ICG 正常半衰期为 3~4 分钟，不参与化学反应、无肠 – 肝循环、无淋巴逆流、不从肾脏以外的脏器排出、以原形随胆汁排泄。ICG 可被肝细胞高度选择性清除，不从肝外任何脏器清除，从而保证了其特异性。ICG 在血浆中，90% 以上与白蛋白和 α_1– 脂蛋白结合，肝实质细胞对血流中以分子状态存在的化合物被选择性摄取。在肝细胞中 ICG 不与谷胱甘肽结合，而以游离形式逐步排入胆汁中，不从肾脏排出，也不参加肠 – 肝循环。ICG 清除试验通过多个环节去综合衡量肝脏正常生理功能（即物质的摄取、代谢、合成、生物转化及排泄等肝脏主要功能）的有效状态。ICG 是分子化合物，不被间质细胞吞噬。

（2）ICG 的检测方法：①检测前的准备：测量身高和体重。检测血红蛋白含量（血常规）。ICG 药品 2 支 / 人次，体重 >50kg；0.5mg/kg；清洁双侧鼻腔。排空大、小便。禁食 4~6 小时，禁饮 2 小时。需要说明是否为过敏体质，有否碘过敏史。胆囊造影剂、利胆剂、利福平、抗痛风剂可造成试验结果的误差。②操作方法：静脉注射 ICG 后，90% 以上与白蛋白和脂蛋白结合，运送到功能性肝细胞进行代谢。DDG 分析仪以光谱分析技术为基础，实时记录机体内的 ICG 血药浓度变化的曲线，快速定量检测肝功能潜力状况。③指标判定：R_{15}（%）表示注射 ICG15min 后的血药浓度，正常值为 7.83% ± 4.31%，一般低于 10%；KICG 表示 ICG 的消失率，正常值为 0.168~0.206；R_{max} 表示肝细胞最大移除率，正常值为 3.18 ± 1.62/ 分。肝实质损害时，R_{15} 升高，KICG 降低。

（3）ICG 检测的临床意义：静态肝功能检测主要从功能受损角度来评估肝脏的病变损伤程度以及功能障碍情况，判定病情的阶段性轻重程度及其转归趋势，明确诊疗目标等；动态肝功能检测主要从功能有效角度来评估肝脏正常生理功能的有效状态，判断病情的整体性、轻重程度及重症化趋势。

1）ICG 清除试验的优越性：功能性肝细胞量（有功能的肝细胞量）决定着 ICG 从血液中清除速度的快慢。ICG 清除试验通过分析 ICG 清除速度的快慢或 15 分钟滞留的多少，综合反映肝脏正常生理功能的有效状态，从而实现了有效肝功能的量化评估。ICG 清除试验：主要是反映肝细胞摄取能力（有功能的肝细胞量）及肝血流量，重复性较好。《原发性肝癌诊疗规范，2011》提出采用 Child-Pugh 分级和 ICG 清除试验等综合评价肝实质功能。

2）ICG 试验与 Child-Pugh 分级的关系：临床实践发现即使是 Child-Pugh 分级为 A 级的患者，亦有 50% 的患者术后发生肝脏失代偿现象，其中约 1/3 术后 3 个月仍难以恢复。临床研究 ICG-R$_{15}$ 与 CTP 分级之间的关系，发现 CTP 分级为 A 级的患者中有 49% 的 ICG 清除试验结果表现为异常（ICG-R$_{15} \geq 10$）。同是 CTP 评分 A 级的患者，其 PTA 变化范围 70%~98%，均接近正常。而 ICG-R$_{15}$ 变化范围 12.4%~54.1%，因此可以再进行更深入的量化细分。即使 Child-Pugh 分级为 A 级的患者，亦有 50% 的患者术后发生肝功能失代偿现象，其中 1/3 术后 3 个月仍然难以恢复。

3）ICG 试验与肝切除的关系：用 ICG-R15 变化可估算肝脏部分切除的最大体积，见图 5-2-2。

2.BCLC 标准： 巴塞罗那（barcelona clinic liver cancer）标准用总胆红素和肝静脉压力梯度（hepatic venous pressure gradient，HVPG）的高低水平指导肝癌的手术治疗。研究认为 HVPG ≥ 10mmHg 时，行肝切除后发生不可逆性肝功能失代偿的概率明显提高。国内标准认为 HVPG<10mmHg、无静脉曲张、无脾脏肿大、血小板 >100 × 10^9/L，可适当扩大手术范围（表5-2-2）。

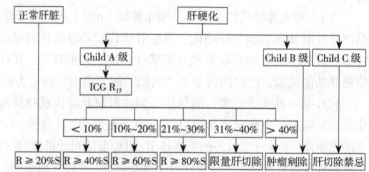

R. 剩余功能性肝脏体积。S. 估算的标准肝脏体积

图 5-2-2　中国肝脏切除安全限量的个体化评估决策系统
（引自 董家鸿，等 . 肝切除术前肝脏储备功能评估的专家共识（2011 版）[J]. 中华消化外科杂志，2011，10（1）：20-25.）

表 5-2-2　Warren 血流动力学分期

血流动力学指标	门静脉高压症分期（kPa）		
	Ⅰ期	Ⅱ期	Ⅲ期
WHVP	< 2.0	2.0~2.7	> 2.7
FPP	< 2.0	2.0~2.7	> 2.7
HOPP	< 2.0	1.3~2.7	> 2.7
MPP	> 1.3	0.5~1.3	< 0.5
（SOPP-HOPP）	> 13cmH$_2$O 少量侧支分流	5.0~13cmH$_2$O 中等量侧支分流	< 5.0cmH$_2$O 大量侧支分流

注：1kPa=10.2cmH$_2$O；WHVP. 肝静脉楔压，反映肝窦压力；FPP. 门静脉自由压，反映门静脉系统压力；SOPP. 脏侧门静脉闭塞压，反映内脏的门静脉压力；MPP. 肝脏最大灌注压；HOPP. 肝侧门静脉闭塞压
Ⅰ期 . 门静脉血流动力学改变最少，肝脏接受相当量的门静脉血流
Ⅱ期 . 门静脉阻断后两侧压力的变化不显著；Ⅲ期 . 门静脉血流呈离肝性，肝脏血流灌注主要由肝动脉供应

三、手术分类

根据肿瘤的具体情况，肝癌的外科手术可分为以下几种情况。

（1）根治性切除：手术指征为：①原则上肝功能为 Child-Pugh 评分 A 级。②肿瘤数目不超过 2 个，单发、有假性包膜。③受肿瘤破坏的肝组织 < 30%，无肿瘤

组织代偿肥大＞50%，或肿瘤局限在1段、1叶内。④无门静脉主干及1级分支、总肝管及1级分支、肝静脉主干及下腔静脉的瘤栓。⑤无肝内外转移，切除边缘无残留癌。术后影像学未发现肿瘤，AFP在2个月内降至正常，可判定为根治性切除。

（2）姑息性切除：多发性、肝脏中央区肿瘤、有周围转移者。

（3）姑息性非切除外科治疗：难切除性肝癌、有门静脉或腔静脉栓子者，可行肝动脉结扎、肝动脉和（或）门静脉插管化疗。

（4）有条件者可进行肝移植，国内尚无统一标准，常应用 Milan 标准、UCSF 标准。Milan 标准：单个肿瘤＜5cm，或肿瘤数目＜3个，最大直径＜3cm。

四、手术适应证和禁忌证

根据中华外科学会肝病学组规定的 PLC 手术适应证。

（一）适应证

（1）一般状态良好，无心、肺、肾的器质性病变；Child-Pugh 评分 A 级，肝储备功能基本正常；无不可切除的肿瘤。

（2）可根治性局部切除：①单发性肝癌，表面较光滑，界限较清楚或有假性包膜形成，受肿瘤破坏的肝组织＜30%，虽然＞30%，但无肿瘤侧肝脏代偿性增大达全肝50%以上。②多发性结节＜3个，且局限在肝脏1段或一叶内。

（3）姑息性肝切除：①3~5个多发性肿瘤，超越本肝段范围者，行多处局限性切除。②肿瘤限于2~3个肝段或本肝内，无瘤肝组织明显代偿性增大达全肝的50%以上。③肝中央区（中叶或Ⅳ、Ⅴ、Ⅷ段）肝癌，无瘤肝组织明显代偿性增大达全肝的50%以上。④肝门部有淋巴结转移者，肿瘤切除同时行淋巴结清扫或术后治疗。⑤周围脏器受侵犯者能一并同时切除。

（4）姑息性非肝切除的手术：PLC 合并门静脉瘤栓（PVPT）或腔静脉瘤栓、胆管癌栓、门静脉高压症重度上消化道静脉曲张，难于进行肝癌切除，应考虑姑息性非切除外科治疗的肝动脉结扎、肝动脉和（或）门静脉插管化疗等。

（二）禁忌证

禁忌证包括：①全身状况较差，伴有严重心肺、肾脏功能障碍。②肝功能 Child-Pugh C 级，有黄疸和大量腹水。③有严重出血倾向，PTA＜50%。④肿瘤超过2叶以上，侵袭1、2、3肝门，伴有远处转移者。⑤合并严重胃、食管静脉曲张，有出血可能者。

第三节　肝癌切除术

肝癌的手术切除有多种方法，根据肿瘤的大小和侵袭的范围，以及机体的基本状态，决定切除肝脏的多少。对术中不能切除者，可以在术中进行肝动脉结扎、肝动脉插管化疗、肿瘤局部治疗（冷冻、RFA、PMCT、PAI 等）。

一、肝癌手术的基本程序

麻醉多选择气管插管静脉复合麻醉。体位：仰卧位，右半肝切除可将右肩和右侧腰部垫高。切口：多选择上腹部屋顶形或左、右肋缘下切口。

开腹后，探查肿瘤进一步确定切除范围，由于肝硬化的肝细胞量相对明显减少，应尽量保留正常肝组织。切断肝脏周围的各韧带，充分游离肝脏。左半肝切除需要分离切断肝圆韧带、镰状韧带、左三角韧带、左侧冠状韧带、肝胃韧带；右半肝切除需要分离切断肝圆韧带、镰状韧带、右三角韧带、肝结肠韧带，解剖处理第2、3肝门。

为减少术中出血，需要准备用胶带间歇性阻断第1肝门血流。阻断血流的方法比较多，可进行肝动脉和门静脉同时阻断、门静脉阻断、半肝阻断、出肝血流（下腔静脉、选择性肝静脉）阻断、出入肝血流联合阻断。阻断血流的时间15~20分钟，间歇3~5分钟，肝硬化患者一次阻断不能超过15分钟。无论是左半肝还是右半肝切除，肝中静脉尽量保留完整。

肝叶切除后的创面处理，肉眼可见到的管道必须结扎止血；断端可行8字缝合；有渗血处，可用氩气刀喷凝止血或生物胶喷洒、止血纱布或镰状韧带、大网膜覆盖固定。

手术结束前，在肝脏残端附近置入胶管腹腔引流，腹壁另行造口引出腹腔外，接续无菌瓶。根据操作范围的大小，放置1~2支引流管。

二、肿瘤局部切除

对直径＜5.0cm的突出肝脏表面的包膜完整的小肝癌，可采用局部切除（非典型肝叶切除）。在肿瘤的周围不少于2cm处用电刀做预定切除线，沿线钳夹分离止血，完整切除肿瘤。创面由里向外缝扎止血，肝脏被膜可行褥式缝合，创面有渗血可用生物胶喷洒和止血纱布覆盖止血（图5-3-1）。

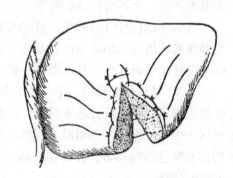

图5-3-1 肝癌的局部切除

三、肝叶切除

按Couinaud分段法，将肝脏分为8段。肝叶切除术可分为左外侧叶切除术（Ⅱ、Ⅲ段）、左半肝切除术（Ⅱ、Ⅲ、Ⅳ段）、右半肝切除术（Ⅴ、Ⅵ、Ⅶ、Ⅷ段）、右三叶切除术（Ⅳ、Ⅴ、Ⅵ、Ⅶ、Ⅷ段）、中肝叶切除术（Ⅳ、Ⅴ、Ⅷ段）、左三叶切除术（Ⅱ、Ⅲ、Ⅳ、Ⅴ、Ⅷ段）、右后叶切除术（Ⅵ、Ⅶ段）和尾状叶切除术（Ⅰ段）。

（一）各类肝叶切除术

各种类型的肝叶（半肝、三叶）切除术，按解剖关系应保留一定宽度的韧带、肝组织、大网膜，准备覆盖固定肝残端用。对血管和胆管逐一结扎切断。分离肝左静脉时，要注意切勿损伤肝中静脉。

右半肝较厚，体积较左半肝大，需要切开第三肝门，所以右半肝切除术难度较大。分离右半肝周围的韧带后，要注意在分离肝肾韧带时，勿伤及肾上腺及其血运；游离肝右静脉时，要仔细结扎细小众多的肝短静脉。由于胆囊颈部覆盖了肝门的右切迹中的门静脉右干、肝右动脉、右肝管，需要切除胆囊才能显露肝门右切迹和右纵沟。右半肝切除术需要常温下间歇性阻断肝脏血运。

（二）肝中叶切除术

肝中叶包括右前叶和左内侧叶两部分，是Glisson系统最集中的区域，左界为左叶间裂、右界为右叶间裂、上界为膈顶的肝静脉进入下腔静脉处、下界为肝门部、前界为胆囊、后界为下腔静脉。由于管道众多，结构复杂，手术难度较大。

切断肝脏周围韧带，分离肝结肠韧带，切断肝肾韧带，使肝脏充分游离。解剖第二肝门，充分游离出肝中静脉在肝内结扎，为防止损伤下腔静脉可暂不切断。切除胆囊，在胆囊床右侧切开肝脏被膜，显露右前叶门静脉支、肝管和肝右动脉支，在不伤及门静脉右干、右肝管和肝右动脉的情况下分别予以结扎。在肝总管的左侧分离出肝左动脉，靠近左纵沟处，找到肝左内叶动脉予以结扎切断。钝性分离左肝管和门静脉左干上缘的肝组织，于左侧门静脉干矢状部和囊部内侧分离出门静脉左内叶支和肝管，予以结扎切断。沿肝左、右叶间裂切开肝脏被膜，钝性分离肝组织，结扎所见到的血管和肝管，至肝中静脉予以切断，完全切除楔形的肝中叶。检查肝脏残端，无活动性出血和胆汁漏，对端缝合肝脏残端。

（三）尾状叶切除术

尾状叶的解剖位置特殊，分为左右两段。尾状叶左侧为下腔静脉韧带，前方为第1肝门，右侧与肝右叶界限不清，后方为下腔静脉。尾状叶位置深在，周围有重要的血管，增加了手术的难度。尾状叶肿瘤浸润到肝门部与肝门部的肿瘤切除术无严格区别。

完全游离肝脏周围韧带，切开肝十二指肠韧带、游离肝上下腔静脉和肝下下腔静脉，分别置入止血胶带。沿肝十二指肠韧带左缘分离出肝固有动脉，结扎切断尾状叶的动脉分支，剪开尾状叶与下腔静脉之间的静脉韧带，小心分离结扎肝短静脉与粘连，在肝十二指肠韧带右缘分离出尾状叶左段。在肝横沟后缘分离肝实质，结扎出尾状叶右后叶的较粗大的肝短静脉。切除尾状叶后，肝残端应缝扎止血。肝短静脉壁薄容易出血，同时勿伤及下腔静脉、肝门静脉的左右干。

（四）肝段切除术

肝段切除术的理论基础，是基于肝癌细胞呈沿肝段的门静脉分支在荷瘤肝段内播散的特征。肝脏精准外科手术旨在追求以最小的创伤，获取最大的脏器保有和最佳的康复效果；在彻底清除目标病灶的同时，要充分保证剩余器官脉管结构的完整。这决定了解剖性肝段切除是治疗肝癌的理想术式。

精准外科手术的技术基础是精确认识肝脏的解剖学。肝段间的边界不是线，而是形态复杂的面，门静脉染色划定的区域，反映了实质的界面。超声刀（CUSA）和水刀（WJ）的特殊功能，为精准外科手术提供了设备基础。

肝段切除术是肝癌的精准切除。术中B超探查肿瘤涉及的范围、肿瘤与肝内管道的关系；在B超引导下行门静脉穿刺注入染色剂，可精确显示切除范围。使用超声刀（CUSA）、水刀（WJ）沿染色界面能有效地清除肝组织，显露Glisson系统，方便明视下结扎。这些措施能够最大限度地保留正常肝组织。沿染色剂显示的范围切开肝脏被膜，用CUSA或WJ边打碎肝组织边吸引，对清楚显露的管道逐一结扎。对端缝合肝残端（图5-3-2）。

（五）肝门部肿瘤切除

肝门部肝癌可涉及Ⅰ、Ⅱ、Ⅲ、Ⅳ、Ⅴ、Ⅷ段，与肝门部胆管癌很难区别。肝门部胆管癌多为生长缓慢的硬化性胆管癌（sclerosing carcinoma），主要侵犯肝总管及其主要分支的左右肝管腺癌。肿瘤病理分型为息肉样型、结节型、硬化型、浸润型4类。

肝门部胆管癌发展到一定程度，第一，常侵犯周围肝组织，与胆管、门静脉、肝动脉、

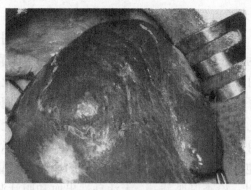 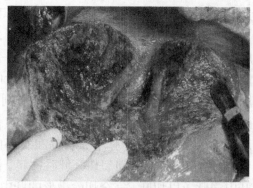

A.术中在超声的引导下,穿刺门静脉注入靛卡红,显示进行切除的不规则区域　　B.肝段切除后,显露出肝中静脉、下腔静脉、肝右静脉

图5-3-2　肝段切除(A又见彩图)

(引自 幕布内雅敏,等.肝脏外科要点与盲点 [M].北京:人民卫生出版社,2010,8.)

淋巴结粘连成肿瘤团块,对其切除常涉及周围的肝叶切除;第二,侵犯 1~2 级肝管的肿瘤,行部分肝叶切除的本身就是肝门部肿瘤切除的一部分;第三,必要的肝叶(多为方叶)切除,有利于肝门部肿瘤的切除,方便胆道重建。肝门部胆管癌切除术,可能需要附加肝右三叶、肝中叶、左半肝、方叶、尾状叶切除术。

肝门部胆管癌切除术多选用右肋缘下切口。开腹后,在胰腺上缘分离出胆总管予以切断结扎,向上翻起胆总管游离胆囊,充分使门静脉和肝固有动脉骨骼化,直至肝管扩张部,在肿瘤外 1.0cm 切除肿瘤。根据需要可附加肝叶切除。肝胆管重建多采用肝管 – 空肠 Roux-en-Y 吻合。切除肿瘤后的肝管,为防止狭窄应合并、固定后,再与空肠吻合。

四、术后并发症的处理

随着影像学诊断技术、手术设备和手术操作技巧等科学技术的进步,肝癌手术死亡率、并发症发生率,都获得了明显降低。但由于肝硬化肝癌病情复杂性,对过去认为是禁区部位开展了手术,因此,肝硬化肝癌手术切除术后有一定的并发症。

1. 出血:肝叶切除术的术后出血,就其出血的时间可分为术中出血和在 24~48 小时后的继发性出血;就其出血的原因可分为血管性出血和创面渗血。吴孟超等认为,术中出血,47%~50% 发生在肝静脉,其次为肝短静脉出血。造成术后出血的原因可能有:①小血管的撕裂。②线结滑脱。③创面止血不彻底。④凝血功能不佳。⑤坏死组织脱落,出现新的创面。⑥局部感染。一般多采用药物止血,再根据观察到的出血量和出血速度,决定处理方式。

2. 胆汁漏:多由细小的胆管渗漏引起的。保持引流管通畅,如无泛发性腹膜炎表现,2~3 周后可行引流管造影检查或 ERCP 检查治疗。

3. 胸腔积液:多见于右胸腔积液。由于膈下感染、肺内感染、肝周围淋巴管大量损伤、术后严重低蛋白血症等因素引起。可针对病因进行处理。

4. 肝功能衰竭:多发生在肝硬化肝癌的患者,术后可出现血清胆红素持续性上升、大量腹水、肝性脑病、肝肾综合征等临床表现。发生的原因:①手术适应证掌握不严,对肝脏的储备功能估计不足。②肝叶切除量过大,对安全的切除量估算不够准确。③出现术中和(或)术后继发性大出血,合并门静脉高压性上消化道大出血,严重干扰了机体内环境,是引起肝功能衰竭的主要原因。④肝门部血流阻断时间过长,造成肝细胞缺血、缺氧、再

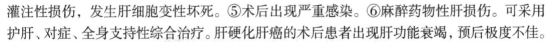

灌注性损伤，发生肝细胞变性坏死。⑤术后出现严重感染。⑥麻醉药物性肝损伤。可采用护肝、对症、全身支持性综合治疗。肝硬化肝癌的术后患者出现肝功能衰竭，预后极度不佳。

5. 膈下感染：创面渗液较多引流不畅，合并胆汁漏，可引起膈下感染。

6. 切口感染：由于皮肤消毒不严、手术时间过长、同时进行胃肠道手术、合并糖尿病等因素造成的。局部换药，必要时可进行二期缝合。

第六章　肝癌的肝移植

肝硬化的病程进入终末期，无有效的逆转治疗方法，肝移植是唯一的有效选择。1955年 Weleh 等进行了同种犬异位肝移植，1956年 Jack Cannon 等施行了同种犬原位肝移植，自1963年 Starzl 等首例肝移植获得成功以来，在世界范围内已经广泛开展。我国于1977年进行了国内首例报告以来，自1997年后几经起落又有了长足进步。

开展肝脏移植（liver transplantion, LT）的初期，成活率极低，主要由于术中和术后出血，急慢性免疫排斥反应造成的死亡。1963年 Starzl 等使用硫唑嘌呤和类固醇激素抗排斥反应，1978年 Calne 等进行了环孢霉素实验，1980年 Starzl 等又进行了环孢霉素联合泼尼松的抗免疫排斥实验，1989年 FK506 问世，使手术死亡率下降到10%以下。

第一节　肝移植发展的历史回顾与展望

我国是肝病高发国家，肝移植是治疗终末期肝病的唯一有效手段。肝移植作为一项系统工程，涉及供肝精准评估、受者精确选择、手术精细操作和围手术期精心管理等多个环节。历经半个世纪的发展，我国肝移植事业取得了令人瞩目的进步。2017年我国共完成肝移植5149例，2018年实施肝移植6279例，较前一年增长约22%，已经成为器官移植大国。但也必须看到在精准医学与大数据时代，我国仍存在引领性临床研究缺乏、基础研究薄弱、标志性成果偏少等诸多问题。

一、器官捐献与移植体系建设

在开展肝移植早期年代，没有器官移植指南、规范、法规，也没有严格的监管，前辈们在探索中前行。目前，我国已经在器官捐献、医院资质等多方面，建立了法律保障。

（一）建立器官捐献与移植的法律体系

2007年5月正式实施《人体器官移植条例》，规定移植器官必须来自自愿和无偿捐献，并符合伦理学的来源。从此中国器官移植事业开始走上了科学化、法制化、规范化建设发展的轨道。以后又陆续在法律上对器官来源以及器官分配和移植的原则做了规范，2013年制定了《中国人体器官分配移植与共享基本原则和肝脏与肾脏移植核心政策》和《人体捐献器官获取与分配管理规定（试行）》，并在此基础上开发了器官分配系统，实现公平、公正、公开地分配器官。

（二）器官捐献体系建设

依据《人体器官移植条例》，中国红十字会和国家卫生健康委员会出台了一系列人体器官捐献工作管理相关的政策文件，中国红十字会总会设立了中国人体器官捐献管理中心，专门负责器官捐献的宣传动员、报名登记、捐献见证、公平分配、救助激励、缅怀纪念及信息平台建设等相关工作。2014年中国人体器官捐献与移植委员会在北京成立，对全国人体器官捐献和移植的管理工作进行顶层设计并制定有关政策措施。遵照世界卫生组织（World Health Organization, WHO）的相关指导原则，结合我国国情，我国逐步建立了一个科学的、符合伦理规范的国家器官与移植体系的"中国模式"。使我国的器官移植科学走上规范化、法制化发展轨道。

二、器官移植发展现状

在法律的保障下，已经培训建立了人体器官捐献协调员的工作队伍，借鉴了国外器官捐献高等教育的成功经验在国内进行推广，在全国相继成立了器官获取组织（Organ Procurement Organization，OPO），并在中国模式的框架内摸索出多种适合国情的发展模式。促使我国器官捐献数量呈现出快速增长，2018年已完成公民逝世后器官捐献6302例，捐献器官17 898个，同比增长24%。先后建立了肝脏移植、肾脏移植、肺脏移植、胰腺和小肠移植等医院多所。目前，我国肾移植年逾万例，肝移植约5000例，中国已经成为名副其实的器官移植大国，并发展成为世界知名的肝移植中心。

三、需要解决的问题

（一）加强肝移植多中心临床研究

我国虽然在肝移植领域的数量上占据领先地位，但在牵头组织高水平多中心临床研究及标志性原创科研成果上，在国际上的学术影响力仍有很大提升空间。为了将我国在移植外科技术、器官功能保护、免疫抑制剂应用等领域的成果向世界推广，与国际合作在联合开展临床试验和科学研究，无疑将进一步增强中国在肝移植学界的引领作用。

（二）开展临床需求驱动的肝移植研究

目前肝移植研究水平相对滞后，尚无法满足快速发展的临床实践需求。一直以来，肝移植研究主要聚焦于免疫耐受、缺血再灌注损伤和移植术后并发症等方向。近年来，肝移植发展的新态势为科学研究提供了新方向。首先，移植物质量问题是制约移植疗效提升的重要原因，开展供肝质量科学评估、功能修复以及边缘性供肝拓展应用等研究，具有重大临床现实需求。其次，已经认识到植入新肝的生物学特征，在缺血再灌注损伤、免疫耐受及肿瘤复发中发挥关键作用。基于供肝-受者-移植三位一体的理念开展科学研究，成为未来重要突破点。第三，随着肝移植受者存活期延长，术后糖脂代谢紊乱、代谢病及肿瘤远期复发转移等危害日益呈现，其分子机制和防治新策略目前国际上还鲜有研究。因此，需要善于从临床诊治实践中不断总结和凝练新的科学问题，推动肝移植研究创新发展。

第二节 肝移植应用解剖

肝脏质地脆弱，血运丰富，毗邻关系复杂，对于肝移植这样的重大而精细的手术，必须掌握肝脏的应用解剖和解剖变异。

一、肝门部

位于肝脏脏面的H状沟是第一肝门，长4~5cm，宽1.5cm，深2.5cm，是门静脉、肝固有动脉、胆管、淋巴管和迷走神经出入的部位。第二肝门位于肝脏膈面顶部后缘的腔静脉沟的上端，是肝左、中、右静脉和肝小静脉进入下腔静脉的部位。

二、肝脏韧带

固定肝脏的韧带有：①镰状韧带：呈矢状位在肝脏的膈面上，自前下缘起含有肝圆韧带。②冠状韧带：呈冠状位于肝脏膈面上，由前后两层腹膜组成，在 7、8 段之间存在一梭形裸区，无腹膜覆盖。③左右三角韧带：位于冠状韧带的左右两端，是冠状韧带的延续，两层腹膜合而为一组成增厚的韧带。④肝胃韧带：位于肝门与胃小弯之间的两层腹膜和脂肪组成，内含胃左和胃右动脉（或有副胃左动脉）、胃左和胃右静脉、迷走神经与淋巴结。⑤肝十二指肠韧带：在肝门与十二指肠之间，右侧是独立缘，左侧与小网膜相续。内有胆总管、肝固有动脉和门静脉。⑥肝肾韧带：是冠状韧带的后层延续到右肾和肾上腺的部分，内有肝小静脉，也有人称之为第三肝门。⑦肝结肠韧带：位于结肠肝曲部，连接肝脏右下缘和结肠。⑧下腔静脉韧带：围绕肝段下腔静脉增厚的纤维组织。

三、肝脏血管

1. 肝动脉：由于胚胎发育的关系，肝动脉的走行关系变异较多，进入肝门的个体差异也比较大。大多数肝固有动脉缘自腹腔动脉干、肝总动脉、肝固有动脉，分成左右 2 支进入肝脏。

肝总动脉 92% 起自腹腔动脉干，少数来自肠系膜上动脉，直径 0.5~0.9cm。肝左动脉直径 0.5~0.9cm，长 4.0cm；肝右动脉直径 0.5~0.9cm，长 3.5~4.5cm，肝左右动脉间无交通支。肝中动脉（方叶动脉）起自肝外的部分成为肝中动脉，变异较大。迷走动脉包括迷走动脉、副肝动脉、代替动脉。迷走动脉是发起异常的动脉，肝左动脉常发自胃左动脉，迷走肝右动脉多发自肠系膜上动脉。副肝动脉是 2 支以上动脉进入左、右半肝，来自肝固有动脉以外的附加动脉支。代替动脉是另一种迷走肝右动脉和迷走肝左动脉，代替发自腹腔动脉干的肝左、右动脉（图 6-2-1，图 6-2-2）。

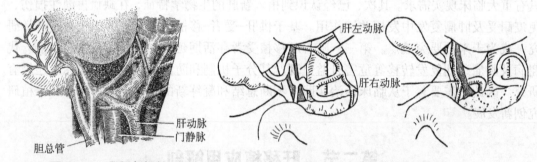

图 6-2-1　肝门部解剖

（引自 吴孟超. 肝脏外科学 [M]. 上海：上海科学技术出版社，1982，34.）

图 6-2-2　肝门部动脉变异

2 门静脉：平均长度为 6.73cm，直径 1.8cm。左右干之间的夹角约为 180°。右干长 2.0（1.1~3.3）cm，外径 1.1cm；左干长 1.05（0.6~1.8）cm，外径 1.0cm。

3. 肝静脉：分为 3 支，肝左静脉长 2.0~4.0cm，外径 1.05cm，以 45° 汇入下腔静脉左侧壁；肝中静脉主干长 5.0cm，外径 1.0cm，以直角汇入下腔静脉前壁；肝右静脉长 8.0cm，外径 1.3cm，以 30° 汇入下腔静脉前右侧壁。有的左、中干合干后长 0.3~1.5cm。肝短静脉（肝小静脉）有 3~10 支，多为 7 支汇入下腔静脉。

4.**下腔静脉**：在第 7 胸椎高度注入右心房，长约 25cm，直径 3.0cm。肝段的下腔静脉固定在肝脏后缘。肝上下腔静脉长 1.0~2.0cm。切开冠状韧带腹膜反折部，可以暴露出下腔静脉。

四、胆管

肝外胆管包括左肝管和右肝管、肝总管、胆囊管、胆总管，经十二指肠乳头进入肠道。左肝管长 1.5cm，右肝管主干长 1.0cm，肝总管长 2.4~3.6cm，胆囊管长 1.6~2.8cm，胆总管 5.6~6.6cm。在肝脏的脏面有胆囊三角（肝胆三角），由肝脏脏面、肝总管和胆囊管围成的三角区域，内有起始于肝固有动脉的胆囊动脉。在胆囊床有 1~3 支胆囊下肝管。

第三节 肝脏移植手术

肝脏移植是个系统工程，涉及多个学科的密切合作，需要各环节无缝连接才能保证手术的成功。术后长期监护随访更是不可缺少的步骤。

一、适应证和禁忌证

任何局限于肝脏的终末期疾病，肝脏功能失代偿时，均适合行肝脏移植。概括起来有两类：①肝脏疾病严重到威胁患者生命，预计患者存活 1 年的可能性 <50% 者，均应考虑行肝移植。②各种肝病致导致生活质量下降，出现复发性胆系感染、顽固性腹水、肝性脑病、食管 – 胃底曲张静脉出血及无法纠正的代谢异常等。随着临床经验的积累，肝移植的适应证也在不断变化。成年人最常见的原因为肝硬化，而儿童最常见的肝移植原因是胆道闭锁。

（一）适应证

主要应用于 Chaild-Pugh C 级的肝功能衰竭，肝硬化肝功能严重失代偿治疗无效者。在待肝期间发生消化道出血，应该选择 TIPS、食管静脉曲张介入治疗，或选择不影响肝脏移植的脾-肾、肠-腔静脉分流术。

1.**良性终末期肝病**：肝炎后肝硬化、酒精性肝硬化、继发性胆汁性肝硬化、原发性胆汁性肝硬化、自身免疫性活动性肝炎、药物性肝炎、硬化性胆管炎、Budd-Chiari 综合征、多囊肝、严重的遍及两肝叶的肝内胆管结石等，引起急性或亚急性肝功能衰竭。初次肝移植失败或原发病复发致肝功能失代偿者。

2.**肿瘤性疾病**：良性肝脏肿瘤：巨大肝血管瘤、多发肝腺瘤；恶性肝脏肿瘤：肝细胞性肝癌、胆管细胞癌、肝血管内皮癌、平滑肌肉瘤、肝母细胞瘤、继发性肝癌（原发肿瘤已彻底根除，尤其是内分泌肿瘤）等，均可进行肝移植。

3.**先天性、代谢性肝病**：先天性胆道闭塞、肝豆状核变性、肝内胆管囊状扩张症、糖原累积综合征、α – 抗胰蛋白酶缺乏症、酪氨酸血症等。

（二）禁忌证

随着肝移植技术的发展，肝移植禁忌证也在不断变化，门静脉血栓形成曾被认为是肝移植的绝对禁忌证，现已成为相对禁忌证；晚期肝脏恶性肿瘤曾是肝移植适应证，由于术后复发率较高，目前被认为是肝移植的相对禁忌证。

1.**绝对禁忌证**：①合并难以根治的肝外恶性肿瘤。②有肝胆以外难以控制的活动性感染（包括细菌、真菌和病毒感染）。③严重的心、肺、脑和肾等重要器官实质性功能不全病变。④难以控制的心理或精神疾病。⑤难以戒除的酗酒或吸毒。⑥有肾功能衰竭者。

2. **相对禁忌证**：①年龄 > 70 岁。②精神不健全，依从性差。③门静脉广泛性血栓形成或门静脉海绵样变。④ HIV 感染终末期肝病者为肝移植的绝对禁忌证，也有学者将单纯 HIV 阳性列为肝移植的相对禁忌证。

二、肝移植术前准备

肝移植的术前准备可分为受体和供体两部分。

（一）受体术前准备

由于准备肝移植患者，多为肝功能严重失代偿治疗无效者，在待肝期间必须进行调整，纠正机体的整体状态，降低手术风险。所以，应进行综合性支持治疗、对 HBV 感染者行抗病毒治疗和对症治疗。

1. **支持治疗**：用支持治疗调整机体的综合状态，为肝脏移植做术前准备。①补充血浆和白蛋白，使总蛋白 > 60g/L、白蛋白 > 35g/L。②纠正贫血，调整血红蛋白 > 100g/L。③补充葡萄糖、胰岛素和钾离子。④纠正凝血酶原时间，适当地补充凝血因子和血小板。⑤补充叶酸、维生素 K、维生素 B_{12}。⑥本着少而精的原则，适当地补充护肝药物。

2. **高黄疸的治疗**：如果 TBIL >（10~15）ULN，可以进行血浆置换，达到快速降低高胆红素血症的目的。

3. **消化道出血的治疗**：有消化道出血者，除药物治疗外，多主张应用 TIPS 进行肝内分流降低门静脉压，这样不损伤肝外血管结构，有利于肝脏移植。

4. **肝性脑病的治疗**：对合并肝性脑病者，进行降低血氨，调整血氨基酸谱为主的综合治疗。

5. **抗病毒治疗**：准备肝脏移植的患者有 HBV 感染者，应该进行核苷类似物抗病毒治疗，由于考虑到肾脏损害，所以多选用恩替卡韦（ETV）、替诺福韦（TDF）、替比夫定（L-dT）或拉米夫定（LAM）。对于 HCV 感染者，肝移植前可用干扰素 –α 加利巴韦林；肝移植后因为患者需要长时间、大剂量使用免疫抑制剂，因而不能应用干扰素。目前多使用吉三代抗 HCV 治疗。

6. **ABO 配型**：肝脏移植的组织配型要求相对不十分严格，但必须力争 ABO 配型相符，否则可能导致免疫排斥反应。如有可能进行淋巴细胞毒性试验，以阴性为佳，可以减少免疫排斥反应的风险。人类白细胞抗原（HLA）配型与免疫排斥反应是否发生、发生频率和发生强度，均不成正比，所以不要求配型相符。

7. **手术常规准备**：按预定手术前，进行心理辅导、备血及血浆、备皮、植入各种导管及签署有关的医疗文书。

8. **应用免疫抑制剂**：肝脏移植术前 6~8 小时，即开始口服环孢素 A（CsA）5mg/kg 和骁悉 1.0g，或普乐可复（FK506）0.5mg/kg 和骁悉 1.0g。

（二）供体术前准备

供体的术前准备包括供肝切取和供肝整修。

1. **切取供肝**：在脑死亡后立即切取供肝。在热缺血 5 分钟内进行肝脏灌注和降温。切取供肝前对供体全身做肝素化处理。腹部大十字切口，检查肝脏在其周围放置无菌冰屑降温。结扎远端腹主动脉，在腹主动脉内插管灌注 0~4℃ 的 UW 液；在脾门处结扎脾静脉，于肠系膜上静脉内插管灌注 UW 液，保持 100cmH$_2$O 的压力，灌注速度每分钟＞ 100mL；切开胆囊插管用 UW 液对胆管树进行冲洗。在心包内和肾静脉上切断下腔静脉两端，待肝脏颜色变白，逐渐冷却，静脉内流出的液体无色后，切开肝脏周围韧带，自胃小弯切开小网膜囊，在胰腺上缘切断胆总管，门静脉与脾静脉交叉处切断门静脉，再切断腹主动脉的上下两端，取出肝脏装在有 UW 液的塑料袋中，保留在 0~4℃ UW 液的容器中。

2. 供肝的整理： 供肝保存液有两种，在 0~4℃ 无菌条件下，UW 保存液可以保存供肝 16~24 小时以内；CollinsC2 液保存 8 小时。现在多用 UW 保存液。供肝保存时限以热缺血在 5 分钟以内，冷缺血在 10 小时以内。整修供肝是切除无用的组织、结扎迷走动脉和胆管、剪修肝动脉、门静脉、胆管及下腔静脉，使之适合各种管道的吻合。

三、肝脏移植术

肝脏移植术首先切除病理性肝脏，然后再将供肝移植给受体，完成动脉、静脉、门静脉和胆管的吻合。

开腹前要先建立无肝期的静脉 – 静脉转流的体外循环体系，在无肝期引流下肢和门静脉血液回流到体循环。一般多采用左腋静脉、右大隐静脉和门静脉插管。体外循环管道内预先充满乳酸林格氏液 750~1000mL。在无肝期时，启动体外循环系统，保持管道压力 16kPa（120mmHg），流量选择在每分钟 1.0~3.5L。用凝血酶原时间控制肝素用量，使其维持在 180~120 秒。门静脉、肝上下腔静脉及肝下下腔静脉吻合成功后，分别停止静脉 – 静脉转流。近年来，由于手术技术的进步，有些学者在无肝期已经不用转流，即可完成肝移植术。

1. 病肝切除： 采用吸入静脉复合麻醉，肋缘下屋顶形切口（至右腋后线 – 左腋中线间），进行病肝切除。基本顺序是切断镰状韧带、冠状韧带和左右三角韧带、暴露肝上下腔静脉；解剖第一肝门，游离出肝固有动脉、门静脉、肝管；再仔细解剖第三肝门，结扎肝小静脉的多个分支和游离肝下下腔静脉；病肝全部游离完毕后，分别切断游离出的各种管道，最后切断肝上下腔静脉和门静脉，同时启动体外循环（图 6-3-1）。

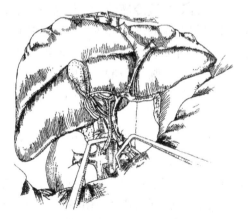
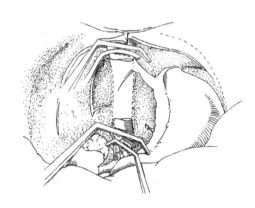

A. 彻底游离病肝   B. 完全切除病肝

图 6-3-1 切除病肝

2. 原位肝脏移植： 肝脏原位移植（orthotopic liver transplantion，OLT）是在切除病肝的

位置，把供肝植入，连接静脉、动脉、门静脉、胆管等管道。首先吻合肝上下腔静脉和门静脉，肝下下腔静脉的吻合留下一裂口，待灌注的血浆把气泡和灌洗液完全排出后再继续吻合，首先建立门静脉－静脉系统的循环，可停止体外循环。然后吻合肝动脉和胆管。肝动脉吻合方式个体差异较大，肝固有动脉的端－端吻合，容易狭窄、栓塞，现在多用腹腔动脉干与腹主动脉直接吻合。胆管内置 T 形管支撑吻合口。

3. 背驮式肝脏移植： 1968 年 Calne 提出背驮式肝脏移植（piggyback liver transplantion，PLT）的设想，1989 年 Tzakis 首先在成人肝脏移植中应用，1992 年 Belghiti 等应用与供受体的下腔静脉侧侧吻合方法。PLT 与经典肝脏移植手术的不同，是需要解剖病肝的第二肝门，供肝的肝上下腔静脉与受体的肝左及肝中、右静脉合并开口吻合，或供肝的肝上下腔静脉与受体下腔静脉端侧吻合。也有用肝上下腔静脉与受体右心房吻合。手术的难点是病肝的尾状叶常增生肥大，从下腔静脉韧带的纤维组织中，分离出肝静脉比较困难，影响供受体的静脉吻合。布－加综合征、下腔静脉解剖异常、恶性肿瘤不宜应用 PLT 术式。与经典原位肝脏移植相比，在术式上没有优劣之分。

4. 减体积式肝脏移植： 减体积式肝脏移植（reduced-size liver transplantion，RLT）是肝脏部分移植。Bismuth 等于 1984 年应用于儿童肝脏移植。应用解剖学基础是 Couinaud 的肝脏分段理论。通过供受体体重比（D/R）来评价受体肝脏大小的差异，选择肝脏合适的体积。吻合各种管道时，口径的匹配需要灵活处理。在绝大多数情况下，胆总管与空肠 Roux-en-Y 吻合较合适。

5. 劈离式肝脏移植： 与减体积式肝脏移植一样，主要用于儿童肝脏移植。1988 年 Pichlmary 首先应用了劈离式肝脏移植（split liver transplantion，SLT），劈离式肝脏移植的技术发展，使供受体之间的数量矛盾得以缓解。

SLT 的技术难点在于肝脏的管道解剖非常复杂，变异极为常见。Couinaud 和 Houssin 等的研究指出，约 86% 的供肝适合做 SLT。在肝脏的主管道中，动脉和胆管的变异最常见。一级胆管的变异多见于右侧，动脉变异左侧更多见。肝静脉中，肝右静脉与下腔静脉入口的变异极大。这些变异为肝脏劈离带来困难。

肝脏分离技术，分为体外和原位肝脏分离。体外肝脏分离是取出供肝后，在 UW 保存液冰水中进行分离。原位肝脏分离是在脑死亡后，进行 UW 液冷灌注后，游离Ⅱ、Ⅲ段肝脏周围的韧带，切开肝脏分离肝门部管道，尽可能保留Ⅳ段的动脉分支。主要管道的分属是肝脏分离技术研究的重点，原则是下腔静脉保留给右半肝，多数需要切除尾状叶；门静脉、肝动脉主干保留在右半肝，胆总管始终保留给右半肝。若门静脉、肝动脉主干保留在左半肝，右半肝用同种血管间置。分离肝脏的断面，可用仔细结扎、纤维蛋白胶封闭，可减少再灌注时的出血。

6. 活体供肝的肝脏移植： 1989 年 Raia 等首先报告了活体供肝的肝脏移植（living-related liver transplantion，RLT）手术，Thaka 报道了 70 例，成活率达到 90%。

为了保证供体的安全和受体手术的成功，RLT 的供体在手术前要做全面检查，包括生化学、病毒学、肝脏 CT 检查、肝动脉血管造影、磁共振胆管造影（MRICP）、逆行胰胆管造影（ERCP）以及肝脏活体组织检查。通过对供体全面仔细地检查，充分了解供体肝脏的大小、管道的走行，从而客观地评估移植体可能取得的体积大小。

由于肝左静脉及肝中静脉进入下腔静脉前，常有解剖上的变异，多为有共同的主干；

肝门部的胆管和门静脉也多有变异。所以，在供体的手术中，于切除胆囊前，通过胆囊管插管行胆管树造影，了解其解剖结构；用超声探察肝内的血管结构，确定切取移植体的最佳途径。

活体供肝常选左外侧叶（Ⅱ、Ⅲ段）、左肝（Ⅱ、Ⅲ段、部分Ⅳ段，不包括肝中静脉）、左半肝（Ⅱ、Ⅲ、Ⅳ段，包含肝中静脉）；右半肝（Ⅴ、Ⅵ、Ⅶ、Ⅷ段）、扩大右半肝（Ⅴ、Ⅵ、Ⅶ、Ⅷ段加Ⅳ段部分，包含肝中静脉）。

以左肝为移植体时，在分离左肝管时，因靠近肝脏切面，应尽量保护其周围的 Glisson 鞘，以保证血运。分离小网膜时应注意寻找有无发自胃左动脉的变异肝左动脉。在切离肝叶前，应在门静脉内插管进行冷血浆灌注，冷却肝脏。供肝为右叶时，肝中静脉外应保留 0.5cm 厚的肝组织。

移植肝脏时，首先进行肝静脉端-端吻合。继续灌注的 250~500mL 冷血浆，以排出血管内的空气，清除移植体中的高钾浓度的 UW 液和有毒的代谢产物，待有血浆流出后，再做最后的血管缝合。肝动脉重建是活体肝移植面临的一个比较困难的问题，主要是狭窄、血栓形成的困扰。与肝固有动脉的端—端吻合比较适合。胆道重建的方式常采用胆管－空肠 Roux-en-Y 的端-侧吻合。注意保护胆管周围的血运。吻合后，用多普勒超声检查所有的血管通畅程度。

四、肝移植术后并发症的处理

随着肝脏移植技术的不断提高，肝脏保存技术不断更新，新型免疫抑制剂不断问世，围手术期治疗不断完善，肝脏移植的成活率虽然达到了 90% 以上，但手术并发症仍然高达 14%~55% 之间。早期并发症多由手术创伤和手术技术，或由于原发疾病的肝功能障碍所引起。晚期并发症则由于长期大剂量使用激素和免疫抑制剂，引起免疫功能低下和代谢紊乱而出现的。

1. 腹腔内出血：病肝切除可造成巨大的手术创面，存在广泛渗血的隐患；肝脏移植尚未使门静脉高压得到有效的缓解；凝血功能障碍等因素，都可引起腹腔内出血。一般腹腔引流在 48~72 小时内可逐渐减少或停止。如果引流量每天＞500mL，颜色较浓，或持续增加，就应该认定是腹腔内出血。治疗上，除输血补液和给予止血药物外，还要掌握重新手术止血的指征。

2. 消化道出血：由于手术的刺激，引起的急性胃黏膜病变（应激性溃疡）多见，或因大量使用皮质激素也可诱发消化道黏膜出血。可由胃管引流出咖啡样物或陈旧性血液。应用抗 H_2 受体药物或质子泵拮抗剂和止血药物，可有效治疗。

3. 无功能肝：Busutti 等的报道无功能肝的发生率为 4%。早期移植肝功能不良（PEGF）或更为严重的原发性无功能（PNF），一般发生在移植术后数小时到数日内。无功能肝的发病机制仍然不明确，目前定义为"初期的移植肝功能不良、快速肝衰竭伴肝脏酶学水平升高、胆汁减少或无胆汁、肝性脑病和凝血机制障碍。"PNF 是由潜在可逆性的 PEGF 进展到 PNF 功能衰竭的连续过程。可能与供肝的年龄、供体的血流动力学、脂肪肝、营养状态、肝脏冷缺血的处理、受体的免疫状态、原发疾病和肝脏的毒物损害有关。多由热缺血时间过长、灌注和保存损伤造成的。目前仍然无客观的评价指标。再次肝脏移植是目前唯一可挽救患者生命的措施（图 6-3-2）。

4. 胆道胆汁漏和梗阻： 胆汁漏多出现在胆管吻合口部或肝脏断面的胆汁渗出，拔出 T 形管出现的胆汁漏，与大量应用皮质激素影响了窦道形成有关。

术后胆管狭窄的发生率在 3.5% 左右。发生的主要原因是胆管血运不良，出现局部缺血性萎缩。保留 T 形管 3 个月以上，待胆管周围的侧支循环建立后再拔出引流管，可减少肝外胆管狭窄。肝内胆管狭窄可能与肝动脉栓塞、供肝缺血时间过长、胆道内胆汁残留、ABO 配型不合、巨细胞病毒（CMV）感染、慢性排异和 T 形管刺激等因素有关。其中肝动脉栓塞和肝缺血性损伤是主要因素。这种狭窄属于营养不良性萎缩。

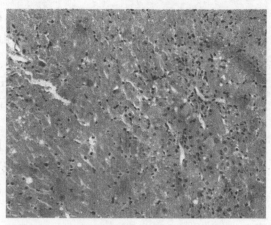

肝细胞大片状凝固性坏死，血管内有血栓形成，汇管区内有炎症细胞浸润（HE×100）

图 6-3-2 无功能肝的组织病理（又见彩图）

十二指肠乳头功能紊乱发生在胆管端-端吻合的肝移植患者，缓慢进展形成全胆道扩张。与病肝切除时，供应乳头的血运和神经被切断有关。

5. 肝动脉栓塞： 肝动脉栓塞发生率较高，成人为 1.6%~8%，儿童则高达 2.7%~20%。肝动脉狭窄的发生率为 4.1%~7.8%。与吻合损伤血管内膜、流出道不通畅、冷保存时间过长、阻断损伤和免疫排斥反应血管损伤等因素有关。由于机体能耐受无肝状态 14 小时，一旦发现是肝动脉栓塞，必须重新进行动脉吻合或移植新肝。

6. 门静脉狭窄和血栓： 较少见，早期需要重新手术，晚期可用 TIPS 在门静脉内下支架解决。门静脉狭窄和血栓与操作技术有关。

7. 下腔静脉狭窄和血栓： 下腔静脉狭窄和血栓发生率为 1%~2%，主要是操作技术问题，吻合口出现成角、扭曲、长度不适当造成的。下腔静脉扩张术是有效的治疗方法。

8. 感染并发症： 有人统计报告肝脏移植术后 80% 以上的患者，出现不同程度、至少合并一种类型的感染，包括细菌、真菌和病毒感染。出现易感染的原因：①原发性疾病是肝衰竭，机体免疫功能低下。②大剂量使用免疫抑制剂，全面抑制了机体的免疫功能。③肝脏移植过程复杂、环节过多，增加了感染机会。④无肝期门静脉瘀血、缺氧，小肠黏膜屏障受到损害，引起细菌易位。⑤术后腹腔内渗血、积液、胆汁漏，容易感染细菌。⑥胆道重建采用 Roux-en-Y 吻合，使肠道开放。⑦长时间留置各种导管，易被污染。⑧供肝为尸体。

（1）细菌感染：细菌感染的部位多见于腹腔和切口、肺部、泌尿系统和留置导管等。感染的菌种常见大肠埃希菌、变形杆菌、肺炎克雷伯球菌、肠球菌、金黄色葡萄球菌。肺部多见肺炎克雷伯球菌和铜绿假单胞菌；20%~60% 有泌尿系统感染，多为大肠埃希菌、变形杆菌和肺炎克雷伯球菌；留置导管的感染菌种常为肠球菌、白色葡萄球菌和变形杆菌。感染的早期为需氧菌和厌氧菌混合感染，晚期多为单纯厌氧菌感染。

（2）真菌感染：真菌感染发生率为 4%~48%。由于长期使用抗生素，干扰了正常菌群使真菌繁殖。80% 的真菌感染为念珠菌和曲霉菌，死亡率高达 30%~100%。使用氟康唑抗霉菌感染，可增加环孢素 A 的血药浓度。

（3）病毒感染：肝脏移植术后，可发生多种病毒感染，多见的是巨细胞病毒（CMV）、单纯疱疹病毒和腺病毒（EB）等。CMV感染多发生在肝脏移植术后3~8周，发生率为50%~65%（有50%~90%的报道）。单纯疱疹病毒感染发生在术后3周内。EB病毒感染多发生在移植术后3个月，EB病毒感染可导致淋巴细胞增生紊乱。

9. 神经和精神改变： 肝脏移植术后出现神经系统改变的发生率为8%~47%，多在3个月内出现。早期出现癫痫达30%~40%，也可发生运动障碍、脑血管意外、脑白质病等神经系统疾病和脑功能不全、意识障碍、记忆减退、视觉空间感知障碍等精神方面的改变。可能是由于代谢产物、神经毒性药物的作用、中枢神经系统的广泛感染所致。

10. 新生恶性肿瘤： 目前已公认器官移植后，新生恶性肿瘤发生危险性呈上升趋势。器官移植术后的新生恶性肿瘤发生率为4%~18%，平均6%。随着受体存活时间延长，恶性肿瘤发生率增高，尤其是一些罕见的恶性肿瘤，在移植受体中发生率升高。新生恶性肿瘤发生率增高的原因，可能是机体的免疫力严重受到抑制，一旦免疫系统失去免疫调节功能与防卫能力，将使非淋巴系统肿瘤随之发生；病毒感染可能在受到免疫抑制的患者中起到重要作用；长期服用的免疫抑制药物硫唑嘌呤、环孢素A、环磷酰胺等可直接损害细胞的DNA，可能也是致病因素。

第四节　肝脏移植的术后治疗

肝脏移植是需要各学科精密合作的复杂手术，手术后的精心治疗，更是保证成功的重要步骤。

一、术后的治疗和护理

1. 术后监测： 手术后需要监测：①生命体征的变化。②血液监测指标：血、尿常规；血生化检查肝、肾、心功能；凝血功能及DIC指标；血氨及电解质；血气分析；病毒学（HBV、HCV、CMV）指标；细菌和真菌血培养。③多次肝脏活检。④肝脏影像学（超声、CT或MRI）检查。⑤T形管造影。⑥必要时可血管造影等检查。

2. 各种导管的处理： 肝脏移植需要预置胃管、导尿管、气管插管、中心静脉压管（CVP）、动脉压管、胆管T形引流管、腹腔引流管等，需要定时消毒、清理和冲洗以及观察引流量和引流液的性状。多数导管在48~72小时拔除，但CVP管及胆管T形引流管需要较长时间保留，胆管T形引流管常需要保留3~6个月，甚至更长的时间经造影后才能拔除。

3. 补充液体和营养支持： 根据体液丢失及肝功能损害情况进行补充，其中晶体液占2/3，胶体液占1/3；注意补充钾、钙、镁等离子；热量补充按30kCal/（kg·d）[125.6kJ/（kg·d）]，其中葡萄糖及中长链脂肪乳各占50%。糖的每日用量最好在5~6g/kg，可适当地加入胰岛素，保持血糖5~8mmol/L，同时监测动脉血酮体比（AKBR），如血酮体比<0.5说明肝脏功能不良。应注意在肝脏功能障碍时输入高张葡萄糖（>25%）不仅不能达到营养支持的目的，尚可能诱发呼吸功能衰竭和肝内淤胆。

4. 抗感染治疗： 由于需要较长时间应用广谱抗生素，需要严格注意真菌和病毒感染。

5. 抗病毒治疗： 对于HBV和火车感染，手术当日开始可大量（10 000U）使用乙肝免疫球蛋白（hepatitis B immunoglobulin，HBIG），术后继续使用NAs抗病毒治疗，可防止移植肝脏再感染 HBV，使生存率进一步提高。CMV 感染可使用更昔洛韦 10mg/（kg·d），分两次静脉滴入，严重者可加用丙种球蛋白或膦甲酸。

二、抗排斥反应

肝脏移植的术后治疗，在渡过围手术期后，除防止远期并发症外，主要是抗排斥反应的药物应用与剂量调整。免疫抑制剂的研究进展，有效地控制急慢性排斥反应，大幅度地提高了器官移植的成活率。

（一）肝脏移植排斥反应的组织病理学改变

肝移植急性排斥反应，最早可出现在肝脏移植术后 5~7 天，多数急性排斥反应发生在肝移植术后 3 个月内。慢性排斥反应通常在原位肝移植后 6 个月才发生。

急性排斥反应主要病理损害 Glisson 鞘内结构，靶细胞为肝内胆管上皮细胞、动脉和门静脉分支的血管内皮细胞。有人认为与这些上皮细胞富含 MHC 类抗原分子，容易发生免疫应答反应有关。肝活检组织病理学改变可见小动脉炎，管腔狭窄、堵塞；小胆管闭塞、消失；在汇管区的动脉、胆管及门静脉血管的基底膜内侧，有淋巴细胞、浆细胞、巨噬细胞浸润；严重者可伴有胆管上皮细胞核固缩、溶解性坏死。

慢性排斥反应的肝脏组织病理学特征性表现为胆管消失综合征，小胆管缺失和闭塞性血管病变。早期表现为严重的汇管区浸润，胆管内皮细胞炎症。动脉分支泡沫样肥大细胞浸润对早期慢性排斥反应的诊断很有帮助。肝血管造影可显示移植物血管从末梢剪枝样改变到明显的血管硬化等多种改变，预示着移植物功能可能已丧失（图 6-4-1、图 6-4-2）。

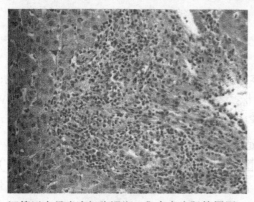
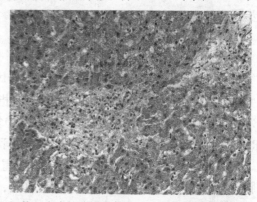

汇管区大量炎症细胞浸润，集中在小胆管周围，肝细胞肿胀（HE×200）

图 6-4-1　急性免疫排斥反应的肝脏组织病理（又见彩图）

汇管区炎症细胞浸润较少，小胆管几乎完全消失（HE×100）

图 6-4-2　慢性免疫排斥反应的肝脏组织病理（又见彩图）

（二）抗排斥反应治疗

1899 年 Metchnikoff 制成了抗淋巴细胞血清，1914 年 Murphy 等开始注意到抗排斥反应药物的应用，经过氮芥、6- 巯基嘌呤（6-MP）、泼尼松临床应用的漫长发展阶段，1979年 Calne 等首先将环孢素 A 应用于临床，器官移植的抗排斥反应治疗的临床用药，则进入一个新的历史时期。随着 FK506、骁悉等药物的问世，抗排斥反应用药又上了新的台阶。

抗排斥反应的用药方案，肝脏移植目前多采用联合用药：① CsA、甲泼尼龙和骁悉 /或 6-MP。② FK506、甲泼尼龙和骁悉 / 或 6-MP。现在多提倡监测 CsA 或 FK506 服药后 2小时的血药浓度来调整用药量。各期血药浓度的峰值，CsA 术后 1 个月内 400ng/mL、1~3

个月 300~400ng/mL、3~6 个月 250~300ng/mL、6~12 个月 150~200ng/mL、12 个月以后 100~150ng/mL；FK506 术后 1 个月内 15~20ng/mL、2~3 个月 10~15ng/mL、3 个月后 5~10ng/mL，70% 的患者 1 年内可考虑 FK506 的单一用药（图6-4-3）。

1. 糖皮质激素：糖皮质激素是抗排斥反应的一线用药。正常人每天分泌氢化可的松约 20mg，约 90% 与血浆中蛋白结合，只有游离型才具有生物活性。给药 1~2 小时血药浓度达到高峰，一次给药可持续 8~12 小时。

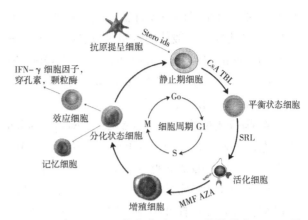

CsA. 环孢素 A。TRL. 他克莫司。SRL. 雷帕霉素。MMF. 霉酚酸酯。AZA. 硫唑嘌呤。Steroid. 糖皮质激素

图 6-4-3　抗排斥反应药物的作用部位

糖皮质激素抗排斥反应的免疫调节作用是多方面的：①抗原被巨噬细胞吞噬后，形成抗原多肽或 RNA 抗原复合体，由抗原提呈细胞（DC）提供给 T 淋巴细胞、B 淋巴细胞，诱导分化成致敏淋巴细胞和浆细胞，产生淋巴因子。糖皮质激素能稳定细胞膜，影响巨噬细胞吞噬及处理抗原。②能破坏参与免疫活动的淋巴细胞，对 T 淋巴细胞作用明显，对辅助淋巴细胞作用更明显，可促使致敏淋巴细胞的甘油三酯水解，使淋巴细胞内的脂肪酸堆积，导致细胞核损害、溶解。③通过细胞因子实现抑制免疫母细胞的分裂增殖、浆细胞合成抗体及致敏淋巴细胞的作用。④降低自身免疫性抗体水平，干扰补体参与免疫反应。⑤对免疫反应引起的炎症反应，有减轻充血、降低毛血管的通透性防止渗出、较强地抑制炎症细胞向炎症部位移动、抑制巨噬细胞吞噬功能、阻止炎症介质发生反应等的作用。在抗原进入体循环前 24~48 小时应用，其免疫抑制作用最强。一般在术中自门静脉开放的同时，快速静脉滴注甲泼尼龙 500~1000mg，以后 500mg/d、160mg/d、120mg/d，逐日减量，4 天后可改为泼尼松 90~100mg/d，术后 7~10 天减至 30mg/d，3~6 个月逐渐减至 15~20mg/d。

2. 环孢素 A：环孢素 A（CsA）是土壤里真菌属中的提取物，在血浆中 90% 与血浆为脂蛋白结合，其大部分分布在血液外的组织中。血液中的部分，41%~59% 在红细胞中，33%~47% 在血浆中。半衰期为 6.4~8.7 小时。CsA 的免疫抑制药理作用是直接作用于免疫系统，通过干扰淋巴细胞活性，阻断白细胞介素 -2（IL-2）及 IL-2 受体的表达，参与排斥反应的体液和细胞效应机制。CsA 除了抑制巨噬细胞的各种功能外，还可以阻断被激活的 T 淋巴细胞进入细胞分裂的 S 期，抑制 IL-2、γ- 干扰素、B 淋巴细胞分化因子、淋巴细胞因子的生成和释放；使细胞毒性淋巴细胞、B 淋巴细胞和巨噬细胞缺乏必要的辅助细胞刺激而不能被完全激活。手术前晚上和手术日晨各口服 CsA 200mg，手术后按 5mg/（kg·d）的剂量静脉滴入，保持血药浓度 500~600ng/mL，改为口服按 10mg/（kg·d）的剂量调整用药。

3. 普乐可复：普乐可复又称他克莫司（tacrolinus）、FK506，是自一株土壤真菌的肉汤发酵物中提取的一种大环内酯抗生素。FK506 具有高度的脂溶性，水溶性极低。静脉给药后的半衰期 3.5~40.5 小时，平均 8.7 小时。一般治疗量的峰值 2~10mg/L。FK506 的抗排斥反应作用，表现在抑制辅助性 T 淋巴细胞释放 IL-2 和细胞毒性 T 淋巴细胞（CTL）的增殖。FK506 能选择性抑制不同刺激应答中的淋巴细胞分泌的各种细胞因子，其能力至少

比 CsA 强 100 倍。FK506 有很大的亲肝能力，比较容易进入细胞内，抑制 IL-2、IL-3、IFN-α 等活性。一般使用剂量为 0.15mg/（kg·d）静脉滴入。现在多采用监测血药浓度来调整 FK506 的用药量，郑树森的意见是 FK506 的血药浓度 > 30ng/mL，减少 50% 的用药量；在 20~30ng/mL 之间，减少 20%~40% 的用药量；5~10ng/mL 时增加 20%~40% 的用药量；< 5ng/mL 时，用药量加倍。

4. 吗替麦酚酯：吗替麦酚酯（mycophenolate mofetil）又称霉酚酸酯、MMF，商品名为骁悉，是人工合成的霉酚酸的酯类衍生物。MMF 具有高效、选择性、非竞争性、可逆性的次黄嘌呤核苷酸磷酸脱氢酶（IMPDH）的抑制剂，能抑制鸟嘌呤核苷酸的经典合成途径。嘌呤核苷酸代谢异常的特点，常表现为淋巴细胞显著减少或功能不良。霉酚酸（MPA）对淋巴细胞有高度选择性抑制作用，可以抑制细胞和抗体介导的排斥反应和抗体的形成。口服后 1 小时达到血峰值，然后很快下降。绝大部分在肝脏内结合成无活性的霉酚酸 – 葡萄糖醛酸苷，自胆汁分泌参加肠—肝循环，6~12 小时后可在血液中形成第二次峰值。首次剂量 2~3g/d，以后逐渐减量，使血药浓度保持在 30~40ng/（kg·d）。

5. 硫唑嘌呤：硫唑嘌呤（azathioprine）是抗代谢药物，在肠道内吸收迅速，比较安全。其主要作用机制是干扰核酸代谢，抑制淋巴细胞的 DNA 合成，阻滞细胞 S 晚期或 G_2 早期的发育，减低细胞分裂增殖速度，因而属于周期性特异性药物。硫唑嘌呤抑制细胞免疫作用比抑制体液免疫作用强，抑制 T 淋巴细胞比 B 淋巴细胞作用强，影响了 T 淋巴细胞对抗原的识别。临床用药按 1~4mg/（kg·d），维持量按 1~2mg/（kg·d）。

（三）免疫抑制治疗的并发症

1. 肾功能损伤：移植术后使用的免疫抑制剂他克莫司和新山地明，是肾毒性并发症发生率和病死率高的主要原因。研究表明，在标准的环孢素治疗方案中，肾小球滤过率降低，有效肾血流量降至正常的 45% 和 60%。Mc Cauley 等认为环孢素引起急性和慢性肾功能衰竭发病率分别为 16% 和 80%。除了免疫抑制剂水平过高引起肾损伤外，移植前、术中或术后低血压和（或）脓毒症也可能引起肾脏疾患。糖尿病也是造成肾功损害的常见原因。因免疫抑制剂治疗而导致的慢性肾功能衰竭，常需要长期透析或再移植。

2. 心血管和代谢并发症：由于长期大剂量应用激素，移植术后产生心血管和代谢并发症，出现高血压、高血脂、糖尿病和肥胖，对移植术后并发症发生率和死亡率有一定的影响。

3. 骨质疏松症：骨质疏松症在慢性胆汁淤积综合征中，尤其是原发性胆汁性胆管炎（PBC）患者更加显著。接受移植的女性 PBC 患者骨骼矿物质密度在术后最初 3 个月下降 18%，缺少活动和应用糖皮质激素可加重这些改变。Reeves 在术前经静脉应用磷酸盐可能使术后骨折的发生率急剧下降，Valero 认为羟乙二磷酸可能提高术后患者脊椎骨矿物质密度。对超过 60 岁的人应采用无糖皮质激素的免疫方案，这样既不增加急性排斥反应发生率，且可减少骨质疏松的发生。

4. 神经系统并发症：环孢素过量应用引起的神经毒性表现在许多方面，包括震颤、多动、急性精神错乱状态、精神病、癫痫发作、失语甚至皮质盲。颤抖的神经系统副作用，甚至限制其活动。但这种症状可以随时间或药物减量而缓解。

5. 原发性疾病复发：长时间应用抗免疫排斥反应药物，可能引起原发性疾病复发。最常见的是病毒性肝炎（HBV、HCV）移植术前后，应用抗病毒药物和人乙型肝炎免疫球蛋白（HBIG），可提高肝移植患者的 5 年生存率。防止肝炎复发可能导致的肝硬化或纤维化淤胆型肝炎。

肝细胞癌等恶性肿瘤复发，通常发生在移植物或其他部位。因此，需要生化学、免疫学和影像学检查，及时进行相应处理。原发性硬化性胆管炎（PSC）复发较晚，较常见胆管吻合口狭窄。单发的局部的狭窄可以通过扩张而得到解决，广泛的狭窄需复杂的外科胆道重建，此时可考虑再移植。Wilson 病移植后的神经系统表现逆转的快慢程度是各不相同的，如果症状看上去没有预期消失的快，那么可能需要考虑移植物功能不良，或疾病复发，或是二者兼而有之。

6. **影响美容**：许多患者因免疫抑制剂的影响美容而被困扰，如环孢素与多毛和齿龈增生有关，糖皮质激素可导致痤疮。这些症状通常会逐渐减轻，改变免疫抑制剂可能改善症状。如果患者术后服用螺内酯治疗，可能使男性女乳继续发展，甚至需行乳房切除。

第七章　肝癌的化学和物理消融治疗

肝癌的消融治疗，包括物理和化学方法。物理方法包括的方法较多，其中最常用的是射频、微波热消融治疗及氩氦刀冷消融治疗。

第一节　肝癌的化学消融治疗

肝癌的化学消融治疗，是向肝癌瘤体内注射化学药物，利用化学药物的特性使组织细胞的蛋白质凝固、变性坏死，从而破坏肿瘤的生物活性，达到清除肝癌细胞的目的。常用的化学药物有无水酒精和醋酸。

一、适应证和禁忌证

1. 适应证：①直径< 3cm 的小肝癌是最佳选择，也可作为大肿瘤的辅助治疗。②位于大血管、胆管和胆囊部位的肿瘤。③多发性小肝癌、手术后复发性肝癌、转移性肝癌。④肝功能障碍不能耐受手术的小肝癌。⑤与手术和其他介入治疗的联合应用。⑥巨大肝癌的减瘤、降期治疗。⑦不适合 TAE、TACE 的骨髓功能抑制者。

2. 禁忌证：无水酒精注射几乎没有绝对的禁忌证，以下几方面应慎重应用：① Child-Pugh C 级，有肝功能衰竭倾向者。②巨大肿瘤，占肝脏面积 60% 以上，不宜进行大面积治疗者。③影像学无包膜的肿瘤。④肝内外大血管内有血栓及有远隔转移者。⑤需要经过胸腔，可能伤及肺脏的膈下肿瘤。⑥有严重心、肾功能障碍者。

二、肝癌的无水酒精注射治疗

无水酒精注射（percutaneous ethanol injection，PEI）治疗肝癌是用化学消融治疗手段清除肝癌。临床上主要用于治疗小肝癌，也可用于治疗大肝癌，中、晚期肝癌和转移性肝癌，取得了较好的疗效。PEI 具有适应证广泛、操作简便、微创、微痛、损伤小、见效快等优点。

1. 治疗机制：PEI 治疗是向瘤体内注射无水酒精，达到以下要求：①肿瘤细胞迅速脱水，变性和凝固性坏死。②使蛋白质凝固变性，破坏了肿瘤细胞分泌的大分子活性物质，失去生物活性。③引起肿瘤内血管内皮细胞坏死，形成微小血栓，发生小血管的栓塞。④细胞脱水、蛋白质凝固、微小血栓栓塞使瘤组织硬化。⑤小肝癌多有被膜，在一定的压力下，无水酒精在瘤体内向四周扩散，而周围的肝硬化组织的阻力较大，限制了酒精扩散。

2. 治疗方法：

（1）在 B 超引导下或 CT 定位（适用于膈下及肝被膜下肿瘤），确定穿刺点和进针方向。预设针道应避开胆囊、大血管、大胆管。

（2）常用穿刺针为 22~23G 的 Chiba 针，或 Kcook 公司的 20~23G 套管针。Kcook 公司的专用 PEI 针，在肿瘤内酒精弥散效果较好。

（3）准备安定 10mg、杜冷丁（芬太尼）50~100mg，在患者不能耐受疼痛时使用，或在推注无水酒精时使用。

（4）无水酒精注射量：使用 95%~99.5% 的浓度，按肿瘤直径 1cm：1.0~2.0mL，或按肿瘤的体积 1.0cm³，1.5mL 计算，一般总量不宜超过 15mL。或用公式 $V（mL）=4/3\pi（r+0.5）^3$ 计算无水酒精用量。

（5）体位选择：肿瘤距离皮肤最短，能避开重要的血管、胆管及邻近的脏器，显示肿瘤最佳的体位。

（6）局部皮肤消毒后，用 1%~2% 利多卡因浸润麻醉；穿刺的全程在 B 超监视下，穿刺针尖直达肿瘤中心偏向底侧边缘，采用多点位、多层面缓慢注射，直至浸润整个肿瘤。

（7）无水酒精注射结束后，穿刺针退至肝被膜下 2.0cm 处停留 10~30 秒再退出，可防止酒精外溢，引起剧烈腹痛。

（8）可与化疗药物联合注射，也可与碘化油按 1：9 的比例混合后注射。

（9）治疗周期：每周 2 次，每次 2~3 个点，2~3 周为一个疗程。

3. 术后并发症：PEI 的术后并发症总的发生率为 1.3%~2.3%。①疼痛：主要发生在术中酒精注射时，给予止痛药物即可缓解。②发热：一般 ≤ 38.5℃，1~3 天可自行缓解。持续性发热多注射 30~50mL 以上，要注意感染和肿瘤的坏死。③肝功能损害：可能出现一过性损害。为减少酒精的副作用，可给予 1，6- 二磷酸果糖 1500mg、谷胱甘肽 1200mg，静脉输入。④罕见的并发症有出血、腹腔脏器损伤等，需要对症处理。

4. 治疗效果的判定：PEI 治疗效果的判定，有以下几项预示治疗效果良好。①甲胎蛋白：AFP 与术前基线水平相比持续性下降，至达到正常水平。②B 超检查：肿瘤缩小，瘤体内回声不均匀，超声多普勒显示肿瘤内血流明显减少，甚至完全消失。③CT 影像：病灶面积较术前有所扩大，呈低密度改变，增强后病灶无强化影像。

三、肝癌的醋酸注射治疗

1994 年 Ohnishi 等首先进行动物实验并提出临床应用经皮肝肿瘤内醋酸注射（percutaneous acetic acid injection therapy，PAI）治疗小肝癌报告。酸性化学制剂盐酸、稀硫酸、醋酸等，都具有破坏正常肝细胞和肝癌细胞的强大作用。

（一）治疗机制

醋酸为一种有机酸，是机体内环境中主要的酸碱缓冲系统之一。食用浓度为 2%~3%，作为化学消融肝癌治疗的浓度为 25%~50%。

醋酸接触组织细胞，可迅速引起蛋白质、核酸等生物大分子变性，导致细胞裂解，细胞核破裂、溶解、DNA 变性、代谢障碍，在组织中形成一定范围的坏死区。坏死区的大小与醋酸的注射量和浓度有密切关系。坏死区附近的组织细胞出现可逆性的细胞肿胀，界限清晰，随后有大量的淋巴细胞浸润，7 天左右周围可形成一层纤维包膜，出现以注射为中心的凝固坏死的椭圆形球体。醋酸的渗透性强，可溶解组织间 I 型胶原、III 型胶原和基底膜 IV 型胶原，促进分子间化学键断裂。

（二）实验组织病理改变

国内外学者深入研究了无水酒精和醋酸消融实验动物的组织病理学改变。从组织病理学上看，醋酸的消融效果比酒精对肿瘤细胞破坏比较彻底，还可穿透肿瘤的假性包膜。

酒精消融光镜下可见大片状出血性细胞坏死，散在 HCC 细胞团。中心完全坏死，周边部分坏死，与正常组织之间有薄层纤维组织。醋酸消融的光镜下可见大片纤维组织，未见癌细胞；瘤中心、边缘及包膜均见坏死灶，坏死与正常组织之间有白细胞聚集，纤维包膜被破坏。细胞轮廓不清，细胞核浓缩、消失，瘤细胞、间质细胞变性坏死。

酒精消融电镜见细胞膜破裂，各种细胞器破坏，核膜破裂，染色质固缩外溢。醋酸消融电镜所见为瘤细胞变性、坏死、凋亡，以坏死为主。变性表现为细胞肿胀、核膜尚完整、染色体边缘聚集、内质网扩张；坏死细胞肿胀、呈溶解状态；细胞质膜断裂、细胞器消失；凋亡为细胞体积缩小、核浓染、细胞器缩小，成嗜酸小体。

（三）治疗方法

治疗前的准备，在 B 超引导下或 CT 定位的穿刺方法与酒精消融一致，但醋酸的用量比酒精少。15% 的醋酸浓度即与酒精作用相似，但作用效果与浓度升高相关，浓度 50% 是一个节点，与 75%~100% 的浓度无明显的差别，所以使用 25%~50% 的为宜。Liang 等对肿瘤直径 1.5~3.0cm，使用 75% 醋酸注射 4~11mL，取得较好的效果。

一般对肿瘤直径 1~3cm，注射 1~2mL；2~3cm 的肿瘤注射 2~5mL。2 周注射 1 次，对直径 1~2cm 的肿瘤可重复注射 1~2 次；对直径 2~3cm 的肿瘤，重复 3~4 次。

使用醋酸瘤体内注射应注意：①在 B 超的监视下，边注射边注意图像显示是否已浸润到肿瘤的边缘。②在注射完毕后，应边退针边注入明胶海绵生理盐水溶液，堵塞针道，防止醋酸外漏刺激腹膜。③在浓度和剂量选择上应该慎重，防止肝肾功能衰竭。

（四）术后并发症

术后并发症及处理与酒精瘤体内注射一样。局部疼痛、发热、一过性肝损伤较轻微，多可自行缓解。但由于应用不当的并发症，如用药量过大、穿刺部位不合适，可能引起肝脏穿孔、邻近脏器损伤、肾功能衰竭等严重并发症，需要紧急处理。对肝被膜下、邻近重要血管脏器的肿瘤，进行醋酸消融时，要特别谨慎。

（五）治疗效果评价

B 超和 CT 的影像学改变，与酒精消融相似，但低密度改变比酒精消融明显，血流消失完全。Ohnishi 等认为直径 ≤ 3cm 的肿瘤，经醋酸消融的 1 年生存率 100%，2 年的生存率 92%；而酒精消融的 1 年生存率 83%，2 年的生存率 63%%，明显低于醋酸消融。吕荣国等报告 1.2~11.5cm 大的肝癌，1 年生存率 90%，2 年的生存率 50%，认为直径 ≤ 3cm 的肿瘤，一次性注射即可解决问题。

第二节　肝癌的物理消融治疗

用射频、微波或超低温冷冻的方法，引起癌细胞热凝固死亡，或冷冻造成癌细胞脱水、电解质浓缩、细胞膜变性及形成血栓等复合改变，对肝癌进行物理性消融治疗。

一、肝癌的射频消融治疗

肝脏肿瘤射频消融（percutaneous radiofreguency ablation，RFA）技术的应用范围，已经得到国际上公认，是外科手术以外的最佳选择之一。根据不同的部位、肿瘤的大小、毗邻的关系，选择不同的针型，消融不同程度的肿瘤。随着设备的飞跃发展和临床应用技术的进步，目前射频已成为临床应用最广泛、技术最成熟的介入性局部肿瘤消融方法。

（一）RFA 治疗机制

中、高射频波通过组织时产生阻抗，激发细胞内产生等离子振荡，离子对碰撞击产生热量。热能积累超过组织细胞的耐受而引起细胞热凝固死亡，即细胞被破坏的原理在于胞浆和线粒体酶以及核酸组蛋白复合物的蛋白质凝固变性。当肿瘤细胞加热超过45~50℃时，细胞内蛋白质产生变性，细胞的双脂膜被溶解导致细胞破坏。射频产生的热量达到60℃以上时，可达到完全破坏肿瘤细胞的目的，同时使肿瘤周围血管凝固形成一个反应带。射频的热损伤范围的直径与电极的直径及射频持续的时间相关，但消融范围的长度则仅与电极外露尖端的长度有关。

含水量丰富组织产生的阻抗小，而乏水组织的阻抗大，由于阻抗的不同无法用阻抗来控制组织结痂炭化，而利用温度控制输出功率，可达到理想的温度60~90℃的范围。控制在100℃以下，不会产生结痂。现在已经设计出自动调节射频消融的输出功率的治疗仪，包括射频发生源、测控单元、消融电极、外接电极、计算机控制系统等5个部分，根据组织温度的变化自动调控输出功率，达到肿瘤热消融的目的。

（二）RFA 治疗预案设计

应用 RFA 治疗要事先设计治疗方案，对进针的线路、角度、方向要做预案设计，保证治疗时所有的病灶均在治疗的范围内，包括肿瘤 – 正常组织间 0.5~1.0cm 的癌旁组织。

肝癌的三维大体形态，多为球形病灶。在组织病理学上，可分为有、无包膜两种病灶。热消融灶，单针（天线/电极）常为水滴状，多电极多呈类球形灶。研究表明，热量破坏肿瘤体积的最大值，随着目标肿瘤直径的增大，肿瘤完全消融率急剧下降（表 7-2-1）。

表 7-2-1　肿瘤直径和消融率的关系

肿瘤直径（cm）	消融率（%）
≤ 3.0	90
3.1~5.0	71
5.1~9.0	45

[引自 Lazzaroni S, et al. Eur J Ultrasound. 2001, 13（2）: 159–166.]

目前临床上应用热消融范围，常根据 B 超和 CT（MRI）的二维平面图设计，消融范围达不到治疗目的，因而不可避免地存在术后复发，或促进邻近范围转移。临床上通常随肿瘤直径增大，消融灶依次增加 1~2 个的做法，缺乏理论基础和科学依据。因此，初始治疗要保证有足够大的消融范围，必须多次多点的类球形消融灶，形成热效应灶成棱柱形多面体。球形体积的计算公式：$V=1/3\pi r^3$，这种热消融的办法是根据小球体覆盖大球体的数学原理。需要注意从三维图像来看，小球体覆盖大球体的数学关系，是函数曲线关系，而不是线性关系。消融灶数（n）与消融范围（2R）的关系，当消融范围 ≥ 6.6cm 时，消融灶数明显增加。2R 从 6.6~7.0cm 仅增 0.4cm，而消融灶数却由 8 → 18 个（图 7-2-1，表 7-2-2）。

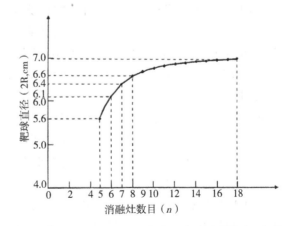

消融 5.0cm 肿瘤时，消融灶数（n）与消融范围（2R）的函数关系

图 7-2-1　消融灶数与消融范围的函数关系

[引自 陈敏华，等. 中华医学杂志，2004，84（3）: 203–208.]

RFA 治疗预案设计所具有的重要性，体现在治疗需要考虑的因素：①初始消融治疗，由于设计不合理，可能给患者带来不必要的痛苦。②肝脏肿瘤的形态、大小、数量、部位存在个体差异。③肿瘤病理学上有无包膜，在治疗效果上有较大的差异性。④由于肿瘤局部的血运状况，要注意

表 7-2-2　常用类球体肝癌 RFA 方案（消融灶 5.0cm）

肿瘤直径（cm）	治疗范围（cm）	定位模式	消融程序
3.6~4.0	4.6~5.0	球灶重叠	1, 1, 1
4.1~4.3	5.1~5.3	正四面体	1, 3
4.4~4.6	5.4~5.6	正三棱柱	1, 3, 1
4.7~5.1	5.7~6.1	正四棱柱	1, 4, 1
5.2~5.4	6.2~6.4	正五棱柱	1, 5, 1
5.5~5.6	6.5~6.6	正六棱柱	1, 6, 1
5.7~6.5	6.7~7.5	正二十面体	1, 6, 3

（引自 Chen MH, et al. Radiology, 2004, 260-271.）

到血运丰富的组织的"冷却效应"，血流产生的"散热器"作用，可能出现的冷却效应（热沉积效应）影响消融治疗效果。⑤射频电流能进行各种复杂的生物的、化学的、物理的运动，其毁损的范围不规则。在治疗时，特别需要考虑在三维空间上保持不同穿刺点的连续性，从而彻底毁损肿瘤组织。热能破坏肿瘤体积的最大值，随着目标肿瘤直径增大，肿瘤消融坏死率急剧下降。⑥肝硬化的肝组织导热性能差，对肝癌结节具有绝缘作用，将射频能量置入肿瘤时，这一效应可使肿瘤内的温度明显增加。⑦利用 B 超进行实时观察，要注意到凝固性坏死和水蒸气在 B 超图像上出现的强回声，超过了实际的消融面积，容易过高估计治疗效果，也影响了对周围病灶的观察。⑧直径 2.0cm 的肿瘤，应用多电极 RFA 针插入肿瘤中心，一次性消融治疗可全部凝固坏死，而直径为 2.0~3.0cm 以上的肿瘤，需要在肿瘤的 X、Y、Z 轴上多次消融，每次要重叠 50%，这样才能不残留病灶。所以，应该依据热消融治疗的基本原则，治疗前要有针对性地设计科学性预案，指导术中的治疗。

（三）RFA 适应证和禁忌证

RFA 的主要适应证是直径 ≤ 5.0cm（最好直径 ≤ 3.0cm）的肿瘤及手术后复发性或转移性小肝癌，能够取得较满意的效果。

1. 适应证：①不适合或不愿意手术直径 ≤ 5.0cm（最好直径 ≤ 3.0cm）的肿瘤。②单发肿瘤 ≤ 5.0cm，或 ≤ 3.0cm 的 3 个以内多发结节，无血管和胆管侵犯或远处转移者。③在肝实质的深处，靠近大血管不能手术切除的小肝癌。④肝功能相对较差不适合手术者。⑤手术后复发性或转移性小肝癌。⑥与其他微创介入治疗相配合的小肝癌治疗。⑦肝功能虽然 Child-Pugh 分级 A、B 级，但又不能进行手术的因素者。

2. 禁忌证：①位于肝脏脏面，其中 1/3 以上外裸的肿瘤。②肝功能 Child-Pugh 分级 C 级，肿瘤为 Ⅳ 期，呈浸润状。③肝脏显著萎缩，需要消融的范围达 1/3 肝脏体积者。④近期食管胃低静脉曲张破裂出血。⑤弥漫性肝癌，合并门静脉主干、二级分支及肝静脉血栓。⑥邻近肝内主要血管和胆管。⑦有严重心、肺、肾功能障碍者。⑧活动性或胆系感染。⑨ PLT ≤ 50×10^9/L、凝血酶原时间延长 6 秒以上。

（四）RFA 治疗方法

RFA 电极有单极、双极、多极（9~14 个），就其的形态可分为伞形、树形和扁球形。这些电极形成的凝固性坏死区域为半球形、卵圆形和扁球形。单极消融病灶为 1.6cm，多极消融病灶为 3.0~3.5cm，新型 RFA 电极一次可产生直径 5.0cm 的凝固灶。使用 450~500kHz 的射频波，产生热量足以使 5.0cm 以下的肿瘤消融坏死。工作频率在 200~500kHz，输出功率为 200~400W。

1. 术前准备：①肝功能、肾功能、血常规、凝血功能、癌系列、影像学检查。②除 B 超、CT 外，射频治疗的专用设备 Rita、Hitt、Coop-tip 等射频仪，单导和多导射频电极，无菌用品等。③穿刺点定位：在 B 超或 CT 的引导下，进行穿刺点定位、选择进针的线路、角度、方向及合适的体位。④麻醉术前用药阿托品 0.5mg、654-2 10mg、哌替啶 100mg。⑤术前禁食禁水 12 小时。

2. 麻醉选择：多用局部麻醉加用静脉强化，或硬膜外阻滞麻醉。术中应进行生命指标、心电、血氧饱和度监测，或根据需要进行气管插管全麻。

3. 治疗方式：目前在临床上应用 RFA 治疗肝癌，有 3 种方式：①按术前的 RFA 治疗预案，B 超或 CT 导向下，经皮经肝的肿瘤穿刺。②腹腔镜直视下，对突出肝被膜的肿瘤进行直视下的 RFA 治疗。③在开腹手术过程中，发现不能完整切除的肿瘤，在 B 超引导下使用 RFA 毁损残余病灶。

4. 治疗程序：在 B 超的引导下，经皮刺入射频电极，在合适的位置打开伞形电极，启动射频治疗仪。不同的射频治疗仪，工作程序不一样。Rta 射频仪电极刺入肿瘤打开伞后，由 20W 开始，每 2 分钟增加能量 10~20W，10 分钟增至 90W，完成一次治疗后，换方向继续治疗。Hitt 射频仪的电极刺入肿瘤的底部，使用 60W 的输出功率，开动生理盐水微泵 20mL/min 的流量，完成消融后自动停止，继续多次消融治疗。Coop-tip 启动后，可自动设定输出功率、治疗时间、组织阻抗、电极温度、开启冷循环水泵等功能。输出功率 0~200W，治疗 12 分钟，自动停止治疗。完成消融治疗、收回伞形电极，在拔出电极过程中，对针道进行凝固，防止出血和针道转移。局部包扎，送归病室继续监护。

对直径 ≥ 3.0cm 的肿瘤使用多导电极时，按预先的设计可先将电极刺入肿瘤的底部，第一次治疗后再拔出 1.0cm，或将电极换个方向刺入继续治疗，达到多点位、多层次地完全损毁肿瘤。

5. 特殊部位的治疗：位于膈面的肿瘤，需要经过胸腔的穿刺才能到达肿瘤，需要向胸腔内注入 500~1000mL 生理盐水，形成人工胸水隔离开肺脏。术后抽出人工胸水或胸腔闭式引流。位于膈面或脏面突出的肿瘤，可在腹腔镜直视下，使用人工气腹分开相邻的脏器，再进行射频消融治疗。操作要求低气腹压或免气腹。同时应用 B 超检查能更好地选择治疗，保证消融效果。

胆囊、大血管附近的肿瘤，可在 B 超的引导下，先在胆囊或大血管旁，注入生理盐水或无水酒精，使之与肿瘤产生一定的距离，再进行射频消融治疗。

开腹手术发现不能切除的肿瘤，或有不宜切除的子病灶，可用射频接续治疗，若在配合超声检查可防止遗漏病灶，也可避免过多地切除正常的肝脏。

（五）RFA 术后并发症

Murlier 等认为 RFA 的治疗死亡率 0~5%，并发症为 8%~9%。①皮肤灼伤：极板与皮肤接触不良，造成皮肤不同程度灼伤。②术后出血：在术后 48 小时内发生，多为凝血障碍的针道出血，也有伤及膈静脉出血的报告。③发热：术后第二天开始出现，主要为病灶坏死吸收热，与消融范围的大小有关。④胸腔积液：出现胸腔积液、积血、气胸，与反应性胸膜炎、肺损伤、膈肌损伤有关。⑤消化道出血：多发生于术后 2 周左右，由于门静脉高压症重度胃食管静脉曲张、门静脉高压症重度胃病、急性胃肠黏膜病变引起的出血，可能与消融的范围、门静脉压力的变化、肝功能衰竭有密切关系。⑥空腔脏器穿孔：发生于脏面的肝癌消融，或有手术粘连的肝癌患者，多发生于胆囊、胃、结肠和十二指肠等部位。⑦肝脓肿：凝固性坏死液化，尤其合并肝内胆管损伤，形成肝脓肿。⑧肝衰竭：肝功能基础不佳、消融毁损面积过大，诱发肝衰竭。

二、肝癌的微波固化治疗

微波的电磁频谱介于红外线与射频之间，波长 1mm~1m，频率 300~30 000MHz。微波是一种高效电磁波，具有波长短、可折射和漫射、穿透除金属以外的任何物体的特点。微波波长增加，其透入的深度也增加。水分是吸收微波最好的介质。

经皮微波热凝治疗（procutaneous microwave coagulation therapy，PMCT）对肿瘤进行消融治疗应用于临床，使微波热凝固治疗由辅助治疗走上了治疗的舞台。PMCT 的进步，主要的是改进微波发射天线，使凝固坏死区由长轴转变为近球形。董宝玮等的大量实验研究证实，当裸露天线长度为发射波长的 1/4，作用功率 60W、300 秒时，可形成 3.7cm×2.6cm×2.6cm 的椭圆形不可逆性坏死区，中心区域可产生 65~100℃的高温，边缘温度为 61.59±5.81℃。

（一）PMCT 治疗机制

PMCT 治疗原理是微波产生的热效应和非热效应。

1. 微波的热效应：微波天线发射频率 2450MHz 的高频电磁波，可使组织细胞内荷电极性分子（水、离子、胶体蛋白）产生复杂的互撞运动，振荡摩擦生成热能，局部产生 65~100℃的高温，导致蛋白质发生热凝固效应，使组织细胞固化坏死。动物实验表明，42~43℃时癌细胞即可被杀死；54℃、1 分钟可产生组织凝固；60℃即刻产生不可逆的组织改变；输出功率 60~80W，作用时间 200~300 秒，在微波天线长度 27mm 时，可形成 3.0cm×2.0cm 的完全坏死区。

2. 微波的非热效应：肿瘤被微波凝固产生坏死，坏死的肿瘤在体内不断释放肿瘤抗原，诱导机体对肿瘤细胞和体液免疫，提高肿瘤的远期治疗效果。

（二）PMCT 治疗方案设计

PMCT 治疗范围有限，直径＜3.0cm 以下的肿瘤多可一次完成，但直径＞3.0cm 的肿瘤在各层面的形态并不完全一致，需要在术前做精心设计。

1. 选择最佳治疗路径：①PMCT 的最佳穿刺点和进针路线是穿刺天线可达肿瘤中心，天线路径无大血管、大肝管，距离皮肤最短的距离，患者可以保持最舒服的体位。②通过对 B 超的实时检查、CT 和 MRI 各层面测算，建立肿瘤的三维特征。依据肿瘤的特征，设计最佳穿刺点、进针路线和使用天线的数量。③肿瘤突出肝被膜或接近肝被膜生长时，穿刺针要经过正常肝组织到达肿瘤，防止撕裂肝被膜造成出血。

2. 治疗程序：对于直径＞3.0cm 的肿瘤，要考虑在三维空间上达到灭活。由于在 PMCT 治疗过程中，热效应能使组织产生微气泡，使肿瘤由中心向外膨胀，容易造成肿瘤的转移，因而，PMCT 一次性灭活非常重要。

直径＞3.0cm 的肿瘤，形态多不规则，单天线的热场效应达不到微波固化的效应。热场组合可达到对较大的肿瘤一次性完全性覆盖原位灭活，这是提高疗效的关键。治疗程序应由深至浅，分段凝固，多点位、多部位、低功率、长时间分段治疗，能扩大范围治疗较大的肿瘤，可争取达到一次性凝固。

两支天线（双导）同时辐射，使两热场互补相叠加，利用不同功率、时间的辐射，以及不同置入间距来实现对不同大小、形态肿瘤的全覆盖。对于大肿瘤的治疗，应多次进针，多点辐射，从而达到一次性的三维整体治疗。

3. **时间与温度的掌控**：微波固化治疗，肿瘤灭活与作用温度、作用时间呈正性相关。但温度过高、时间过长，在肿瘤局部可产生炭化，影响治疗效果。因此，达到治疗效果的低功率、长时间是最佳选择。另外，还要考虑到肿瘤邻近的大血管的"热沉效应"，需要适当地调整输出功率，以保证热场效应。

（三）PMCT 适应证和禁忌证

1. **适应证**：①单发肿瘤直径＜ 6cm，多发肿瘤数量＜ 3 个，直径＜ 3cm。最适用于直径在 3.0cm 以内的肿瘤。②肝癌术后复发性肿瘤，转移性肝癌。③手术困难的肝门部肿瘤。④无严重出血倾向和大量腹水者。⑤手术切除或 TACE 介入治疗后的补充治疗。

2. **禁忌证**：① Child-Pugh 分级 C 级。②有严重出血倾向和大量腹水者。③肿瘤体积超过肝脏体积 60% 以上者。④有远隔转移和（或）门静脉血栓者。⑤伴有重度食管胃底静脉曲张者，或有上消化道大出血者。⑥患有严重心肾功能障碍疾病者。

（四）PMCT 治疗方法

临床常用波长 12.5cm，频率 2450MHz 的微波。

1. **设备配置**：PMCT 治疗仪器包括微波发生器、同轴电缆、配备冷循环的微波天线、带隔热膜防粘连穿刺针（14G）、测温装置及测温针（18~22G）等附件。

治疗使用微波频率 2450MHz，波长 12.2cm，天线长 10~30cm、直径 1.6~2.0mm（常用 1.6mm），输出功率 80~200W。单导天线可形成直径 27~40mm 的椭圆形球体凝固区，双导可形成直径 39~65mm 的近球形凝固区。边缘温度可达 50~70℃。为达到一次性灭活治疗，较大的肿瘤需要多次进针或多针组合治疗。

2. **术前准备**：术前 0.5 小时用药可用安定 5~10mg，哌替啶 50~100mg。

3. **治疗方法**：

（1）体位：治疗体位以适宜穿刺治疗和保持患者舒服的体位为宜。肿瘤位于肝右前叶多用仰卧位，位于肝右后叶多用左侧卧位或斜卧位，位于肝左叶多用平卧位。

（2）麻醉：多用局部麻醉、硬膜外连续阻滞，也可应用全麻。

（3）进针引导定位：可选用的 B 超、CT 或 MRI，各有长处。临床上多选用 B 超。B 超能实时显示肿瘤的大小、形态的动态变化以及治疗的效果，多普勒可显示周围血管网的血流变化。CT 的连续层面观察，可反映肿瘤的立体状态，与周围毗邻关系，依此可设计出精确模拟进针线路。MRI 能提供最大的肿瘤与正常组织之间对比度，清楚显示肿瘤的大小、外形、位置与周围组织器官的相关状态。可精确计算出进针深度、角度，定位的准确性为 2~3mm。

（4）穿刺点选择：肝左叶肿瘤常在剑突下 1~3cm；肝右前叶肿瘤多选 5~7 肋间；肝右后叶肿瘤常选 7~11 肋间，部分肿瘤可选在右肋缘下。

（5）微波固化：设定微波功率 30~80W，治疗时间 60~1800 秒，中心温度＞ 65℃，周边温度 45℃。功率 70~80W，加热时间 3~15 分钟。加热时间 10 分钟，热凝直径＞ 2.0cm，15 分钟直径可达＞ 3.0cm。

在 B 超的引导下，按预定穿刺点和路径将微波天线刺入至肿瘤的底缘，启动 PMCT 治疗仪进行固化治疗。直径＞3.0cm，可用双天线间距1.0cm刺入肿瘤内同时加热。固化范围超过肿瘤边缘1.0cm。无冷循环的天线，可外用冰敷针杆和皮肤降温。治疗完成后，退出微波天线时，对针道进行凝固防止出血。

（五）PMCT术后并发症

只要适应证选择适当，PMCT治疗术后很少出现并发症。常见并发症有：①发热：发热程度与微波固化的范围有关，一般在38℃以下，可对症处理，1周内多自行消退。②皮肤灼伤：多在无冷循环的天线上存在，局部无菌处理。③局部疼痛：多为肋间神经受到损伤，可对症处理，2周左右可缓解。④出血：退出微波天线时，对针道进行凝固处理，除非有肝被膜撕裂，很少有出血。可在使用止血和降低门静脉压力药物的同时注意观察生命指标，必要时可开腹手术或腹腔镜下止血。⑤肝脓肿：为大肝癌凝固坏死后的液化所造成，可行穿刺引流和使用抗生素。⑥肝功能障碍：多为一过性ALT升高，经护肝治疗可好转。对于胆红素持续上升者，要注意慢性肝功能衰竭。

（六）PMCT治疗后影像学改变

在PMCT的治疗中，除了使肿瘤凝固坏死外，能否封闭阻断肿瘤的血液供应是治疗的关键。PMCT治疗后影像学改变，血生化学（AFP及癌系列）动态变化以及必要的病理活检，是比较实际的客观指标。

1.B超影像学：治疗过程中的B超监视，可发现受热组织产生大量的微气泡，以天线为中心之间向外扩散，形成均匀一致的增强影像；停止加热后可见较宽的低回声带，与病理上的凝固坏死区相对应。治疗后早期的局部表现，中心针道呈条形强回声，周围有较宽均质性低回声带，外层可见薄层中、低回声带围绕。1周后检查可见周边已模糊且回声增高，病灶较治疗前有所增大。2~4周后肿瘤缩小，多普勒血流检查，肿瘤内无血流。

2.CT影像学：PMCT治疗后的CT影像学见病灶呈蜂窝状或形成空洞，以后则形成片状低密度灶，边界清楚；增强后的坏死区，在动脉期、门静脉期及平衡期均无强化表现；较小的病灶可逐渐变小乃至消失。

3.MRI影像学：坏死区在T_1WI为低信号，T_2WI为不均匀低信号中有局限性高信号，应用造影剂无强化改变。

4.病理改变：肝活体组织病理检查，呈完全性凝固坏死，大部分坏死及纤维组织中央夹杂少许散在的退行性变性的癌细胞。Donget等报告PMCT治疗后的组织病理检查肿瘤结节，92.8%的无肿瘤细胞存活。

三、肝癌的超低温冷冻消融治疗

冷冻治疗有悠久的历史，目前广泛应用的氩氦刀靶向冷冻消融术（targeted cryoablation therapy），疗效佳、副作用小，其靶向治疗的特点是冰冻摧毁肝癌组织细胞的彻底性，这是一种有前途的局部肿瘤消融疗法。

（一）冷冻消融治疗机制

冷冻导致生物细胞死亡的机制是多种因素作用的综合结果。冷冻造成细胞脱水、细胞外电解质浓缩到有害的程度、pH降低、细胞膜的类脂质蛋白复合体变性、细胞内外形成冰晶破坏细胞膜、血流瘀滞及形成血栓等。

1.冷冻的病理生理学改变：在冷冻消融过程中，缓慢阶梯式降温冷冻，使细胞外液电解质浓缩或成为高渗液，造成细胞脱水；而急速冷冻细胞内外的水分皆形成冰晶，造成细胞膜和细胞器毁损。冷冻使细胞膜中的类脂质蛋白复合体变性，细胞内外形成冰晶破坏细胞膜的完整性，失去生物活性，复温后仍不能维持正常功能。冷冻达到一定温度时，可使血管内膜增厚致使血管腔狭窄、局部瘀血，进而形成微血栓，复温后仍可造成肿瘤缺血、缺氧，但对大血管影响很小。冷冻阻断组织血运，在冷冻区内产生凝固性坏死。

肿瘤细胞坏死释放出的肿瘤抗原，具有明确的免疫效应，诱导机体产生免疫应答反应，形成冷冻治疗的后续抗肿瘤效应。据 Wang Senming 等的报道，氩氦刀治疗术后的患者血清中 CD_3^+、CD_4^+、CD_8^+ 及 NK 细胞均有明显升高，提示冷冻消融原位灭活肿瘤可刺激机体增强免疫功能。

2. 冷冻治疗的影响因素：低温在致死细胞的作用受最低温度、结冰温度、冷冻时间、冷冻速度等因素的影响。组织细胞因冷冻破坏的临界温度一般在 -20℃ 左右，不同组织细胞的耐冰冻性有很大差异，与组织细胞的含水量有密切关系。实验表明，0~ -30℃ 对细胞无明显损伤；-40 ~ -50℃ 细胞死亡明显增加，达到 40%~60%。只有在 -10~ -15℃ 时，才能造成组织细胞坏死。在温度由 -40℃ 回升到 -20℃ 的过程中，冰晶会发生膨胀现象，使冷冻过程中形成的冰球爆裂，具有高度毁伤性，造成组织细胞结构破坏，从而导致细胞坏死。

冷冻降温的速度对治疗效果有很大的影响，结冰的功效全在于结冰的速度。缓慢降温结冰，可先在组织细胞间隙形成的冰，会从细胞内部吸收水分，细胞内脱水会妨碍内部结冰，从某种程度上保护了癌细胞免于坏死。因此，快速降温才能促进细胞内冰晶的形成。实验研究证明，冷冻率每下降 25℃ / 分钟时，在 -15℃ 时见到一个突然增加的细胞死亡高峰，细胞死亡增加的比率与细胞内结冰形成率密切相关。冷冻温度降低到一定范围内，细胞死亡率与冷冻持续时间呈正性相关，肝癌细胞在 -40℃ 下，细胞死亡随时间增加而增多。实验研究已经证明，脱水的细胞，复温后经再次冷冻更容易死亡。所以，冷热交融的靶向治疗，可达到肿瘤毁伤的最大限度。

由于血流的"热池效应"，能及时清除局部的冷、热效应，所以冷冻对 4.0mm 以上的血管不造成损伤，适合较大血管旁的控制性治疗。

3. 冷冻的作用机制：冷冻毁伤癌细胞决定因素，是最低温度涉及的范围、细胞内冰晶形成的速度、冷冻时间的长短、冻融的速度和循环的次数。急速降温使细胞内形成冰晶，只有冰晶在细胞质内形成时，才能造成组织细胞坏死。一旦细胞内结冰，冰晶会沿细胞间桥梁延伸到所有细胞。较高的冰点温度下，冰晶有再次形成冰晶体的趋势。在消融过程中，细胞外液成为高渗液，水分进入细胞内使细胞扩张破坏。

冷冻在很大程度上是依靠温度的变化造成细胞损伤。实验表明，靠近冰球边缘的细胞损伤，多由脱水所致。一般使用快速冷冻缓慢融解，反复冷冻以及组织血管阻断，使冷冻区内产生最大范围的凝固性坏死。超低温导致肿瘤快速形成不可逆的凝固性坏死冰冻区。在快速冷冻和缓慢解冻的过程中，导致细胞膜和细胞核的破坏，并造成供应肿瘤的血管内微血栓形成和肿瘤缺血，终至肿瘤内和肿瘤旁的组织发生凝固性坏死。坏死肿瘤细胞暴露出肿瘤抗原，诱导机体的免疫系统产生免疫应答反应，具有明确的免疫效应。

氩气在针尖可获得 -185℃ 的超低温，在 10 秒内可降至 -120~-195℃，然后升温，再次降温冷冻和再次升温，可达到毁伤肝癌组织细胞、调控肿瘤抗原、激活抗癌免疫反应，达到"一次治疗，两种方法，三种效应"。

4. 冷冻的病理学改变：冷冻在靶区形成三个区界，中心区域温度可达 –140℃，产生冷冻坏死；周边波及区域的温度为 6.5 ± 6.8℃；两者之间为线状边缘区域。这种区界的出现，反映了冷冻靶向治疗可将毁伤限制在一定范围内。实验动物兔肝脏冷冻的即时病理改变，在复温后冷冻区呈暗红色。2 小时后的电镜所见为冷冻区的肝细胞膜破裂，部分细胞内容物及细胞结构开始溶解；6 小时后肝细胞坏死较明显，冷冻区与正常组织交界处的冷冻线状边缘出现多种炎性细胞浸润；1 天、3 天、7 天后冷冻区逐渐发展成凝固性坏死。1 个月后坏死区域被吸收、缩小，形成瘢痕组织，周围形成纤维膜。

5. 冷冻治疗效果判定：冷冻治疗后的效果评价，主要依靠术后的影像学的连续观察。

（1）生化学检查：术后一周的血清 AFP、CEA 均可下降，连续观察 AFP 的动态变化，可以判定治疗的彻底性。肝功能检查可出现一过性 ALT 上升，但伴有高胆红素血症，要引起注意，防止出现肝功能衰竭。

（2）B 超检查：B 超检查对于肿瘤复发、残存、肿瘤坏死、病灶纤维化的回声表现无法鉴别。一般 B 超影像由高回声转变为低回声，用术前与术后的多普勒血流对照检查有一定的意义。术后出现血流消失，为肿瘤灭活的重要指标。B 超造影检查，更有意义。

（3）CT 检查：治疗 1 个月后进行 CT 检查，出现完全坏死的肿瘤缩小，6 个月后缩小更明显。坏死的表现为 CT 值低于正常肝组织，增强无强化的表现，周围无强化带。部分坏死的表现为坏死组织的边缘出现不规则的较高密度影，可为结节状、带状，CT 值比坏死组织高。低于正常组织。增强扫描在残存的组织，动脉期明显强化，持续时间短，静脉期减退，呈现快进快出的肝癌强化的特点。

（4）MRI 检查：MRI 检查 T_1 加权坏死组织为高信号；呈现不均信号，周围可见带状、结节状、圆形等低信号，为有残存癌组织；T_2 加权有残存癌组织为高型号。

（二）冷冻消融治疗方案设计

冷冻消融治疗与 RFA 相似之处，都是用消融作用的"小球"去毁伤肿瘤的"大球"。为达到治疗的彻底性和避免重要血管、脏器的损伤，必须进行精确的预案设计。

1. 设计最佳进针线路：熟悉肝脏 Glisson 系统的解剖，根据 CT、MRI、B 超的影像学资料，测量每一个层面的面积，重建以肿瘤为中心的三维解剖图像，明确肿瘤与周围大血管、肝管的三维结构变化，设计避免损伤的最佳进针线路。

2. 靶区治疗层面的设计：依据影像学各层面肿瘤的面积，形态、结构深度特点，明确靶区与周围的关系。针对氩氦刀所形成冰球的覆盖率，选择刀头的直径和数量。原则上靶区的治疗范围超过肿瘤边缘 1.0cm，而氩氦刀尖向前形成的冰球的能力约为 1.0cm，满足了治疗的需要。

3. 特殊部位肿瘤的治疗预案：对于接近肝门部重要大血管等特殊部位的肿瘤，为避免不必要的损伤，同时也应注意到"热池效应"的影响，需要对穿刺针点、穿刺线路、冷冻时间进行预案设计。

4. 多刀组合的设计：较大的肿瘤常需要确立 2~3 个冷冻层面，应用 3 把以上的氩氦刀同步治疗。多刀组合才能覆盖整个靶区，达到一次性彻底冷冻消融。要注意大肝癌的一次性消融，可带来较多和较严重的并发症。

5. 术中实时监测：冷冻消融术中，根据冰球的变化和温度的提示，来决定治疗时间的长短。

（三）冷冻消融适应证和禁忌证

1. 适应证：①直径＜10cm 的大肝癌，肿瘤占肝脏体积 40%~60% 以下，肿瘤有完整包膜。②肝癌术后复发，不能耐受再次手术者。③有多个肿瘤病灶。④多发性转移性肝癌。⑤靠近肝门部的肿瘤，不适合手术或热消融者。⑥伴有明显脾功能亢进，不宜其他方法治疗者。⑦肝功能 Child-Pugh A、B 级。

2. 禁忌证：①肿瘤占肝脏体积 60% 以上，肿瘤无完整包膜。②肝内外有广泛转移者。③伴有重度食管、胃底静脉曲张，有明显出血倾向。④合并严重心肾功能障碍者。⑤肝功能 Child-Pugh C 级。⑥伴有全身感染。

（四）冷冻消融治疗方法

氩氦刀靶向冷冻消融术治疗的显著特点是靶区的冷热交替、冻融循环，一般热为冷冻—复温—再冷冻—再复温两个循环后，冰球内的肿瘤细胞可被完全溶解。

1. 制冷源和设备：制冷源有气体、液体和固体三类。气态经高压节流后氧气和氮气可获得 −100℃ 的低温，CO_2 为 −69℃、氧化氮为 −89℃、氧化亚氮为 −40℃、液态空气为 −195℃、液氮为 −195℃、氟利昂 −13 为 −81.5℃、液氦为 −265℃。固态 CO_2（干冰）可获得 −78.9℃ 的低温。

目前临床应用的冷冻设备，有液氮冷冻、高压氧冷冻、热电制冷、喷射式液氨、氩氦刀等。氩氦刀具有超低温和热效应双重功能，特点为具有多探头、高精确度、快速冷冻、急速复温，为临床上较广泛应用。

2. 氩氦刀系统：氩氦刀系统包括计算机工作站、气体容器、气体输送装置、温度传感器、遥控装置、附属设备及穿刺针等部分。

氩氦刀头直径为 2、3、5、8mm，可产生 2~3cm、5~6cm、7~8cm、9~10cm 直径的冰球。多个刀头联合应用，达到一次治疗较大范围。2mm 直径的刀头可产生 20mm 的靶区。氩氦刀有 4 个或 8 个热绝缘超导刀，从中空管输出的高压常温氩气，在刀尖上 1 分钟内温度可降至 −140℃，输出的氦气可使冰球在数分钟内温度上升到 20~45℃。在刀尖上的冷热交换，使其作用局限在一定的范围内。

3. 氩氦刀治疗方法：

（1）治疗体位：治疗体位可根据病灶的位置、直径，以方便进刀的最短的线路为最佳。一般可选择仰卧位、侧卧位和斜卧位。

（2）穿刺点定位：参考术前的 CT、MRI 影像学检查，用 B 超对穿刺点实时定位。肿瘤在肝右叶多选择右腋前线 7、8、9 肋间，左叶多选择剑突下和右肋缘下进刀。原则上要避开胸腔、腹腔脏器、大血管和肝管。

（3）置入氩氦刀：术前 0.5 小时给阿托品 0.5mg、哌替啶 100mg；皮肤消毒，局部麻醉或硬膜外麻醉；在穿刺点做 0.5~1.0cm 的皮肤切口，扩张针道；在 B 超引导下穿刺针尖达到肿瘤边缘 1.0cm 处，引入导丝，退出穿刺针，置入扩张管和刀鞘；退出扩张管，插入氩氦刀；根据肿瘤的直径，在 B 超的监视下，缓慢退出（3~5cm）刀鞘至正常肝组织内；再次 B 超确定氩氦刀的位置是否合适。

（4）冷冻治疗：启动氩氦刀靶向冷冻消融系统，使温度快速下降到 −130℃ 以下，用 B 超监测冷冻消融过程，氩气超低温持续治疗时间 15~20 分钟，形成冰球后治疗直径应超过肿瘤 0.5~1.0cm，启动溶解系统使局部温度上升到 0℃，开动氦气系统使温度上升到 30℃以上，达到冰球完全溶解，再次进行冷冻 15 分钟后复温，完成冷冻–复温两个循环。

（5）拔出刀鞘：复温刀鞘松动后，拔出氩氦刀，在刀鞘内边置入明胶海绵、止血纱布或止血绫，边缓慢退出刀鞘，防止针道出血。局部加压包扎。

（6）术后处理：送归病室进行监护，卧床休息 6 小时以上，禁食 6~12 小时，护肝对症治疗。

（五）冷冻消融术后并发症

冷冻消融可控性比较好，相对安全性比较高，只要准确掌握适应证，发生并发症的概率比较低。

1. **低温综合征**：在肿瘤的冷冻消融过程中，局部的"热池效应"，使低温血液进入体循环有关。严重者可发生冷休克，表现为不同程度的肾功能障碍、弥漫性血管内凝血、成人呼吸窘迫综合征。有学者认为发生率与冻融组织容量（＞40%）成正比，直径＞6cm 的肿瘤容易并发此症。术后采取保温措施多可自行缓解。

2. **出血**：多发生在术后 24 小时，主要为针道出血和肝被膜撕裂出血。对术中拔出扩张管出血，应立即插入氩氦刀进行冷冻可止血；拔出氩氦刀有出血，可用明胶海绵、止血纱布或止血绫等针道填塞止血。术后大出血，可急诊手术或腹腔镜下止血。

3. **消化道出血**：多发生在伴有重度食管、胃底静脉曲张或有门静脉高压胃病者，出现在术后 1~2 周。可在内镜下注射硬化剂或曲张静脉套扎治疗。

4. **肌红蛋白血尿**：发生的机制尚不清楚，在冷冻消融过程中即可检测到，术后 1~3 天出现酱油色尿。使用利尿剂和碱化尿液治疗，防止肾功能衰竭。

5. **发热**：冷冻消融术 2~3 天后发热的发生率为 60%~85%，持续一般不超过 1 周，属于肿瘤坏死吸收热。发热的程度与消融的面积有关。不需要特殊处理，可自行消退。

6. **胸腔积液**：胸腔积液多见于肝脏膈面的肿瘤冷冻消融后，与冷冻刺激膈肌胸膜有关。有报告认为冷冻后发生的胸腔积液，与患者血清中变异性肿瘤坏死因子增加有关。

7. **肝功能衰竭**：肝功能衰竭发生率与冷冻范围的大小有密切关系；与术前的肝功能基线水平和肝脏的储备功能呈正性相关。

8. **肾功能损害**：与冷休克、肌红蛋白血尿、肝功能衰竭有关。

第八章 肝癌的介入治疗

继肝癌的经肝动脉灌注化疗术（TAI）临床应用以来，又开展了更精细的肝动脉化疗栓塞（transcatheter arterial chemoembolization，TACE），已进展到对肿瘤动脉的选择性、超选择性、节段性、次节段性的栓塞，为提高疗效提供了保证。在栓塞方法上，改进为先栓塞远端动脉，保留1~2级动脉为下次栓塞做准备；使用栓塞剂-抗癌药物-碘化油的"三明治"用药方法。

肝癌的单纯手术切除术，无论如何完美也达不到根治的目的，手术后5年的复发率高达70%。能用手术切除的肝癌占10%~15%。介入治疗的最大优势，在于使不能手术切除的肝癌，缩小后能进行二期切除，使原本不适合手术切除的患者有了手术条件。根据肿瘤生物学概念可以认为，消灭肿瘤一部分或大部分，有可能改变宿主与肿瘤的比例势态，恢复机体的免疫能力。因此，介入治疗至少可以起到使肿瘤降期的作用，达到荷瘤生存的目的。TACE是治疗肝癌比较理想的选择，对肝癌的检查和治疗具有重要意义。

第一节 TACE 的理论基础

TACE栓塞HCC的丰富血供和动脉化疗后，可以使肿瘤缩小，为其他治疗方法创造条件，其基本理论依据有以下几点。

一、肝癌的血运特点

肝癌的血液供应特点是TACE治疗的解剖学基础。经多项实验已经证实肝癌主要由动脉供血。1954年Bueelis的肿瘤灌注实验，1962年Tygstip的阻断肝动脉实验，均证明肝脏原发性或继发性肝癌的血液供应90%~95%来自肝动脉；肿瘤的中心是肝动脉供血，小肝癌、小结节、肿瘤的周边由门静脉供血，但门静脉供血很少。

二、肝癌组织对碘化油的"虹吸"作用

肝动脉注入的碘化油在肝癌组织内的"虹吸作用"，可使碘化油有选择性地沉积，其机制尚未研究清楚，推测有关的可能因素是：①由动脉注入的药物直接进入动脉供血的癌组织。②肝癌血运丰富，血流量大，速度相对快，对碘化油的微粒有虹吸作用。③肿瘤内血管结构紊乱，粗细不均，碘化油清除较慢。④癌组织内的网状内皮细胞较少，不能有效地清除碘化油微粒。⑤碘化油具有较强的黏附性，增加了与肿瘤组织接触的时间；较小的微粒，增加了接触的面积。

三、肝动脉栓塞后的"完全充填"概念

1996年罗鹏飞等根据动物实验模型的观察结果，提出了肝癌动脉栓塞的完全充填式的概念。认为肝癌在动脉供血之外，还有门静脉也参与供血，这与有人报告无包膜的肝癌、肝转移性肿瘤的血运，门静脉供血完全可超过肝动脉的观点一致；对于无被膜的浸润型病

灶、多发性结节型病灶、转移性病灶，除肝动脉外，还有相当大的一部分供血由非癌组织肝窦内的门静脉供血。一旦肿瘤的供血被栓塞后，门静脉及相邻区域的动脉侧支供血明显增加。在肝动脉被栓塞后，门静脉将成为主要的供血血管。由于碘化油可经动脉漏逆行进入门静脉，堵塞门静脉分支对癌性病灶的供血，周围的动脉分支也难于进入已充盈的肿瘤内，达到完全充填式的栓塞。

四、药物的首过效应

药物的首过效应在肝动脉灌注时的表现十分明显。临床研究证实药物首先经过肝脏，90% 被提取。动物实验证明动脉匀速注射 5-FU 24 小时后，在外周静脉内测不到 5-FU，几乎完全被肝脏摄取。肿瘤组织与正常肝组织的血药浓度比 5：1~20：1。药物在血液中有层流现象，这是由于药物的比重与血液的比重不同，通常比较小，进入血管并不能立即与血液混合，因而，仰卧位时药物首先进入腹腔的靶器官。这些特点都有助于动脉化疗的实施。

五、动脉药物浓度的倍增作用

血药浓度增加 1 倍，杀伤癌细胞能力增加 100 倍。化疗药物的动脉灌注，极大地提高局部血药浓度，同时降低了药物的副作用。肿瘤内血管扭曲，减缓了血流速度，增加了药物与癌细胞的接触时间和接触面积，提高了化疗药物的效应。TACE 三明治栓塞法，保持了肿瘤内的药物高浓度，更可提高效果。肝癌细胞对脂性颗粒有特殊的亲和力，脂类可在肝脏内较长时间停留。碘化油作为药物的载体，与药物的混悬液可显影、栓塞，增加了吸收的概率。

第二节　TACE 治疗

一、TACE 的适应证和禁忌证

1. **适应证**：①不适合或不愿意手术的肝癌患者。②肝肾功能无严重损害和大量腹水。③门静脉无完全栓塞的栓子。④手术切除术后复发者。⑤肿瘤破裂出血，需要急诊止血。⑥为手术做准备，需要阻断血供、缩小肿瘤、减少术中出血者。

2 **禁忌证**：①肝功能为 Child-Pugh C 级，伴有高黄疸、大量腹水和严重凝血障碍。②全身衰竭，肾功能不全。③门静脉有完全性栓塞、下腔静脉和胆管有栓子。④有广泛转移灶。⑤白细胞 $< 3.0 \times 10^9$/L、PLT $< 50 \times 10^9$/L。⑥有感染性病灶。

二、TACE 操作要点

1. **术前准备**：①DSA 机器运转正常。②局部备皮。③准备 18~19G 穿刺针、导管鞘、导丝、导管及微导管。④造影剂：水溶性碘、离子型造影剂（60% 或 76% 泛影葡胺、安其格内芬等）60~100mL。⑤化疗药物：常用细胞周期非特异性药物阿霉素（ariamycin，ADM）、顺铂（cisplatin，CDDP）、卡铂（carboplatin，CBP）、洛铂（lorboplatin，LBP）、丝裂霉素 C（mitomycin，MMC）、表柔比星（epirabicin），以及细胞周期特异性药物 5- 氟尿嘧啶（5-fluorouracil，5-FU）。联合应用 5-FU（500~1000mg）+DDP/CBP（60~100mg）+EADM（16~20mg）。⑥过去常用

2mm × 2mm × 2mm 的明胶海绵颗粒（gelfoam particles），现在多用空白栓塞微球（100~300μm、300~500μm）或药物洗脱微球（Drug eluting microspheres）。

2. 操作要点：①在 DSA 设备支持下，患者仰卧位，常规双侧腹股沟区碘伏消毒，铺无菌巾；在右股动脉处行皮下局麻，应用 seldinger 技术穿刺右股动脉。②经股动脉置入 5F 动脉短鞘。沿鞘送入 5F RH 导管由腹主动脉的腹腔动脉干进入肝总动脉；行正位及右前斜30° 肝动脉造影明确病灶位置，应用微导丝及微导管超选至瘤荷动脉，经动脉期、实质期、静脉期造影确认肿瘤范围。③沿微导管缓慢注入抗肿瘤药物及栓塞剂：常用药物 EADM、CDDP、CBP、MMC、5-FU 等，多为 2~3 种联合应用；注入明胶海绵栓塞、空白栓塞微球或载药微球。④碘化油栓塞：用超乳化乙碘化油，与抗肿瘤药物充分混合成乳化剂进行栓塞（超乳化碘油 +LBP/ 雷替曲塞（Reetrexed）混悬乳液联合空白栓塞微球（100~300μm、300~500μm）或载药微球 + 表柔比星），直至肿瘤染色基本消失。⑤撤微导管，将 RH 导管退至肝固有动脉，缓慢注入稀释后雷替曲塞 / 表柔比星。⑥术毕拔出导管及导管鞘，右股动脉穿刺点压迫器加压包扎止血，送入病房。

三、TACE 术后并发症

随着介入技术的进步，应用超选择性和节段性栓塞后，TACE 的并发症明显减少、症状明显减轻。

1. 术后护理：①给予一级护理，平卧位休息。②监护心电、血压、血氧饱和度 4 小时。③给予护肝、抑制胃酸治疗，必要时可给予抗生素。④右下肢伸直位制动 4~6 小时。

2. 并发症处理：①消化道症状：主要由短时间内、大剂量动脉注入化疗药物引起的恶心、呕吐，对症处理可缓解。②疼痛：引起腹部疼痛的机制尚不十分清楚，可能与高浓度化疗药物刺激血管、肝脏实质急性贫血、肝脏被膜肿胀引起的牵张、异位脏器（胆囊）栓塞、使用栓塞剂量过大有关。使用一般性止痛药物即可缓解。③发热：通常体温≤ 38.5℃，多在一周内自行恢复。④肝功能异常：在栓塞后 1~3 天出现黄疸、酶学指标上升、凝血酶原时间延长，多数经过护肝治疗可好转。⑤慢性肝衰竭：多由于对肝硬化的肝脏潜在功能评估不足，栓塞范围过大，化疗药物应用过多，引起术后黄疸、腹水持续上升走向慢性肝衰竭，常导致死亡。

四、TACE 临床应用讨论

目前对肝癌尚无统一的特效治疗方案，影响肝癌治疗效果和远期生存率的因素很多，为此临床上多提倡体现个体化的综合治疗。肝硬化肝癌的 X 线介入治疗，包括 TAI、TAE、TACE、STAE 几种方法的临床应用，这些具体方法如何在个体上实施，必须考虑到肝硬化肝癌患者的几个主要指标。

1. 肿瘤临床分期：依照巴塞罗那临床肝癌分期（BCLC）标准，对患者的肝功能状态，肿瘤的大小、有无被膜，肿瘤细胞分化程度，进行全面的评估，选择最合适的治疗方法。

对于 BCLC 的 A 期应该以手术切除为主，其他方法为辅助治疗；B 期应以介入治疗为主，可为手术切除创造条件；C 期应以靶向药物治疗为主，辅助介入治疗；D 期应以全身支持治疗为主，一般状态较好的可用靶向药物治疗。BCLC 作为治疗应遵循的原则，根据患者的具体情况，选择对患者治疗效果最佳、损伤最小、能达到远期生存的目的的方法，就是实现了个体化的目的。

　　2. 术前影像学评估：X线介入治疗术前的影像学评估，除了观察肿瘤的大小、是否有转移外，更主要的是肿瘤的血供情况，尤其在术中根据DSA显影，更清楚地了解肿瘤血运的状态。有学者根据肿瘤的血供分为4型：①多血供型：动脉血运丰富。②乏血供型：血运不丰富，甚至无动脉增粗或轻度增粗。③混合血供型：血供不均匀，坏死区域血供很少。④明显动-静脉漏：接近大血管的肝癌多见（表8-2-1，图8-2-1~图8-2-4）。

表8-2-1　肝癌血供的影像学特点

血供类型	CT 动脉影像	DSA 影像
多血供型	明显均匀/不均匀增强，片状强化，密度明显高于肝实质	动脉早期见增多、增粗、紊乱肿瘤血管，实质期均匀一致显影
乏血供型	无/轻度强化，门静脉期强化不明显，延迟期仍然低密度	动脉无/轻度增粗，实质期肿瘤仍然淡染，血管不丰富
混合血供型	有多血供和少血供区域，肿瘤强化不均匀，有显著差别	多血供血供区域血管丰富，少血供区域为坏死区域
动-静脉漏	动脉早期可见门静脉显影，动脉期、门静脉期仅轻度强化	动脉增粗，动脉早期即可见门静脉及分支显影，实质期显影不明显

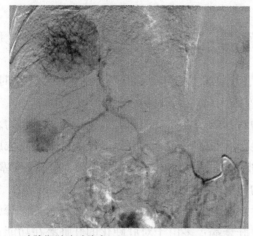

A. 动脉期肿瘤浓染色

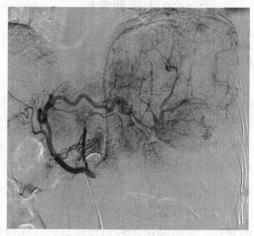

B. 肝左叶巨块型肿瘤多支血管供血

图 8-2-1　血供丰富的肝癌

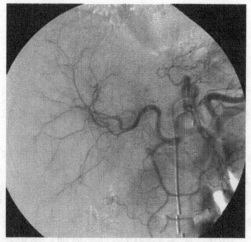

动脉期瘤灶中心仅有少量动脉供血

图 8-2-2　乏血供的肝癌

　　对肿瘤不同的血供方式，应选择不同的介入方法。多血供型和混合血供型，宜选择STAE或联合的方法；乏血供型宜选择单纯动脉化疗灌注，或置入导管药盒，或辅助其他介入治疗；有明显动-静脉漏应首先堵塞漏口，然后再进行肿瘤栓塞。根据血供的状态，越接近肿瘤的栓塞，越难于建立侧支循环。

　　3. 术后影像学评价：X线介入治疗间隔时间1~3个月，术后需要进行影像学评价，根据碘化油的沉积情况，决定下一步治疗时间和栓塞方法。

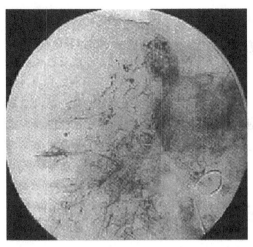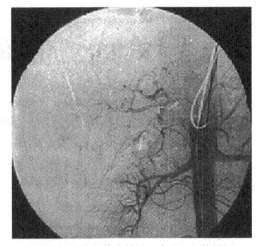

A. 动脉晚期病灶周围出现小草样门脉小分支显影
静脉期显示瘤灶为动静脉混合型供血

B. 动脉期门静脉右分支早显，出现"双轨征"

图 8-2-3 混合型血供的肝癌

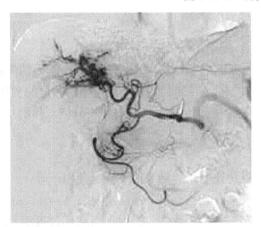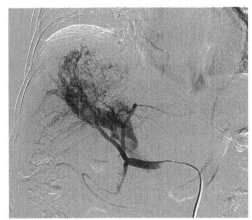

A. 动脉期即见肝静脉显影

B. 动脉期即见门静脉主干显影

图 8-2-4 肝癌内动-静脉漏

肝癌介入的治疗效果与碘化油的沉积程度密切相关，从中心到边缘密集充满碘化油，CT值500~700HU以上，表明栓塞水平可达到肿瘤的微血管和组织间隙内，使肿瘤坏死完全，肿瘤缩小较快。碘化油沉积范围小于肿瘤，边缘中断不齐、稀疏，反映仍然有血管存在，CT值< 100~300HU复发率高，需要补充栓塞。不完全的栓塞，往往是肿瘤复发和转移的根源，而且首次栓塞后，很难再次做到完全性栓塞。所以，首次栓塞一定要充分设计治疗方案，力争做到完全性栓塞。

4.**联合治疗的应用**：经过多次栓塞治疗后，肿瘤必然在肝内外建立侧支循环，所以TACE虽然是重要的方法，但不是唯一治疗肝癌的手段，需要其他抗肿瘤疗法的支持。手术、栓塞、消融和靶向药物等疗法的互相补充，以及护肝治疗配合，才能实现达到肝癌治愈、好转、延长寿命，提高生活质量的目的。

第九章 肝癌的分子靶向治疗

分子靶向治疗（molecular targeted therapy，MTT）是指利用瘤细胞与正常细胞之间分子生物学上的差异，包括基因、酶信号传导、细胞周期、细胞融合、吞饮及代谢上的不同特性，将抗癌药物定位到靶向生物大分子和小分子上，从而抑制肿瘤细胞的生长繁殖，或使其死亡。分子靶向治疗具有靶向性、高度特异性、非细胞毒性、作用机制相对明确的特点。

第一节 靶向药物治疗机制

癌症的发生在细胞学上可分为启动期、促进期、发展期。肝癌的发病机制很复杂，是个多基因参与的多步骤的复杂过程，与癌基因、抑制癌基因、使 DNA 氧化损伤的生物和环境因素等诸多因素有关。

一、肝癌的癌基因

癌基因是一类能诱发肿瘤的 DNA 序列，癌变的机制与癌基因及其抑制癌基因的失调有关。多种癌基因的激活和抑癌基因的失活、突变，最终导致其编码蛋白发生质和量的变化，从而引起细胞恶变。癌基因按其功能可分为与细胞信号传递、启动细胞核分裂、胚胎性生长因子、生长因子受体有关等 4 类。

（一）与生长因子受体相关癌基因

与癌相关的基因有生长因子及其受体、信息传递因子、转录因子和其他因子等。

生长因子是细胞产生的分泌性多肽，刺激具有相应受体的细胞生长，V-sis、int2、KST 等多与癌的发生有关。生长因子受体在细胞生长中起关键作用，当它们过度表达或产生突变时就变成癌基因，调控肿瘤血管的生成。生长因子受体包括表皮生长因子受体（EGFR）、血管内皮生长因子受体（VEGFR）、血小板衍生生长因子受体（PDGFR）等，在肿瘤血管生成、肿瘤营养供应、代谢产物排除、肿瘤远隔转移，在肿瘤细胞信号传导、传递调节细胞生长的信号、细胞分化、细胞黏附、细胞迁移、细胞凋亡中产生重要作用。VEGFR 家族中 VEGFR-1 和 VEGFR-2 的表达，与肝癌的前期病变即肝硬化的形成有密切关系；VEGFR-2 与肝癌的分化及预后密切相关，在调节血管生成中起核心作用。

转录因子是核蛋白，可以与 DNA 特异顺序性结合而调节基因转录。具有原癌基因作用的转录因子，如 C-myc、fes、jun、ErbA 等，可调节细胞分裂，使染色体移位，促进正常组织表达转录融合蛋白，产生异常转录活性。细胞逃避凋亡程序性死亡的机制，是细胞癌变的主要前提之一，生存素（survivin）与细胞内信息传递路线有广泛联系，在细胞凋亡、细胞周期及细胞微管的稳定性等方面都有重要作用，也是与癌相关的基因。

胰岛素样生长因子Ⅱ（IGF-Ⅱ）基因是细胞发育的主要调节性多肽，为维持细胞自身生长的自分泌生长因子之一。IGF-Ⅱ是一种强烈的致有丝分裂剂，能促进细胞的增殖和分化。IGF-Ⅱ受体（IGF-ⅡR）也是 6- 磷酸甘露糖的受体，具有 G 蛋白的激活功能。

在肝癌组织中表达的转化生长因子 β（TGF-β）及其受体（TGF-β ⅡR），有 TGF-β_1、TGF-β_2、TGF-β_3，参与肝癌细胞生长的负性调节。TGF-β_2 也可能与肝癌复发有关。

（二）与信号传递相关癌基因

信息传导蛋白是细胞的有丝分裂信号由细胞表面受体发放，经过细胞内许多环节的连锁反应传递给细胞核，引起细胞分裂。许多原癌基因都是细胞内传递部分，其中单聚体 GPT 结合蛋白是一类很重要的 ras 原癌基因家族（H-sas、K-sas、N-ras 等），信息传递蛋白分子常由于突变转变为癌基因。

ras 基因包括 H-ras-1、H-ras-2、K-ras-1、K-ras-2、N-ras 基因，编码的蛋白都是 p21 蛋白。N-ras 基因与信号传递有关，可启动细胞核内 C-myc、C-ets-2 和 p53 原癌基因。肝癌中在 mRNA 水平上 p21 蛋白过度表达，可在细胞代谢过程中，将表皮样生长因子（EGF）和胰岛素的刺激信号，传入相应的靶细胞内与磷酸酯酶 C 结合。

C-myc 基因是恶性肿瘤的生存维持基因，编码 p62 核蛋白，对正常细胞的生长和分化起重要的调节作用。当与 ras 等其他活化基因相协同作用时，则导致细胞向细胞恶变转化。C-myc 基因和 C-ets-2 基因、p53 基因一样，均为细胞核内基因，过量表达与细胞增殖有关。

C-fms 基因编码的受体（CSF-ⅠR）具有内源性和酪氨酸激酶活性，参与人胚胎发育和单核－巨噬细胞系生长和分化调节。在有致癌作用的病毒性因素或化学性因素的作用下或染色体畸变，使 C-fms 原癌基因发生点突变或染色体易位，导致编码产物的过量表达或异常，引起细胞持续生长和恶性变化。

（三）癌抑制基因

肿瘤抑制基因也称为抗癌基因。正常情况下，机体内存在多种抗癌基因，研究最多的是视网膜母细胞瘤基因（RBI）和 p53 基因。RBI 基因是隐性基因，只有在两个等位基因都缺失的时候，才发生致癌作用，而 p53 基因只要任何一个点突变都可能导致癌的发生。

p53 基因是一种抗肿瘤基因，产生变异失去了抗癌作用后可诱发肿瘤。编码细胞核磷酸蛋白，能抑制细胞的转化及转化细胞的发生。现在已发现 5000 个以上的点突变，任何一个点突变都可能导致 p53 功能上的改变，50%~70% 的人类肿瘤与 p53 突变有关。p53 基因突变发生于肝癌的较晚阶段，与肝癌的恶性程度和转移倾向有关。p53 基因表达的 p53 蛋白是反式转录调节蛋白，具有控制细胞周期运行速度和促使细胞凋亡的生理作用，在细胞周期中处于岗哨的位置。DNA 损伤后，通过抑制细胞增生，使细胞周期停留在 G_1 期；促进损伤的 DNA 修复；对不能修复的 DNA 损伤细胞，促进其凋亡的作用而防止癌变。p53 诱导表达的含有死亡结构域（DD）的蛋白分子（Pidd），可直接结合 Fas 的 DD，在 FasL-Fas 信号传导系统中，引起 p53 依赖性的细胞进入程序性死亡。

视网膜母细胞瘤基因（RBI）是细胞核内的一种磷蛋白，能抑制与 DNA 复制和 RNA 转录有关过程，普遍地抑制细胞内的生物合成，具有转录调控作用。丧失 RBI 可使细胞周期失控，刺激细胞增殖、突变的积累，导致细胞癌变。

还有一些抑癌基因，失常后可导致细胞变异。ABC 基因表达的 ABC 蛋白以二聚体的形式和 β－连环蛋白相结合。β－连环蛋白是信息传递蛋白，介导 E－钙黏着蛋白细胞的表面信息。分子缩短突变的 ABC 基因不能与 β－连环蛋白相结合，而不能下调反转录抑制作用。BRCA1 和 BRCA2 基因是转录因子中很重要的肿瘤抑制基因，在细胞周期中，尤其是在 S 和 M 期中发生磷酸化作用，具有调节转录和修复 DNA 的作用。在 p53 存在的情况下，可抑制细胞周期进入 S 期。BRCA1 和 BRCA2 基因变异，既影响转录又失去了修复 DNA 的功能，容易导致细胞变异。神经纤维瘤 1 型（NF1）基因的产物为神经纤维蛋白，可能与阻抑 ras 癌基因的细胞增殖信息有关；神经纤维瘤 2 型（NF2）基因具有与细胞周围的一些黏附蛋白、透明质酸酶受体等连接，可能是癌细胞生长接触抑制的重要原因。突变和基因水平低调后可能与癌细胞的侵袭和转移有关。VHI 基因是一种家族性癌症基因，VHI 蛋白可特异性地结合延伸蛋白 S Ⅲ 的 B 和 C 亚基，通过激活 RNA 聚合酶 Ⅱ 而增强转录作用，可能受酪氨酸蛋白激酶磷酸化作用调节。WT1 基因是胚胎肿瘤的基因，为转录因子家族成员，表达的 Wilm 蛋白是锌指蛋白，可抑制一系列与转录有关的基因，从而控制细胞增殖生长。

二、原癌基因激活机制

由于基因发生点突变和染色体插入、丢失、重排或转位，使癌基因得到扩增，尤其是可引起抑癌基因的丧失，激活了原癌基因。基因扩增发生在癌细胞中大量 DNA 拷贝增加。大量碱基扩增往往导致细胞核型异常，产生异常基因双微染色体（DMs）和均匀染色区（HSRs），可见到 C-myc、ras 等扩增。

中毒、环境和生物因素，可使 DNA 氧化损伤。DNA 受到损伤后预后有 3 种途径，①绝大多数在细胞内强大的 DNA 损伤修复酶的作用下可修复成正常的 DNA。②含不能修复 DNA 的细胞，则进入程序性死亡。③极少数发展成为异常细胞，增殖积累更多的突变细胞，转化为癌。因此，基因变异、突变基因扩增和多因素的 DNA 损伤，使原癌基因被激活，启动了细胞癌变的机制。

三、肿瘤转移机制

癌症的恶性程度表现在所具有的侵袭性和转移性的能力。肿瘤的浸润和转移是肿瘤细胞与宿主细胞间复杂的相互作用过程，也是一个多因素、多步骤的复杂序贯过程。癌细胞由运动因子启动，黏附于细胞外基质（ECM），随后产生蛋白水解酶对 ECM 进行降解，使癌细胞移动穿透血管壁和（或）淋巴管进入血液和（或）淋巴循环，并在相关受体和细胞因子等作用下到达新的区域，再黏附于靶器官血管内皮细胞及穿出血管重新黏附，形成新的病灶。

肿瘤细胞转移的机制复杂，由外源性或内源性的刺激，启动癌基因或使抗癌基因变异，诱发了细胞癌变、增殖，肿瘤达到一定体积时，在众多酶学的作用下，既产生肿瘤新生的滋养血管，又为肿瘤细胞转移提供了条件。所以肿瘤细胞的侵袭转移是癌相关蛋白在量和质上的变化，实现了肿瘤细胞转移的能力。

参与转移的相关基因众多。肿瘤形成远隔转移，首先是肿瘤细胞的离散，由黏附分子起重要作用。黏附分子（CAM）是由细胞产生并存在于细胞表面，介导细胞与细胞间或细胞与基质间相互接触和结合的一类分子，多为糖蛋白，少数为糖脂蛋白。以配体 - 受体相应的形式发挥作用，在肿瘤细胞各阶段的黏附作用均由细胞 CAM 介导。对肿瘤细胞起离散黏附作用的有钙黏蛋白、免疫球蛋白超基因家族成员、整合素、选择素以及 CD_{44} 因子等。在细胞外基质（ECM）起降解过程中，基质金属蛋白激酶 / 组织金属蛋白酶抑制剂（TIMP）、

纤溶酶 / 纤溶酶原激活物、组织蛋白酶、黏蛋白酶类、丝氨酸蛋白酶、半胱氨酸蛋白酶、门冬氨酸蛋白酶、乙酰肝素酶等起到重要作用，促进肿瘤细胞侵袭、转移。许多癌基因 ras、mos、raf、fos 等均能激活蛋白 -1（PA-1）。PA-1 作为细胞核转录子，促使细胞转化，参与肿瘤细胞黏附的异常改变。促进瘤细胞转移的许多蛋白均能通过 AP-1 增强 CD_{44} 的作用，促进肿瘤转移。

肿瘤新生血管的形成，促使肿瘤细胞定植在迁徙组织器官，形成新的病灶。进入血液循环的肿瘤细胞，绝大多数会被免疫清除，只有极少数肿瘤细胞，有可能形成转移性病灶。血管内皮细胞与肿瘤细胞所分泌的蛋白水解酶（乙酰肝素酶等）使局部 ECM 降解，肿瘤细胞释放的血浆蛋白酶原激活剂及胶原酶，诱导生成新的基质，形成转移性肿瘤。

四、肿瘤分子靶向治疗机制

迄今为止的抗癌化疗药物，大多数都是非特异性的，况且肝癌对化疗药物不敏感，有较高的耐受性。肝癌的耐药机制是由多种因素构成的，包括 p170 糖蛋白（P-gP）、多耐药相关蛋白（MRP）、肺耐药蛋白（LRP）、酶介导的耐药、细胞凋亡抑制途径异常以及肿瘤处于严重的缺氧环境等因素的联合作用。

肿瘤生长因子受体、信号传导分子、细胞周期蛋白、细胞凋亡调节因子、蛋白水解酶、血管内皮生长因子等，都可以作为肿瘤治疗的分子靶点。肿瘤分子靶向治疗的作用机制与所选择药物的作用靶位有关，又作用于肿瘤细胞膜上的生长因子受体和细胞膜分化抗原的靶向分子、针对细胞内信号传导分子、针对细胞周期蛋白和细胞凋亡调节因子、细胞表观遗传学的靶向治疗，而针对肿瘤细胞生长微环境的靶向药物主要是抗肿瘤血管及新生血管生成的治疗（图 9-1-1，图 9-1-2）。

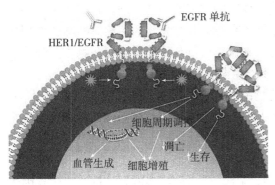

图 9-1-1　表皮生长因子受体单克隆抗体的作用机制

（引自　赫捷 . 肿瘤学概论 [M]. 2 版 . 北京：人民卫生出版社，2018，179.）

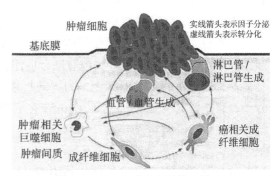

图 9-1-2　肿瘤生长微环境

（引自　赫捷 . 肿瘤学概论 [M]. 2 版 . 北京：人民卫生出版社，2918，178.）

第二节　肝癌靶向药物治疗

分子靶向治疗也简称分子治疗，是以肿瘤细胞标志性分子为靶点，泛指针对癌肿的特异性分子（靶分子）进行治疗的各种方法和技术。通过抑制肿瘤细胞增殖、干扰细胞生长周期、诱导肿瘤细胞分化、抑制肿瘤细胞转移、诱导肿瘤细胞凋亡及抑制肿瘤血管生成等途径达到治疗肿瘤的目的。

一、分子靶向治疗药物

（一）小分子化合物

靶向治疗的小分子化合物与传统的化疗药物的不同点，是其特异性作用于靶分子，对正常细胞影响很小。针对受体酪氨酸蛋白激酶(RTKs)的靶向治疗是目前治疗恶性肿瘤的热点。由于新生血管是恶性肿瘤发生与进展过程中最关键的步骤。肿瘤区域新生血管为肿瘤提供营养物质和清除代谢产物，肿瘤细胞可通过新生血管转移至机体的其他部位。因此，抑制肿瘤区域血管新生而得到抑制肿瘤细胞的生长或转移，已成为有前景的肿瘤治疗新策略。

格列维（Gleevec）具有酪氨酸蛋白激酶（RTKs）的活性，通过特定的阻断 ATP 酶在 Abl 激酶上的结合点位置上起作用，阻断细胞内信息传递系统，达到治疗肿瘤的目的。

甲苯磺酸索拉非尼（Sorafenib）是多种激酶多靶位 raf 激酶抑制剂，体外实验显示可作用于肿瘤细胞的靶位 CRAF、BRAF、V600EBRAF、c-Kit、FLT-3；作用于肿瘤血管的靶位 CRAF、VEGFR-2、VEGFR-3、PDGFR-β。作用于肿瘤细胞通路、血管生成和凋亡，抑制肿瘤细胞增生，抗血管生成。RAF 激酶是丝氨酸/苏氨酸激酶，酪氨酸蛋白激酶包括 c-Kit、FLT-3、VEGFR-3、PDGFR-β。通过 ras、Raf/MEK/ERK 传导途径，进行特异性的级联磷酸化将信号由细胞外传入细胞核内，这一通路上调激活 raf 是关键酶。血管内皮生长因子（VEGF）、PDGF-β、表皮生长因子（EGF）、转化生长因子-α（TGF-α）与同源受体结合，即可通过受体酪氨酸蛋白激酶自体磷酸化的方式激活 Raf/MEK/ERK 通路。肝细胞癌除了普遍存在的 VEGF 的高表达外，C-ras 与其发生有密切关系，C-ras 下游基因 MEK 的过度表达可抑制细胞凋亡，导致肝癌细胞的过度增殖。人肝微粒体实验表明索拉非尼竞争性地抑制 CYP2C19、CYP2D6 和 CYP3A4，通过 UGT1A1 和 UGT1A9 抑制糖苷酸代谢，抑制 CYP2B6 和 CYP2C8。索拉非尼不是细胞色素 P450 的同工酶和诱导剂。索拉非尼主要在肝脏内通过 CYP3A4 介导的氧化作用代谢，此外还有 UGT1A9 介导的葡萄糖醛酸化作用代谢，另外可由肠道细菌葡萄糖醛酸糖苷酶分解。索拉非尼可与其他抗肿瘤药物吉西他滨、顺铂、卡铂、奥沙利铂或环磷酰胺联合应用，不产生药物代谢影响。

p53 是最重要的抗癌基因，为靶向抗癌药物的开发重点靶标。靶向 p53 不单针对 p53 分子，有些没有突变的 p53 而是 wtp53 在细胞内与 Mdm-2 相结合，从而激活泛素蛋白酶系统，致使 p53 降解增强。

（二）蛋白质类药物

这类药物包括单克隆抗体、细胞因子、生长因子的蛋白质和多肽等。抗表皮生长因子受体（EGFR）的单克隆抗体，是非常重要的信息传递的前哨物质，与细胞的生长、发育、分化、凋亡和血管生长有密切关系。EGFR 磷酸化后，引起细胞内磷酸化的连锁反应，可影响网络信息环路传递、细胞核内的转录子、基因表达，激活了种种生物效应。

当肿瘤生长到 2.0cm（2×10^{10} 个癌细胞）时，癌细胞开始分泌促进毛细血管生长因子。血管生长抑制因子可抑制毛细血管生长，切断肿瘤的血液供应，就可能抑制肿瘤组织生长，甚或造成细胞凋亡，也可能抑制癌转移。

二、肝癌治疗的适应证和禁忌证

肝癌的生物分子靶向治疗现有索拉非尼（Sorafnih）、拉帕替尼（lapatinib）、舒尼替尼（sunitinib）、EGFR 家族单克隆抗体西妥昔单抗（cetuximab）、尼妥珠单抗（nimotuzumab）和曲妥珠单抗（trastuzumab）等。常用的索拉非尼是多靶点酪氨酸激酶抑制剂，通过抑制血管内皮生长因子受体（VEGFR2、VEGFR3）、血小板源性生长因子受体（PDGFR）和干细胞因子受体（c-Kit）的活性，阻断肿瘤细胞增殖。对于不能手术和进行介入治疗的患者进行积极的综合治疗和靶向治疗，以延长生存期，提高生活质量。目前多用索拉非尼治疗中晚期肝癌（图 9-2-1）。

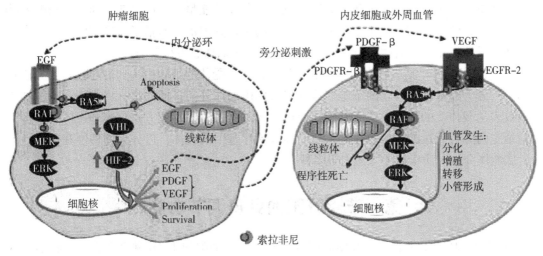

图 9-2-1　索拉非尼的作用靶位

1. 适应证：①无法手术或进行介入治疗的肝细胞癌。②有远处转移的肝细胞癌。③肝功能 Child-Pugh A、B 级。

2. 禁忌证：①肝功能 Child-Pugh C 级慎用。②有严重心肾功能障碍者不宜使用。

三、治疗方法

患者对靶向治疗有良好的耐受性，可控制肿瘤进展，使患者存活期得以延长。索拉非尼的推荐剂量每次 400mg，每天 2 次，空腹或伴低脂饮食口服。根据服药期间的反应，减少剂量至每天 400mg，反应严重者可考虑停药。分子靶向药物可以单独使用，或与化疗、放疗及曲妥珠单抗类药物联合应用。

四、不良反应

在服用索拉非尼的治疗过程中，可能出现不同程度的不良反应，常见：①血浆生化学改变：可出现不同程度的 ALT 升高占 69%、AST 升高占 94%、脂肪酶升高占 40%、淀粉酶升高占 34%、碱性磷酸酶升高占 82.2%、INR 升高占 42%、白蛋白降低占 59%。②血细胞变化：索拉非尼对血细胞减少的影响，中性粒细胞减少占 11%、淋巴细胞减少占 47%、血小板减少占 9.4%、出现贫血占 59%。③血浆离子改变：主要出现低血浆离子改变，低钾血症占 0.7%~1.3%、低钙血症占 26.5%、低磷血症占 13%~45%。④其他：还可能出现皮疹 38%、腹泻 37%、手足皮肤反应 35%、乏力 33%、脱发 24.2% 等。

第十章　肝癌的免疫基因治疗

　　肝脏是机体内最大的腺体器官，具有多种生理生化功能，同时也是体内最大的免疫器官。肝脏内约占10%的非实质性细胞，则构成肝脏的免疫网络，在先天性和获得性免疫性应答中起重要作用。发生肝硬化肝癌后，机体的免疫功能呈多方面改变，随着肝功能的持续恶化，肝脏的免疫功能也不断地下调。肝癌的免疫基因治疗包括了免疫基因治疗、介导抑癌基因或诱导癌细胞凋亡、酶前体药物治疗、以肿瘤血管发生等方面。

　　基因治疗是将外源性遗传物质等治疗基因，导入受体的细胞内达到治疗目的的方法和技术。可分为经基因工程化的细胞回输到患者体内的体外间接回输法；将克隆在真核细胞的高效表达载体上的外源性治疗基因，通过血流、介入、喷雾等方式直接导入体内，进入相应细胞内进行表达的体内直接导入法。插入治疗基因的载体，可分为物理性和化学性方法、脂质体介导、病毒性导入体内等多种方法。

第一节　肝脏的免疫调节功能

　　肝脏的多功能干细胞，在胚胎时期可以分化为血细胞和T、B淋巴细胞、巨噬细胞等具有免疫活性细胞；出生后仍然存在多功能造血干细胞的潜在功能。因此，成人的肝脏与机体免疫功能有着极密切的关系，具有体内一线免疫防御功能。

　　肝脏是原始抗原暴露的主要部位，组织结构和生理功能的特点，支持作为免疫器官的功能：①具有高血流灌注（> 1500mL/min）和体循环、门静脉循环双重供血的特点，使其最大限度地暴露于病原体和外来抗原。②具有多孔动态的内皮细胞，促进了抗原加工和细胞间相互作用。③血窦内存在大量的巨噬细胞（Kupffer细胞）。④所含有特殊的淋巴细胞群，都是先天性和获得性免疫的应答系统，在肝脏内相互依赖整合在一起。⑤是机体蛋白产生的主要器官。⑥具有旺盛的代谢机能。

一、细胞免疫吞噬作用

　　具有重要功能的非实质细胞主要存在于肝血窦。肝脏具有丰富的淋巴细胞，含有与肝脏体积不成比例的大量肝窦内皮细胞、NK细胞、NKT细胞、$\gamma \delta$ T细胞、树突细胞（DC）和巨噬（Kupffer）细胞。所含有丰富的单核–巨噬细胞，占全身单核–巨噬细胞总量的90%。Kupffer细胞、血窦内皮细胞（LSEC）和斑点细胞（Pit细胞）三种固有的吞噬细胞，是单核–巨噬细胞系统的主要成分，能吞噬进入肝脏的微生物、内毒素、异种抗原和免疫复合物以及炎性介质，组成机体的一道免疫防线。

　　（一）肝窦内皮细胞

　　内皮细胞（SEC）是血窦的重要组成部分，为能在肝脏内再生的细胞。SEC可直接与邻近的Kupffer细胞、NK细胞、树突细胞、游走的淋巴细胞、抗原提呈细胞相互作用。具有摄取、加工、提呈抗原的能力。SEC细胞膜表面可以表达各种与T淋巴细胞和白细胞相互作用的重要分子，在免疫调节中起到重要的作用。被SEC激活后的CD_4^+T淋巴细胞，再次受到相同抗原刺激时，所产生的主要是抑制性细胞因子 IL-10 和 IL-4，不出现 CD$_4^+$T 淋巴细胞的辅助性应答。SEC 表面上有许多受体，对糖蛋白、结缔组织分子、脂蛋白的内吞摄取有重要作用，构成了外周血液与肝细胞之间一道防线（图 10-1-1）。

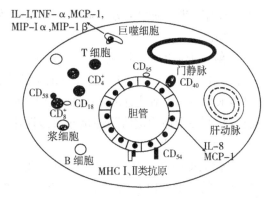

图 10-1-1　LSEC 在外周血液与肝细胞之间构成一道防线

（引自 Knoll PA. Die genlben hefte. 2002，42：13.）

（二）Kupffer 细胞

肝脏内丰富的 Kupffer 细胞是单核 - 巨噬细胞，是一种有高度可塑性细胞，极易对刺激引起应激反应，是肝脏的主要吞噬细胞，被超抗原激活后，不但具有免疫吞噬作用，还可以降解或减弱一些异种抗原的抗原性，提高对宿主防御能力和维持微环境稳定。

Kupffer 细胞能合成和分泌 TNF-α、NO、防御素、活性氧、刺激肝脏分泌急性期反应蛋白的主要信号物质 IL-6，以及 IL-1、IL-4、前列腺素 E$_2$、白三烯等具有细胞毒性功能的细胞因子和物质，在肝细胞自身损伤、炎症介质的介导、诱导血管活性改变等方面起到重要作用。具有抗原呈递作用，通过其限制性途径将外源性抗原呈递给 CD$_8^+$ 和 CD$_4^+$T 淋巴细胞。在一定条件下，肝细胞可分化成 T、B 淋巴细胞，某些肝细胞可转化成 Kupffer 细胞，达到免疫调节的目的。

（三）NK 细胞

自然杀伤细胞（natural killer，NK）曾被命名为陷窝细胞，又称 Pit 细胞、肝脏相关淋巴样细胞、大颗粒淋巴细胞。来源于血液、脾和骨髓等器官，但能在肝脏增殖。NK 细胞质内有膜包裹的大颗粒，内含丰富的穿孔素，是肝脏的天然杀伤细胞，不需要激活即有杀伤靶细胞的作用；能表达 CD$_3$、CD$_{56}$ 以及其他标记物，在细胞免疫和体液免疫发挥重要的作用。

NK 细胞没有经典的抗原受体，免疫功能的实现是由细胞因子通过抑制或激动受体所控制。在细胞浆区具有免疫受体酪氨酸依赖的抑制型受体结构域（ITIM）。NK 细胞的活化型受体 CD$_{16}$ 即免疫球蛋白（IGG）的 Fc 受体，介导抗体依赖性细胞毒反应（ADCC），活化型 NK 细胞可以介导穿孔素依赖的细胞溶解，并释放一系列炎性因子。

（四）树突细胞

树突细胞（dendritic cell，DC）是一种免疫提呈作用最强的淋巴细胞，起源于骨髓，大都分布在门脉区和中央静脉周围的较少的细胞群。DC 固定表达 MHC II 类抗原，为先天性和获得性免疫间提供联系。肝内的 DC 以不成熟状态存在，具有强大的摄取和加工抗原的能力，转移至二级淋巴器官，启动抗原特异性免疫应答反应。DC 成熟的特点是 MHC 和共刺激分子 CD$_{80}$、CD$_{86}$、CD$_{40}$ 表达增加。

（五）T 淋巴细胞亚群

人类肝脏的 T 淋巴细胞亚群，以 CD$_3^+$T 淋巴细胞为主，可同时表达 CD$_4$ 和 CD$_8$ 的传统 $\alpha\beta$T 细胞。CD$_8^+$ 数量是 CD$_4^+$ 的 4 倍，而 B 细胞仅占肝脏淋巴细胞的 5%。肝内淋巴细胞所表达的 CD$_3^+$CD$_{56}^-$T 淋巴细胞、CD$_3^-$CD$_{56}^+$NKT 细胞、CD$_3^+$CD$_{56}^+$NKT 细胞，均有细胞毒活性。T 淋巴细胞通过其特殊受体识别 MHC I 类抗原（CD$_8^+$T 淋巴细胞）复合抗原多肽片段或 II 类抗原（CD$_4^+$ T 淋巴细胞）分子后，导致其激活、分化、克隆扩张，发挥着肝脏局部的免疫调控作用。

一般认为辅助 T 淋巴细胞（thelper lymphocyte, Th）是适应性免疫反应的重要调节因子。Th$_0$ 释放 IL-4、γ-IFN；Th$_1$ 能促进细胞免疫，释放 IL-2 和 γ-IFN；Th$_2$ 释放 IL-4、IL-10 促进体液免疫。激活适宜的 Th$_1$/Th$_2$ 反应和随后的细胞毒 T 淋巴细胞、B 淋巴细胞产生能力，将决定病原在个体中被清除还是导致慢性化。

（六）胆管上皮细胞

胆管上皮细胞（BEC）调节胆汁分泌、推动胆汁排入肠道是其主要功能，还能够参与免疫功能的调节。BEC 所表达的 MHC-Ⅰ 和 MHC-Ⅱ 类抗原参与抗原呈递；表达 CD$_{40}$ 是活化递呈细胞的协调刺激因子；表达 CD$_{54}$（ICAM-1）可诱导白细胞黏附；表达 CD$_{95}$（Fas）诱导细胞凋亡；分泌细胞因子 IL-8（趋化因子）和巨噬细胞趋化蛋白（MCP-1），可以促进巨噬细胞聚集。

二、体液免疫调节作用

肝脏在机体免疫防御中处于特殊的地位，清除外源性抗原和致病性病原体、防止这些抗原诱发的应答扩大化，是肝脏执行的双重任务。免疫与耐受之间需要保持一定的微妙平衡，肝脏细胞在抗原和致病微生物诱导下，产生的各种细胞因子、肝细胞分泌补体、诱导生成的急性期反应蛋白，以及相关细胞引起的免疫耐受起重要的作用。

（一）细胞因子

细胞因子是由机体多种细胞分泌的小分子蛋白质，是一组可溶性细胞应答介质，通过结合细胞表面的相应受体发挥生物学效应，对肝脏的生理和病理过程有重要的调节作用。细胞因子引起的炎症反应，也可以诱发肝脏损伤。

1. 细胞因子的生物学特点：细胞因子具有的生物学特点：①多效性：一种细胞因子可以作用于多种靶细胞，产生多种生物效应的细胞因子。②重叠性：几种不同的细胞因子作用于同一种靶细胞，产生相同或相似的生物效应的细胞因子。③拮抗性：一种细胞因子抑制其他细胞因子的功能。④协同性：一种细胞因子强化另一种细胞因子的功能，表现出协同性。众多的细胞因子在机体内存在，相互促进或相互抑制，形成了一个十分复杂的细胞因子调节控制网络。

2. 细胞因子主要分类：细胞因子可分为：①白细胞介素（IL）：现在已发现29种IL因子，在细胞和体液免疫中的许多环节都起着重要的调控作用。②干扰素（IFN）：IFN-α 和 IFN-β 称为 Ⅰ 型干扰素，IFN-γ 是 Ⅱ 型干扰素，主要功能是活化 T 细胞和 NK 细胞。③肿瘤坏死因子超家族（TNFSF）：TNF 家族中的细胞因子目前认为至少有18个，在细胞坏死、细胞凋亡和炎症发生过程中发挥重要作用。④集落刺激因子（CSF）：刺激造血干细胞和不同发育阶段的造血祖细胞增殖分化。⑤趋化性细胞因子（F）：是小蛋白家族，分子量为 8~10kD 的多肽组成。能招募血液中的单核细胞、中性粒细胞、淋巴细胞等进入感染发生部位。⑥生长因子（GF）：有刺激细胞生长作用的细胞因子，目前已发现转化生长因子（TGF-β）、表皮细胞生长因子（EGF）、血管内皮细胞生长因子（VEGF）、成纤维细胞生长因子（FGF）、神经生长因子（NGF）、血小板衍生的生长因子（PDGF）等多种。

肝细胞不产生免疫球蛋白，仅合成与体液免疫系统有关的蛋白质。肝脏中的细胞因子多来源于 Kupffer 细胞、LSEC、HSC 和各种炎症细胞，参与肝脏重建、肝纤维化发生、肝脏的急性期反应、病毒性肝炎等肝脏生理和病理的多方面功能均有重要关系。在正常动物的肝脏中，未能检出细胞因子 IL-4、IL-6、IL-10、IL-12p40、IL-13、IL-15、IFN-β、IFN-γ，有时可检出 TNF-α、TNF-β，可有低水平表达的 IL-1α、IL-1β、IL-1 的受体拮抗剂和 IL-18。在肝脏出现病理反应时，在肝脏中可大量检出各种细胞因子。

（二）补体系统

补体系统几乎所有的成分都是由肝细胞产生。补体系统是机体的一线防御，补体蛋白属于急性时相蛋白，补体合成是肝细胞对炎症介质的应答反应，介导多种细胞和体液免疫应答的相互作用，包括趋化作用、吞噬作用、细胞黏附和促进 B 细胞分化作用。补体系统是具有酶活性的蛋白，由 30 余种可溶性血清蛋白成分、一些表面调节因子和受体（膜结合蛋白）组成。激活后的补体系统显示多种生物活性：各种补体途径被激活后最终形成膜攻击复合体（MAC）$C_5 \sim C_9$，导致细胞溶解或杀灭致病病原体；C_3 片段附着于细菌和免疫球蛋白凝聚体等表面，形成调理素，便于巨噬细胞吞噬；补体在免疫复合物的清除中起着重要的作用；$C_{3\alpha}$ 和 $C_{4\alpha}$ 是过敏性毒素，可引起肥大细胞脱颗粒、释放组胺、增加血管通透性；$C_{5\alpha}$ 有诱导白细胞向炎症部位趋化的作用。补体系统通过一系列的级联反应被激活，①经典途径：抗原 - 抗体复合物结合启动活化途径，引起 C_1q、$C_1\gamma$、C_1s、C_4、C_2 反应。②凝集素（MBL）途径：甘露糖 - 结合凝集素与细菌结合启动补体系统活化途径，启动 MAL 相关的丝氨酸蛋白酶。③旁路途径：由病原微生物等提供接触表面的 B 因子、D 因子，从 C_3 开始激活的途径。激活的共同末端通路是 C_3、C_5、C_6、C_7、C_8、C_9。C_3 在这 3 种激活途径中起着核心作用。

肝脏对补体系统的调节表现在对过敏素的调控。补体系统通过在肝脏内形成蛋白酶和抗蛋白酶，维持补体的相对平衡状态。慢性肝病时，补体合成能力降低，消耗增加，使血浆补体水平下降，出现体液和细胞免疫应答障碍。

第二节　肝癌的免疫功能障碍

肝脏不仅是具有免疫功能的脏器，而且是免疫介导疾病的靶器官。肝脏特有的免疫细胞构成，提示肝脏先天性免疫和获得性免疫之间存在着密切联系。肝脏的微环境能保证免疫系统稳定和对抗原的免疫耐受。在免疫应激反应急性期，是先天性免疫的重要组成部分，肝脏由合成结构性蛋白转向制造参与宿主防御性的蛋白。c- 反应蛋白可促进细胞的吞噬、补体活化、细胞介导的细胞毒性作用、B 细胞增殖和 NK 细胞活性。发生肝癌后的细胞和体液免疫功能改变，多为各种病因引起的肝硬化所致的免疫功能障碍。

一、肿瘤的免疫功能

肿瘤细胞在体内增殖、侵袭和转移的生物学行为与机体免疫功能密切相关。肿瘤细胞虽然源于宿主细胞，仍能诱发机体产生抗肿瘤免疫应答反应。迄今为止已发现近 3000 种肿瘤抗原（tumor antigen），部分肿瘤抗原在诊断和基因免疫治疗中发挥了重要作用。

（一）肿瘤抗原特征

正常细胞在癌变的过程中，异常细胞所表达的新的抗原物质按其特异性可分为肿瘤特异性抗原（tumor specific antigen，TSA）和肿瘤相关抗原（tumor-associated antigen，TAA）；按其产生机制可分为突变（癌）基因表达产物、异常表达的细胞蛋白、致癌病毒表达的肿瘤抗原、肿瘤细胞异常表达的癌胚抗原、组织特异性分化抗原、糖基化的原因导致的异常细胞蛋白等。TSA 是指肿瘤细胞特有的或只存在于某种肿瘤的抗原，多以多肽形式与 MHC 分子结合成复合体而存在于细胞表面，T 细胞识别的是 MHC 分子提呈的抗原多肽，可被肿瘤特异性细胞毒性 T 淋巴细胞（cytotoxic T lymphocyte，CTL）发现肿瘤抗原。TAA 是指正常细胞和肿瘤细胞菌均可表达，只是含量上在细胞癌变明显增高的抗原，而无严格的肿瘤的特异性。由于突变（癌）基因或癌变组织细胞特异表达的异常细胞蛋白、癌胚抗原等产物也可成为抗原，引起机体对肿瘤的体液和细胞免疫等适应性免疫反应。

（二）抗肿瘤免疫效应

机体的免疫系统在肿瘤发生发展中具有双向作用，当机体免疫功能低下或受到抑制时，容易发生肿瘤，而肿瘤进行性生长时则免疫系统受到抑制，不能有效地清除肿瘤细胞。肿瘤抗原诱导产生免疫应答反应有其自身的特点，不同类型肿瘤诱导的抗肿瘤免疫应答有所差异。肿瘤与机体免疫系统相互作用的免疫反应，主要表现在清除、平衡和逃逸 3 个阶段。机体对肿瘤的适应性免疫应答反应，包括细胞免疫和体液免疫。

1. 抗肿瘤细胞免疫：细胞免疫特别是特异性 CD_8^+ CTL 和特异性 NK 细胞、巨噬细胞是抗体抗肿瘤免疫效应的主要机制。NK 细胞是早期抗肿瘤的重要免疫细胞，在趋化因子的作用下，可直接杀伤肿瘤细胞。NK 细胞表面所表达的免疫抑制性受体（inhibitory receptor，IR）和活化性受体（activating receptor，AR）控制着 NK 细胞的活化和对靶细胞的杀伤。巨噬细胞是专职性抗原提呈细胞和非特异性免疫效应细胞，被肿瘤抗原活化成非特异性吞噬肿瘤细胞后，即肿瘤相关巨噬细胞（tumorassociated macropha-ges，TAM），可通过溶酶体酶、髓过氧化物酶、TNF 等直接杀伤肿瘤细胞。肿瘤抗原被树突细胞（DC）等抗原提呈细胞（APC）加工后，提呈给 CD_4^+ T 细胞和 CD_8^+ T 细胞导致活化和增殖。肿瘤抗原被 APC 摄取后，与 MHC Ⅰ 和 MHC Ⅱ 类分子结合成复合物，表达于 APC 表面。MHC Ⅰ 类分子复合物和 MHC Ⅱ 类分子复合物分别与 TCR 结合，激活 CD_8^+ T 细胞和 CD_4^+ T 细胞。在 CD_4^+ T 细胞的协助下，CD_8^+ T 细胞转化成肿瘤特异性 CTL，通过胞吐穿孔素（perforin）和颗粒酶 B（granzyme B）、表达 FasL 分泌 TFN-α 启动细胞凋亡相关传导信号，可高效、特异性杀伤肿瘤细胞（图 10-2-1）。

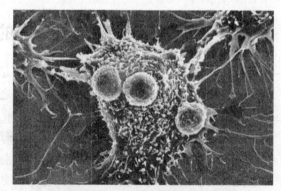

电子显微镜下见球状免疫细胞正在攻击癌细胞
图 10-2-1 免疫细胞攻击癌细胞

2. 抗肿瘤体液免疫：由肿瘤抗原激活的 B 淋巴细胞转化为浆细胞，分泌免疫效应分子为具有抗肿瘤作用的抗体，但抗体在抗肿瘤免疫中存在双重作用。具有抑制或杀伤肿瘤的抗体，从以下几个方面发挥抗肿瘤作用：①抗体依赖性细胞介导的细胞毒性作用，属于 IgG 型抗体介导巨噬细胞、NK 细胞发挥 ADCC 作用，通过已结合在肿瘤细胞表面的 IgG Fc 片段，增强吞噬细胞的功能，杀伤肿瘤细胞。②抗体封闭肿瘤细胞膜上的某些受体

（如转铁蛋白受体）抑制肿瘤细胞生长。③主要通过补体依赖的细胞毒性作用（complement dependent cytotoxicity，CDC），为特异性抗体与靶细胞膜上相应抗原结合形成膜攻击免疫复合物，激活补体途径的靶细胞裂解效应；活化补体的裂解产物发挥调理素作用，与靶细胞形成补体受体复合物，促进吞噬细胞的吞噬作用，杀伤肿瘤细胞。

值得注意的是患肿瘤机体内自然产生的抗体，并不是抗肿瘤免疫的重要效应因素，在某些条件下，肿瘤特异性抗体可能会干扰特异性细胞对肿瘤细胞杀伤和黏附的免疫应答反应，导致肿瘤细胞的转移。

3. 肿瘤免疫逃逸： 由于肿瘤细胞在发生发展的过程中发生变异，肿瘤细胞抗原的免疫原性减弱，形成免疫选择（immunoselection）；宿主的免疫系统发生抗原调变（antigenic modulation），无法识别肿瘤细胞，则发生肿瘤细胞免疫逃逸。

肿瘤细胞逃避免疫监视功能，主要通过诱导调节性 T 细胞、肿瘤相关巨噬细胞、髓系来源抑制性细胞等的负向调控肿瘤微环境中的抗肿瘤免疫应答。患有肿瘤的血清中含有封闭肿瘤抗原的封闭抗体（blocking antibody）、封闭效应细胞表面可溶性肿瘤抗原的抗原识别受体、具有双重免疫作用的肿瘤抗原 - 抗体复合物。这些物质覆盖肿瘤抗原的现象，干扰了免疫效应细胞的识别。由于肿瘤细胞表面 MHC Ⅰ类分子表达降低或缺失，或异常表达非经典 MHC Ⅰ类分子，抑制了 NK 细胞对肿瘤细胞的杀伤作用，也阻碍了 CTL 的特异性作用。共刺激分子是活化的第二信号，包括 B7 家族分子（CD_{80}、CD_{86}）与 CD_{28} 结合、CD_{40} 与 $CD_{40}L$ 结合等，在 T 细胞和 B 细胞特异性识别肿瘤抗原和激活过程中，共刺激分子互相识别与结合非常重要。肿瘤共刺激分子与黏附分子（ICAM-1、IFA-3、VCAM-1）的表达下调，可使 T 细胞不能充分活化，甚而凋亡失能。

肿瘤的微环境是由肿瘤实质细胞、基质细胞和浸润肿瘤的各种免疫细胞，以及一系列膜型和分泌型生物活性物质组成。各种免疫细胞主要是肿瘤所诱导的抑制性细胞亚群，包括 T 细胞、肿瘤相关巨噬细胞、髓系来源抑制性细胞、调节性树突细胞、调节性 B 细胞、调节性 NK 细胞等。具有异质性群体的调节性 T 细胞（regulatory T cells，Treg）在肿瘤的微环境中，$CD_4^+CD_{25}^+Foxp3^+$ Treg 抗原诱导 Tr1、Th3 细胞产生，发挥抑制分泌免疫抑制性细胞因子而抑制效应细胞；分泌颗粒酶和穿孔素直接杀伤效应细胞；干扰细胞代谢而影响效应细胞功能；影响 DC 的功能而影响 T 细胞的活化和促进 Treg 的诱导及增殖的功能。能浸润到肿瘤内部的肿瘤相关巨噬细胞（tumor-associated macrophage，TAM）是一种重要的抗肿瘤效应细胞，能大量表达和分泌表皮生长因子（EGF）、VEGF、TGF-β、IL-10 等细胞因子，促进肿瘤细胞增殖和存活、血管生成、抑制机体获得性免疫应答。髓系来源抑制性细胞（myeloid-derived suppressor cell，MDSC）包括未成熟的巨噬细胞、粒细胞和 DC，可表达高水平的精氨酸酶 -1（argininase-1，ARG-1）抑制抗肿瘤免疫应答，表达多种直接促肿瘤血管形成的因子，贯穿在肿瘤生长的全过程。

在肿瘤生存的微环境中，具有生物活性免疫因子主要由肿瘤实质性细胞、基质细胞及免疫抑制性细胞亚群分泌和表达，包括 IL-1β、IL-4、IL-6、IL-10、IL-13、TGF-β、PGE2、GMCSF、M-CSF、VEGF 等细胞因子，CCL2、CCL5、CCL12、CCL19、CCL20、CCL121 等趋化因子，iNOS、IDO、ARG1、Fas、CTLA-4、PD-1 等膜结合型分子，形成相对稳定的肿瘤抑制微环境，保护肿瘤细胞逃避机体的免疫监视，抑制免疫应答反应，促进肿瘤的发展。

二、肝癌的免疫功能障碍

肝硬化肝癌时的免疫功能改变是多方面的，随着肝功能的持续恶化，肝脏的免疫功能也不断地下调。肿瘤细胞一般不表达免疫系统所能识别的抗原，能通过多种方式逃避免疫系统的监视，这涉及分泌抑制因子（TGF-β 等）、Ⅰ类或Ⅱ类主要组织相容性复合物（magor histocompatibility complex，MHC）的下调、抗原递呈通路的阻断、共刺激信号的缺乏、出现导致抗原丢失的变异体、转换激活信号的能力不完善、诱导 T 细胞凋亡等改变。

（一）免疫吞噬功能改变

肝脏内的单核 - 吞噬细胞系统构成门静脉血进入体循环的第一道防线，发挥了机体免疫调节的强大作用。Kupffer 细胞是肝脏固定的巨噬细胞，从骨髓以单核细胞的形式运行到肝脏。巨噬细胞表面有一组糖蛋白受体，可与神经末端乙酰基半乳糖胺或甘露糖残基结合，利用细菌表面的 Fc 及 C_3b 受体，清除免疫复合物及经过特异性抗体调理的细菌。巨噬细胞内还含有组织蛋白酶 D、β - 葡萄糖醛酸酶及 β - 乙酰基氨基葡萄糖酶，对细胞内蛋白质溶解起关键作用。Kupffer 细胞吞噬内毒素后，胞浆中的溶酶体结合内毒素分子的脂类 A，通过脂酶、乙酰脂酶及过氧化氢酶联合作用迅速灭活，而从胆汁中排出。肝巨噬细胞还可产生超氧离子杀伤细菌，产生 IFN 发挥抗病毒作用，并合成补体成分和其他细胞毒性物质。

肝硬化功能失代偿的纤维连接蛋白水平降低。巨噬细胞只有在纤维连接蛋白等非特异性调理素的协助下，才具有强大的吞噬异物的功能。肝硬化形成的侧支循环，使门静脉血不经过肝脏就进入体循环。实验证实内毒素正常可在门静脉血中检测到，而在体循环血中不能检出，这是由于肝硬化的巨噬细胞吞噬活力减退，使防御能力低下，容易发生感染更易发生内毒素血症。

（二）细胞免疫功能改变

肝脏的细胞免疫功能主要由淋巴细胞系统构成。外周血的淋巴细胞具有细胞表面的糖蛋白是 CD 族分化抗原。肝脏内的 CD_4 是辅助性 T 细胞，CD_8 是抑制性 T 细胞，正常情况下维持一定比值。抗体依赖性细胞介导的细胞毒（antibody dependent cell-mediated cytotoxicity，ADCC）活性在肝硬化患者中明显增强，对肝脏损害起着重要作用。随着肝功能水平下降，出现单核细胞辅助功能（分泌 IL-1）和抑制功能亢进，细胞免疫功能低下，而清除功能下降。

肝硬化患者的免疫细胞的数量下降，还可出现 T 细胞功能缺陷。动物实验模型证实，肝硬化患者的血浆中存在某种血清因子，可抑制细胞的有丝分裂和对淋巴细胞的转化作用。随着对免疫网络系统的深入认识，已经了解到肝硬化患者出现的免疫网络系统失衡的现象，辅助 T 淋巴细胞和抑制 T 淋巴细胞比值失常就是一个例证。

（三）体液免疫功能改变

正常人体内的继发性体液免疫应答，90% 以上的抗体是 IgG 型抗体，而肝硬化的 IgM 型抗体明显增加，这种抗体改变与 IgG 型抗体的免疫应答演化过程相对缺陷及 T 淋巴细胞阀门功能缺陷有关。肝硬化处理抗原的能力减弱，则由肝脏转移到脾脏。吞噬细胞增加了抗原的免疫源性，使体液免疫反应发生显著变化，B 细胞数量明显增加，出现肝硬化血浆中免疫复合物升高的现象。抗体除数量的变化外，还有质量上的变化。肝硬化的 IgM 型抗体不能向 IgG 型抗体转换。体液免疫反应增强的另一个特征是高 γ - 球蛋白血症，增高的

Ig 多为克隆型。肝硬化患者还常有补体缺乏或分解代谢增强。

（四）细胞因子改变

细胞因子是机体免疫细胞和非免疫细胞合成和分泌的多肽小分子（15~80kD），调节多种细胞产生生理效应功能，在细胞之间起着相互联系的作用，通过与靶细胞表面上的特异性受体结合而发挥生物效应。因而，细胞因子是间接通过确定宿主免疫应答的主要模式。肝硬化时，正常的细胞因子不能正常产生，而异常的细胞因子水平常升高。IL-1、IL-2、IL-4、IL-6、IFN-γ、IFN-β、IFNs、TNF-α 等细胞因子，在肝硬化的不同阶段和层次，介导了 NK 和 LAK 细胞等免疫应答反应。

第三节　肝癌的免疫治疗

肿瘤免疫治疗（cancer immunotherapy）是肿瘤生物治疗的方法之一，是利用人体的免疫机制，通过主动、被动的免疫方法达到杀伤肿瘤细胞的目的。在长期的致癌、癌变及癌肿的演变进程中，肿瘤免疫的多个环节均可能存在缺陷，而缺陷的状态又因癌瘤的发展阶段、人的免疫遗传学的个体差异等因素有所不同。随着分子生物学、分子免疫学等相关技术迅猛发展，肿瘤免疫治疗的新思路、新方法和新途径不断地涌现，或可成为肝癌治疗的重要综合治疗措施之一。

一、免疫治疗原理

肿瘤免疫治疗的策略是增强肿瘤的免疫原性或免疫效应细胞的杀瘤活性。按照肿瘤发生的免疫监视（immune surveillance）学说，只要癌细胞表达特异的表面抗原，而且 T 细胞有能力识别它们，就有可能激起杀伤癌细胞特异免疫反应，收到特异性的杀伤癌细胞，而不伤及正常细胞的理想效果。肝癌免疫治疗原理是通过强化 NK、CTL、Th、IFN-γ、成熟 DC 等细胞免疫应答，和（或）提高 IL-10、TGF-β、Treg、MDSC、抑制性 DC 等的免疫活性，打破机体对肿瘤的免疫耐受。近年来的研究显示，肿瘤细胞可能利用 CD_{47} 基因躲避宿主免疫系统的清除。正常情况下 CD_{47} 会生成一种蛋白质，避免免疫细胞的清除。癌细胞的突变导致癌细胞开启 CD_{47} 基因，保护了癌细胞不被清除。标准的抗体是大分子，无法进入大型肿瘤的内部，研究人员将纳米抗体的基因植入细菌，然后再将 500 万个经过基因改造的微生物注入实验鼠的肿瘤内，进过自我繁殖后，90% 的细菌自我裂开，产生纳米抗体附着在癌细胞的 CD_{47} 蛋白质上，免疫细胞可对去掉伪装的癌细胞进行攻击、清除。在受到围攻的肿瘤内部，存活的细菌再次增殖、自杀，释放新一波的纳米抗体，在双重打击下，可能清除肿瘤。

T 细胞在机体免疫应答及免疫调节中均起到重要的作用。癌症的免疫治疗成功与否，取决于肿瘤细胞表面的肿瘤特异性抗原或肿瘤相关抗原能否被 T 细胞识别，它们一般被分解成 8~12 个氨基酸的肽段，与 I 类或 II 类 MHC 蛋白相结合。

二、免疫治疗方法

免疫治疗亦称免疫基因治疗，常分为主动免疫治疗（active immunotherapy）和被动免疫治疗（passive immunotherapy）。免疫疗法常用 3 种不同的路线，即诱导细胞因子或共刺激分子的表达、淋巴细胞的基因修饰和肿瘤抗原疫苗。

（一）诱导细胞因子产生

免疫基因治疗是应用免疫刺激分子基因，增强抗肿瘤免疫能力。诱导细胞因子或共刺激分子的表达是应用最广泛的免疫疗法。体内外实验证明白介素 -2（interleukin-2，IL-2）、IL-4、IL-6、IL-7、IL-12、IL-18、TNF-α、IFN-β、IFN-γ、GM-CSF 等许多细胞因子，可调节宿主对肿瘤的免疫应答。

免疫治疗常用 IL-2、IL-12 和粒细胞 - 巨噬细胞集落刺激因子（granulocyte-macrophage colony-stimulating factor，GM-CSF）。IL-2 主要激活辅助 T 细胞（thelper cell，Th）分泌，刺激细胞毒性淋巴细胞（cytotoxic T lymphocyte，CTL）、NK 细胞及淋巴细胞因子激活的杀伤细胞（lymphokine-activated killer cell，LAK）等各种不同细胞的增殖和激活。IL-12 是一种由二硫键连接的异源双分子聚合体，可由 DC 和巨噬细胞产生，主要激活巨噬细胞，通过相关的 Th 细胞亚群分泌干扰素 -γ（interferon-γ，IFN-γ）、IL-2 和肿瘤坏死因子 -α（tumour necrosis factor-α，TNF-α）促进 Th1 样反应，从而促进细胞介导的免疫反应。给予含有 IL-12 基因序列的重组腺病（AdIL-12）的实验性治疗，肿瘤细胞及瘤周肝细胞产生的 IL-12 可强烈激活 NK 细胞，产生特异性抗瘤免疫，同时增强肿瘤黏附分子的表达，表现出抗肿瘤血管形成的活性。树突细胞（DC）依赖于 B7 家族分子和 CD_{40} 配体等协同刺激分子而活化，同时 IL-12 血浆水平增加，NK 细胞活性也增强。与 IL-2 不同的是 IL-12 需要有功能性的 CTL 作为最终的效应器。Cavallo 等认为可能通过损害肿瘤血管发生来介导的。M-CSF 能诱导长时效抗肿瘤免疫反应，具有多种功能，辅助 NK 细胞介导的肿瘤排斥、募集专门的抗原递呈细胞以及增强 APC 表面共刺激分子的表达，GM-CSF 被认为是基因治疗功效的基础。T 细胞受体（T-cell receptor，TCR）在共刺激分子的协助下与抗原 /MHC 复合物偶联后，被 T 细胞识别，诱导 T 细胞活化。共刺激分子是 B7.1（CD_{80}），有 T 细胞表面的 CD_{28} 识别，在 APC 表面表达。

（二）肿瘤疫苗

肿瘤疫苗（tumor vaccine）是利用肿瘤细胞或肿瘤抗原物质免疫机体，产生针对肿瘤的免疫应答反应，阻断肿瘤生长、转移和复发，属于主动免疫。根据制备不同的方法可将肿瘤疫苗分为肿瘤细胞疫苗、多肽 / 蛋白质疫苗、DC 疫苗、DNA 疫苗、RNA 疫苗和抗独特型抗体疫苗。

1. 肿瘤细胞疫苗：肿瘤细胞疫苗（tumor cell vaccine）是自体或异体肿瘤细胞，经物理学、化学或生物学酶解等方法灭活，成为不具肿瘤活性但保留肿瘤免疫原性的疫苗，再经加入佐剂增强机体对抗原疫苗的免疫应答。肿瘤细胞疫苗可分为肿瘤全细胞疫苗、肿瘤细胞裂解物疫苗和基因修饰的肿瘤细胞疫苗。为提高免疫原性和使用安全性，近年来多采用 MH 分子、共刺激信号 B7 分子、各种细胞因子及其受体、黏附分子或编码抗原肽基因等基因修饰的肿瘤细胞疫苗。针对某些肿瘤已在临床上试用了肿瘤细胞疫苗。

2.DC 疫苗：由于 DC 是主要的抗原提呈细胞（antigen presenting cell，APC），将加工的抗原呈递给 T 淋巴细胞。具有激活 CD_8^+ 细胞毒性 T 细胞和 CD_4^+ 辅助性 T 细胞的作用，在免疫应答中处于主导地位，充分发挥 DC 的 APC 有效功能。DC 疫苗可分为肿瘤抗原致敏的 DC 疫苗和基因修饰的 DC 疫苗。基因修饰的 DC 疫苗是近年来研究的热点，编码肿瘤抗原的基因常以 DNA 或 RNA 的形式，应用质粒或病毒为载体导入 DC 中。经基因修饰的淋巴细胞，能诱导抗肿瘤免疫反应。目前的应用范围仍然是对某些肿瘤的实验观察和Ⅰ～Ⅱ期临床试验性治疗。Kikuchi 等用可编码 CD_{40} 配体的重组腺病毒修饰的 DC，进行肿瘤内注射的动物实验，认为能明显引起肿瘤消退。

3. 多肽 / 蛋白质疫苗：多肽疫苗是按照某种已知或预测的肿瘤抗原基因片段表位的氨基酸序列，通过化学合成技术制备的疫苗。多肽疫苗可直接与 APC 表面的 MHC 分子结合，激活效应 T 细胞而诱导抗肿瘤免疫反应。蛋白质疫苗是将肿瘤抗原整个或部分蛋白质作为疫苗，包括了多种 MHC-Ⅰ和 MHC-Ⅱ类分子限制的表位肽，进入机体后经 APC 提呈，激发以体液免疫为主的免疫应答反应。这类疫苗目前已对某些肿瘤进行临床应用。对于肝癌目前多利用 AFP 启动子或蛋白启动子，通过抗原 – 抗体结合反应或配体 – 受体结合反应，进行肝脏靶向转染，实现目的基因的特异性表达。

4.DNA 疫苗和 RNA 疫苗：DNA 疫苗和 RNA 疫苗是基因疫苗。DNA 疫苗是利用基因工程技术，将编码肿瘤抗原的基因整合到重组病毒或质粒 DNA 载体上，在机体内的基因表达系统表出肿瘤抗原，诱导针对肿瘤抗原的细胞免疫应答反应。RNA 疫苗无须转运到宿主细胞核内进行转录，可直接在细胞质内翻译，将多表位的编码信息通过抗原原位表达，引发细胞免疫应答，在 Toll 样受体（toll like receptor，TLR）的介导下，以 MyD88 依赖途径激活 DC 和单核细胞。实验研究利用小鼠 AFP 的 DNA 疫苗，进行肝癌瘤体内注射。抗肿瘤效应依赖于 CD_4^+ 和 CD_8^+ T 细胞，AFP 的特异性 CTL、活化 T 细胞和保护性免疫。

5. 抗独特型抗体疫苗：抗独特型抗体疫苗（anti-idiotype vaccine）是由于抗原刺激机体产生抗体 Ab1，Ab1 可变区的独特型决定簇具有免疫原性，可诱导抗体 Ab2 产生，诱导抗原的特异性免疫反应。抗独特型抗体疫苗具有模拟肿瘤抗原和免疫调节的双重作用，可打破机体对肿瘤的免疫耐受状态。现已有自体肿瘤的免疫球蛋白抗独特型抗体疫苗，进行治疗滤泡性淋巴瘤的临床试用。

（三）过继性细胞治疗

通过分离自体或异体的免疫效应细胞，经体外激活或细胞基因工程修饰后，再回输于体内，继发机体抗肿瘤免疫反应，称为过继性细胞治疗。常用的效应细胞有：①淋巴因子激活的细胞（LAK）是经体外活化的外周血单个核细胞（PBMCs）诱导产生的 NK 细胞、NKT 细胞和 T 细胞。能够直接接触或释放穿孔素、颗粒溶素、颗粒酶等细胞毒性介质间接杀伤性肿瘤细胞。②肿瘤浸润性淋巴细胞（tumor-infiltruling lymphocytes，TILs）是由肿瘤组织分离出的淋巴细胞，在体外用抗 CD_3 单抗、IL-2 等细胞因子扩增培养，成为具有特异性杀伤性肿瘤细胞的 T 细胞亚群。其中 CD_8^+ 具有细胞毒性作用，CD_4^+ 可能提高和维持肿瘤微环境中的 CD_8^+ 抗肿瘤效应。③细胞因子诱导的杀伤细胞（cytokine-induced killer，CIK）是 PBMCs 经 IL-2、IFN-γ、IL-1α 等细胞因子体外诱导分化的 NKT 样细胞，多呈 CD_3^+ CD_{56}^+ 表型，具有增殖速度快、杀伤肿瘤细胞谱广和活性高的优点。④ γδT 细胞是 T 细胞亚群中的一种，多呈 CD_4^- CD_8^- 双阴性表型，因其受体上有 γ、δ 肽链而命名。杀伤肿瘤细胞主要途径涉及穿孔素和 Fas/FasL 介导的细胞凋亡途径，以及 NK 样的受体直接识别蛋白质或肽链抗原。⑤ NK 细胞可识别 MHC-Ⅰ表达下调或缺失的肿瘤细胞，经体外纯化和扩增后重新输入体内。通过穿孔素途径、死亡配体介导靶细胞凋亡、分泌炎性因子间接杀死肿瘤细胞、通过 ADCC 途径效应杀伤肿瘤细胞，达到抗肿瘤的效应。⑥基因工程 T 细胞是通过改变 TCR 的特异性修饰 T 细胞，或引入嵌合抗原受体抗体（chimeric antigen receptor，

CAR）特异性识别序列修饰 T 细胞的体外技术，将基因工程 T 细胞出行回输体内的抗肿瘤治疗。CAR-T 细胞的特点是肿瘤相关抗原不受 MHC 限制，能够识别蛋白质类、碳水化合物类和糖脂类表面抗原，而且 CAR 蛋白质可重新定向多种 T 细胞亚群，达到优化治疗效果。目前 CAR 换代治疗仍然处于临床前研究阶段。

（四）非特异性免疫调节剂治疗

非特异性免疫调节剂是通过刺激效应细胞分泌细胞因子、TLR 激动剂等，或通过抑制免疫负调控细胞或分子的 CTLA-4 及 PD-1/PD-1L 阻断剂，起到抗肿瘤作用。

细胞因子是抗肿瘤免疫的主要介质。INF-α 是抗肿瘤活性的细胞因子，具有免疫调节、健康细胞增殖、诱导细胞分化、促进细胞凋亡和抗肿瘤血管生成等效应；IL-2 是调控 T 细胞和 NK 细胞等淋巴细胞生长的重要细胞激动因子，已被批准治疗一些肿瘤。Toll 样受体（TLR）效应细胞激动剂被启动后，可活化下游信号，诱导清除病原体的免疫应答，促进宿主免疫系统抗肿瘤免疫应答或产生直接杀死肿瘤细胞的细胞毒，有效抑制肿瘤生长和转移。

由于非特异性免疫调节剂用于肿瘤免疫治疗研究的快速发展，已有多种肿瘤免疫负调控抑制剂被批准用于临床治疗。例如，由 IL-2 受体片段与具有酶活性的白喉毒素跨膜片段重组融合后，再与 IL-2 受体（CD_{25}）结合，可持续抑制蛋白合成导致肿瘤细胞消亡；CTLA-4 单克隆抗体抑制活化 T 细胞 CTLA-4 与 APC 的 B7 结合，增强 T 细胞的活性；程序性细胞死亡受体 -1（programmed cell death receptor-1，PD-1）表达于活化 T 细胞表面，与其配体 PD-L1、PD-2L 相互传递抑制性信号，负向调控免疫应答；抗 4-1BB（CD_{137}）单克隆抗体活化 CD_8^+ 细胞，促进分泌 IFN-γ；1- 甲基 - 色氨酸（1-MT）通过抑制吲哚胺 2，3- 双加氧化酶（indoleamine 2，3-dioxygenase，IDO）的活性，降低肿瘤细胞微环境中的色氨酸浓度，负调控 Treg 功能。

（五）综合性免疫治疗

肿瘤抗原的存在和机体具有抗肿瘤免疫应答是免疫治疗的前提，免疫治疗的核心问题是充分调动宿主自身的免疫系统杀伤肿瘤细胞的能力，打破肿瘤的免疫抑制，阻止肿瘤的生长或转移。由于免疫治疗受肿瘤负荷、肿瘤微环境、肿瘤的特异性及机体的免疫状态等多种因素影响，治疗效果有一定的局限性。因此，肿瘤免疫治疗与各种治疗方式恰当地结合，利用各自的优势可以起到协同作用。

免疫疗法之间有共性，联合应用可增加互补性。为增强免疫因子的抗肿瘤活性，很多研究提出 2~3 种细胞因子基因联合治疗。常用 IL-12 基因联合 GM-CSF 基因、IL-2 基因联合 IFN-α-2b 基因、IL-2 基因联合 IL-12 基因、IL-12 基因联合 B7.1 基因、GM-CSF 基因联合 B7 基因等方法，取得了较有前途的效果。

免疫疗法与化疗药物伍用，可增进化疗药物的敏感性。许多化疗药物除直接的细胞毒性外，尚有调节免疫应答作用。化疗药物可从减少免疫抑制细胞、活化免疫细胞、增加肿瘤免疫抗原性、提高肿瘤细胞对 CTL 的敏感性等多个方面，因而影响化疗药物对肿瘤的疗效。免疫疗法与放疗联合应用可起到增效作用。放射线除直接杀死肿瘤细胞外，放射线作为刺激源，还可形成刺激上调热休克蛋白（heat shock protein，HSP）、MHC-Ⅰ类分子、Fas 等因子的表达，有利于 CTL 杀伤肿瘤细胞；诱导产生钙网蛋白（calreticulin，CRT）等，促进 APC 的抗原识别、加工和提呈，产生特异性免疫，激发淋巴细胞抗肿瘤效应；引起细胞间黏附分子 -1（intercellular adhesion molecule-1，ICAM-1）等表达增加，促进 T 细胞活化和增殖，ICAM-1 可吸引 T 细胞进入癌巢；可使 NK 细胞活化性受体的配体表达上调，提高 NK 细胞、NKT 样细胞、T 细胞产生对肿瘤细胞杀伤效应。肿瘤切除手术后降低肿瘤的负荷，减少了肿瘤的免疫抑制，有利于免疫治疗作用的发挥。免疫治疗作为手术治疗的补充和延长，可提高肿瘤的生存率，改善生活质量。

三、免疫治疗的问题和展望

随着分子免疫学基础研究和相关的生物学技术迅猛发展，肿瘤免疫治疗的途径和方法也日新月异，逐渐从实验室走向临床。由于肿瘤的发生发展受多种因素影响，单一的治疗靶点难以获得满意的效果，还需要从肿瘤的微环境及肿瘤免疫逃逸机制等方面，进行深入的研究。免疫治疗可引起强烈免疫反应，也是需要今后深入探讨的重点之一。

免疫基因治疗虽然已经开启了肿瘤治疗的新时代，但各种治疗方法尚未成熟，尤其是肝癌的免疫治疗尚缺乏令人满意的效果。常规治疗和免疫疗法有机结合的时机和方法，寻找特异性作用靶点，降低毒副作用是研究的重点，尚有待进一步向纵深研究。

近年来被批准用于临床的肿瘤免疫基因治疗的虽然较多，但具有肝癌治疗的特异性的药物不多，除分子靶向治疗药物索拉非尼、乐伐替尼、瑞戈非尼、卡博替尼等外，仅有作用靶点为 PD-1 的纳武利尤单抗（nivolumab）和帕博利珠单抗（pambrolizumab）应用于肝癌的临床治疗。

第四节 肝癌的基因治疗

基因治疗最基本的含义是将正常的基因引进到细胞中，代替突变的或缺失的基因，或者将突变的基因剔除，使之恢复正常的生理功能。基因治疗可分为体细胞基因治疗（somatic gene thetapy）、种系细胞基因治疗（germline gene thetapy），目前的方法主要改变体细胞的病变基因。值得注意的是基因治疗的复杂性和风险性是社会上十分关注的敏感问题。

任何癌症的基因治疗策略中最重要一点，是如何在肿瘤细胞内使转基因靶向表达。对靶分子的攻击可以在 DNA、RNA 水平上，也可以在蛋白质水平上。基因治疗的靶位有癌基因、肿瘤抑制基因、细胞周期、DNA 修复基因、细胞凋亡基因、细胞间信号传递、血管生成、细胞粘连和间质形成、癌进展转移期的基因等诸多靶点。

一、基因组学研究概况

人类基因组的化学成分是 DNA，自 2000 年完成了人类基因组测序，标志着医学分子生物学进入新的历史时期。研究疾病的基因表达谱（gene expression porfile）对解释疾病本质和寻找治疗靶标分子有关键性意义。

（一）人类基因组的 DNA

人类基因组的 DNA 序列中 99.9% 在所有人之间都是相同的，区别只有 0.1%，是人类个体个性差别的根源。因此，研究基因组差异性（genetic variants）是癌症基因治疗的重要依据。每个细胞共含有 32 亿对碱基（A、T、G、C）。人体每个细胞的基因总数都是相同的，估计有 3 万 ~3.5 万条（也有报告为 10 万条）。人体所有细胞中基因的 DNA 组成是相同的，但基因的表达却是具有组织的特异性。

基因表达是动态的，随着不同的生长、发育阶段，疾病、药物干预及环境因素的影响作用，而在质和量上开启或关闭某些基因。由于各种不同组织的基因表达特定的基因、产生特定的蛋白质，而关闭一些基因，则形成组织、细胞和器官的差别。DNA受损后的命运可为修复、凋亡、突变存活、继续增殖、积累分化、恶化成癌。

肿瘤是由于DNA突变所引起的疾病，由于各种环境因素，在遗传因素的基础上，产生更多的基因突变，促进癌症的发生和发展。遗传的极端多态性，细微的DNA变化与癌症发生的易感性有关。基因变异有积累的趋势。

（二）原癌基因

正常细胞突变成癌细胞的基本条件是原癌基因（proto-oncogene）的突变激活或过度表达和抗癌基因的突变失活。由于分子生物学技术的飞速发展，对已经发现的细胞癌基因（cellular oncogene, c-one）即原癌基因的深入研究，在染色体上已有了明确定位。癌基因的核酸顺序十分保守。癌细胞具有多样性，癌细胞彼此之间的基因型和表达型是各不相同的。目前已经分离和鉴定的癌基因已达200个以上，包括生长因子、生长因子受体、信息传导蛋白、转录因子、细胞凋亡因子等。这些维持正常细胞生理功能的因子，在基因突变和遗传等因素的影响下，对恶变的细胞从不同环节上促进肿瘤生长，而成为原癌基因。

1. **生长因子**：生长因子是由细胞产生的分泌性多肽，刺激具有相应受体的细胞生长。如血小板源生长因子（platelet derived factor, PDGF）、v-sis、intz、KS3、HST等。

2. **生长因子受体**：生长因子受体在细胞生长中发挥关键作用。所有受体的酪氨酸激酶受体（TPKR）都有共同结构特点，即膜外配体结合域、转膜域和细胞内酪氨酸激酶活性域，与生长因子结合后激活胞内TPK活性，引起一系列磷酸化反应，促进细胞分裂。包括TPK膜内蛋白（EGFR、v-fins、v-kit、MET、TRK、NEU、RET等）以及无激酶活性受体mas。

3. **信息传导蛋白**：细胞接受不同类型的胞外信号刺激后，产生相应的应答是细胞重要的生命活动之一。细胞信号传导（singnal transduction）的生物学效应几乎涵盖了所有的生命现象，可产生转录效应、细胞增殖、细胞分泌响应、细胞凋亡、细胞记忆和学习。蛋白激酶的活化，以底物蛋白磷酸化/去磷酸化的动态平衡是信号传导的决定环节。

信息传导蛋白是细胞内信号传递部分，由非受体蛋白激酶酪氨酸蛋白激酶abl、lck、src等和丝氨酸/苏氨酸蛋白激酶raf-1、mos、pim-1等，以及GTP结合蛋白组成。GTP结合蛋白的单聚体GTP结合蛋白是一类很重要的ras原癌基因家族，而异三聚体GTP结合蛋白则包括gsp、gip等。信息传导蛋白活性失控可导致细胞持续性增殖。

4. **转录因子**：转录因子（transcription factor）属于核蛋白，调节基因的转录，是外界刺激到达细胞核的最后一个环节。由fos和jun共同形成AP-1转录因子，调节许多目的基因，引起细胞分裂。

5. **细胞凋亡因子**：凋亡（apoptosis）是活体内局部组织中，主动性单个细胞程序性细胞死亡（programmed cell death）。逃避细胞凋亡机制是癌变的主要前提之一。细胞凋亡机制为信号传递、中央调控和结构改变3个阶段。外源性信号传递至细胞表面TNF-α受体和相关蛋白Fas（CD$_{95}$）与Fas配体（FasL）结合，将细胞程序性细胞死亡信号导入细胞内；内源性通路受Bcl-2和凋亡抑制因子家族（inhibitor of apoptosis, IAP）调节。Bcl-2编码蛋白位于线粒体内膜、内质网和核膜上。生存素（survivin）与细胞内信息传递线路有广泛联系，在细胞凋亡、细胞周期及细胞微管的稳定性等方面都有重要作用；凋亡蛋白酶进一步激活酶促级联反应，产生结构改变，引起形态学变化。

（三）抑癌基因

1. **视网膜母细胞瘤基因**：视网膜母细胞瘤基因（retinoblastomagene，RBI）是细胞核内的一种磷蛋白，主要功能为转录调控作用，推动细胞周期从 G_1 进入 S 期。RBI 可以和细胞内许多蛋白质结合，抑制与 DNA 复制和 RNA 转录过程。RBI 可以和细胞内许多蛋白质结合，最重要的是 6 个 E2F 转录因子家族成员中，至少有 E2F1、E2F2、E2F3 可以与 RBI 结合。E2F1 和其他的癌基因共同表达的结合物，对转录起抑制作用。RBI 基因可以出现大片段缺失、任何位点上点突变、启动子缺失、内含子突变等多种突变，导致细胞癌变。

2. **p53**：p53 基因是突变率最高、功能最复杂的肿瘤抑制基因，所编码的蛋白是一种反式转录调节蛋白。p53 处于细胞周期的岗哨位置上，受 MDM2（murine double munits 2）和磷酸化作用负调节。MDM2 可与 p53 和 RBI 结合成三聚体，使 MDM2 一方面解除 p53 对细胞增殖的抑制作用，同时刺激 S 期转录子促进细胞增殖。

3. **APC 基因**：结肠腺瘤样息肉病基因（adenomatous polyposis coli，APC）定位于 5 号染色体。产生突变后，出现分子缩短不能与信息传递蛋白 β-连环蛋白（β-catenin）结合，下调反转录抑制作用下降，从而促进细胞增殖形成肿瘤。

二、肿瘤的基因治疗

癌症基因治疗的基本目的在于摧毁和杀死癌细胞。癌症基因治疗较单基因治疗更困难，但在治疗方法上有很多的选择。癌症的基因治疗已经开展了相当多的基础研究和临床实验，总结出正反两个方面的结论，表现出光明的前景。自 1990 年实现第 1 例腺苷脱氨酶基因治疗以来，现已扩展到由单基因遗传病范围之外的联合治疗。体细胞基因治疗包括基因表达系统、基因运载系统。最常用的载体（vector）是病毒和非病毒载体为脂质粒（liposome）。

肝癌的基因治疗包括自杀基因、导入抑癌基因、抑制变异基因或其他重要基因、导入溶癌基因、免疫基因和修正肿瘤生物学行为（抑制血管形成转移）等治疗方法。

（一）自杀基因治疗

利用病毒或细菌中的某些酶，可将无毒或低毒的前体药物，在细胞内转化为致死性的毒性化合物。将编码这些药酶基因导入靶细胞中，再给予前体药物，在癌细胞内将无毒前体药物转化成细胞毒，从而杀死癌细胞。酪氨酸激酶/更昔洛韦（thymidine kinase/genciclovir，TK/GCV）和 CD/5-FC（CD/5-fldorocytosine）系统是病毒介导的酶/前药的治疗（virus-directed enzyme/prodrug therapy，VDEPT）中，目前肝癌治疗应用最广泛的前药激活系统。单纯疱疹病毒/酪氨酸激酶（hepes simplex virus/thymidine kinase，HSV-TK）是最有代表性的自杀基因。外源性的 HSK-TK 在肿瘤细胞中表达后，可将无毒性的 GCV 前药转化为毒性磷酸化的化合物，抑制 DNA 聚合酶而终止 DNA 合成。其他的自杀基因系统，嘌呤核苷酸化酶（purine nucleoside phosphorylase，PNP）、蛋氨酸酶/硒蛋氨酸、兔细胞色素 p450 4B1 等，经腺病毒导入，可阻止肝内种植肿瘤的形成。

载体病毒腺病毒是一种没有外壳的双链 DNA 病毒，一旦进入宿主的细胞浆内，腺病毒的 DNA 即进入细胞核进行繁殖。腺病毒 DNA 虽然可整合到宿主细胞的基因组中，但不将它们的遗传物质整合到宿主细胞的基因组中，保持了独立存在的形式，从而保障了宿主细胞的遗传物质中的必需基因，不会因病毒 DNA 的随机整合而被打断。腺病毒可能刺激宿主的严重免疫反应。插入的 DNA 片段大小有限，约 8kb。治疗性的 DNA 暂时表达，可限制治疗的应用。单纯疱疹病毒（herper simplex virus，HSV）表达的胸苷酶基因（tk），可以磷酸化多种核苷酸类似物，产生具有活性的更昔洛韦（ganciclovir，GCV）三磷酸。酶表达细胞和非酶表达细胞间的直接接触，可以传递 GCV 的敏感性。细胞的间隙连接活性至关重要。胸嘧啶脱氨酶 /5- 氟胞嘧啶，胸嘧啶脱氨酶基因（cd）、5- 氟胞嘧啶（5-FC）脱氨基成 5- 氟尿嘧啶（5-fluorouracil，5-FU），从阻断 DNA 合成。HSV-1 型病毒也可以选择突变体 hrR3 不表达其复制所需的核苷酸还原酶，在转移性肝癌内此酶含量非常丰富，复制产量足以使宿主细胞裂解。

自杀基因治疗的一个显著特点是旁观者效应（bystander effect，BE），即转染细胞中的毒性药物代谢物可弥散至邻近组织，不但增加受作用的肿瘤细胞数目，还可以由于局部肿瘤组织坏死引起的局部炎症反应介导趋化树突细胞，刺激抗肿瘤免疫，引起 CD_4^+ 和 CD_8^+ 等淋巴细胞显著浸润，诱导肿瘤细胞凋亡，达到增加抗肿瘤效果。

（二）基因替代疗法

肿瘤发生的一个重要机制就是抑癌基因失活和（或）癌基因活化。把正常的基因输入到癌细胞中，替代突变或缺乏的基因，使之发挥正常细胞功能，引起癌细胞凋亡，抑制癌细胞增殖、浸润或转移。

在众多的抑癌基因中，p53 基因是目前研究较为透彻的一种，它对多种肿瘤模型实验性治疗均取得比较理想的效果。p53 缺失或突变的肿瘤组织内导入并表达野生型 p53，在体内外实验中均可抑制、诱导肝癌细胞凋亡。p53 能活化 p21 等系列蛋白。p53 还是 Bcl-2 最主要的下游调控因子，能和前凋亡蛋白 Bax 形成异源二聚体组织细胞凋亡。Bcl-xs 基因是另一种抑癌基因，也具有很强的诱导肝癌细胞凋亡作用。用凋亡酶激活细胞凋亡，半胱氨酸蛋白酶的凋亡 Caspase 家族分子，在诱导和执行细胞凋亡的过程中具有重要作用。凋亡酶激活蛋白 Smac 可能为诱导肿瘤细胞凋亡开辟一条新的通路。

与癌细胞形成的相关基因 c-ets-3、c-myc 和 c-fms、IGF-1 等具有非常重要的作用。导入灭活癌基因可以起到一定的抑癌效果。研究证明与基因互补的 mRNA 的反义 RNA，在胞内转录出来后，与癌基因的 mRNA 抑制基因的反义结合，可以抑制干细胞的生长，诱导肝癌细胞的凋亡。实验表明，转染癌基因的反义 mRNA 可以降低肝细胞癌 Cyclin D1 的过度表达，在体内外均可抑制肿瘤细胞生长。有研究表明，转染反义 m23H1 真核表达克隆的肝癌细胞，可抑制肿瘤的生长和转移。

导入抑癌基因诱导肿瘤细胞凋亡，细胞周期蛋白依赖的激酶（cyclin-dependent kinase，CDK）、p10、p21、p53 等，p53 蛋白在细胞周期过程中和诱导细胞凋亡的调控中，都起到关键性作用。核酶技术和 DNA 三螺旋策略也被利用肝癌的基因治疗。DNA 三螺旋是引入单链 DNA 和特定的双链的 DNA 螺旋结合，干扰双链 DNA 的复制和转录，抑制肿瘤细胞中的 IGF-1 表达。也可利用核酶技术的自剪接核酶，可实现突变 p53 基因修复。病毒膜融合糖蛋白（viral fusogenic membrane glycoproteins，FMGs）可使用细胞融合，形成致死性的多核细胞，使细胞膜上表达 FMG，导致肝癌细胞形成多核合胞体、线粒体失活、AFP 缺乏，导致多核合胞体坏死。

（三）基因剔除疗法

导入突变的无功能的癌基因，使之在癌细胞中压抑癌基因的活性；将 DNA 循序插入癌基因中，使相关癌基因失活。因插入位点特异性，不会产生其他基因失活；应用反义RNA 或 DNA 封闭癌基因的 mRNA，或用核酶摧毁癌基因 mRNA，阻断翻译过程。研究显示，利用基因先导编辑（prime editing）技术能够修复 89% 已知的人体有害基因变异。目前已知大约有 7.5 万个有害基因变异会损坏人类基因组，并导致遗传性疾病。CRISPR-CaSP 方法可比作"分子剪刀"，能找到特定的 DNA 序列并将其剪成两截，可以关闭特定的基因，甚至向细胞提供新的 DNA 片段，修补切口、修正有害的基因变异。

（四）导入外源性基因

导入外源性基因在癌细胞内表达，可促使癌细胞裂解。应用具有复制能力的腺病毒（gutless adenoviruses）在肝癌细胞内选择性增殖，以裂解癌细胞。人工构建的腺病毒可携带 EIA、E1B 基因，可使其处于 AFP 启动子的控制下，转染至肝脏后，仅可特异性地在产生 AFP 的肝癌细胞中复制，破坏肝癌细胞。

（五）抑制血管内皮细胞生成基因

肿瘤血管生成是肿瘤在发展过程中募集有功能血液供应的过程，Folkman 等认为没有血管生成的肿瘤的体积不会超过 2~3mm^3。抑制血管内皮细胞生成有抑制血管内皮细胞生长因子（VEGF）、破坏血管生成因子的信号通路、导入抗血管生成基因、新生血管的靶向毒性基因在肿瘤表达三种基因治疗。常用的抗血管生成分子有血管抑制素（anjiostatin）和内皮抑制素（endostatin）是强有力的血管生成抑制剂，抑制 VEGF、血小板反应素及血小板因子 4。野生型 p53 基因的过表达及 IL-12 免疫疗法，也是通过抗肿瘤血管生成过程介导的。

（六）抑制肿瘤转移浸润的记忆治疗

由于肿瘤细胞分泌的金属蛋白酶（metalloproteinase，MMP）在肿瘤细胞定居、转移过程中，发挥重要的作用，MMP-2 组织抑制剂（TIMP-2）可抑制转移灶。在逆转录病毒载体中插入人组织纤溶蛋白酶原（tissue plasminogen activator，tPA）基因，可延长实验动物的生存期。

（七）基因治疗的联合应用

由于肿瘤的发生是多基因、多步骤的复杂过程，单基因治疗不能达到满意的效果，常应用自杀基因联合免疫基因治疗。传统的化疗、放疗等方法与抑制血管形成基因治疗、免疫基因治疗、阻止浸润转移基因治疗等联合应用，可以期望达到多方面杀灭肿瘤细胞的协同效应。

三、基因治疗存在的问题

癌症基因治疗的主要难点是载体问题，需要解决准确进入靶细胞的个体化问题、外源性基因的可控性问题、插入靶位点的精确性问题、合适的靶基因问题、准确了解靶基因在信息网络中的位置等问题，这些都是在临床应用前需要解决的问题。基因的启动子、调节元件和载体的其他特征，决定了转染效率、特异性、转基因表达时间及宿主的免疫系统对载体的排斥和一些难以预料的副反应。提高转染率、高基因容量、较低毒性的载体，对基因表达的调控时间、转染途径、基因组合指征，都是基因治疗的课题。此外，还应注意肿瘤免疫基因治疗的旁观者效应（EB）可引起正常细胞的损伤；正常细胞也可被转染了自杀基因，加上旁观者效应，对非肿瘤组织的毒副作用，都限制了自杀基因治疗等的应用。

第十一章　肝癌的中医药治疗

中医学发展历史悠久，以辨证的观点研究人体疾病的发生、发展、转归的自然规律。中医学的理论核心基础是"平衡学说"，《内经》指出："阴平阳秘，精神乃治；阴阳离决，精气乃绝。"审病求因，治病求根。以祛邪解毒，疏通瘀阻，滋阴补阳方法，辨证论治，达到机体的阴阳气血平衡，病可愈也。肝癌的病因病机复杂，疾病不同阶段的寒热虚实、气滞血瘀、痰凝湿聚、癥瘕聚积表现多种多样，为临床治疗带来极大的困难。中医药学以本身的特长，可作为肝癌的手术、各种介入治疗、靶向治疗等疗法的补充和延伸，甚而是独立治疗肝癌的有效方法。

第一节　中医学对肝癌的认识

原发性肝癌是我国常见的恶性肿瘤之一，包括肝细胞或肝内胆管上皮细胞发生的恶性肿瘤。肝癌的病死率高，预后差，是威胁人民生命的重要疾病。中医学虽然没有肝癌的概念，但早在《内经》中已有"肥气、痞气、积气"的记载，认为肿瘤属于癥瘕积聚的范围。肝癌归属于中医学"肝积""积聚""癥瘕"等范畴，与"胁痛""臌胀""黄疸"等相关。

一、中医药学对肝癌治疗的认识

中医学对肝癌相关的症状和临床表现，古代多部经典著作均有论述。战国时代的《黄帝内经》即已奠定了肝脏病的防治基础，《素问·脏气法时论》中说："肝病者，两胁下痛引腹，令热善怒。"《灵枢·五邪》篇中也说："邪在肝，则两胁中痛。"《灵枢·五变》则认为："……恶者，邪气留止，积聚乃成。"《灵枢·至真要大论》更提出"坚者削之""积者散之"的治疗原则。汉晋时期的《金匮要略》根据《难经》的定义，则提出："积者，脏病也，终不移；聚者，腑病也，发作有时，辗转痛移。"在《金匮要略·疟病》篇中则首先提出"癥瘕"的概念，调疟久不解，"结为癥瘕"。《诸病源候论·积聚病诸候》则对癥瘕的病因病机作了较明确的阐述："积聚者，由阴阳不和，脏腑虚弱受于风邪，搏于脏腑之气所为也……诸脏受邪，初未能为积聚，留滞不去，乃成积聚。""诊得肝积，脉弦细，而胁下痛""气饮停滞，结积成癖，因热气相搏则郁蒸不清，故胁下满痛面身发黄。"

随着时代的进步和科学技术的发展，医学先贤们把与肝癌有关的积、聚、癥、瘕、疟、癖总称为积。所谓聚，是气之所积。积聚可以概括肝癌与之相类的症状。现代中医药学结合现代医学科学技术方法，提高了中医学对肝癌的认识，为规范化肝癌的诊断和治疗，已建议将肝癌相关的"积聚""癥瘕"等统称为"肝癌病"。

二、肝癌的病因病机

肝癌是发生于肝脏的恶性增生性疾病。多由于脏腑气血虚亏，加之邪毒内侵；七情内伤，情志抑郁；脾虚湿聚，痰湿凝结；邪凝毒结等可使气、血、湿、热、瘀、毒互结而成肝癌。以脏腑气血之虚为本，气、血、湿、热、瘀、毒互结为标，肝失疏泄为基本病机。

1. 邪毒： 感六淫之邪，内侵脾胃留着肝胆，久之脏腑气血阴阳失调，而致气滞、血瘀、痰凝、湿聚、热毒等病变，日久发为本病。

2. 失调： 肝主疏泄，调畅气机，故一身之气机畅达与否主要关系于肝。若情志抑郁，肝失疏泄，气机不利，则血行不畅而成气滞血瘀，是肝癌形成的主要因素之一。

3. 饮食失调： 长期饮食不洁，嗜酒过度，损伤脾胃，脾虚则饮食不能化生精微而变为痰浊，痰阻气滞，气滞血瘀，肝脉阻塞，痰瘀互结，形成肝癌。《医宗必读·积聚》也说："积之成也，正气不足，而后邪气踞之。"

4. 湿热结毒： 气滞肝郁日久，化热化火，火郁成毒；肝郁乘脾，运化失常，痰湿内生，湿热结毒，形成肝积，肝之疏泄失常，影响及胆的排泄功能亦失常，故此种病因所致肝癌多伴胆汁外溢而呈黄疸。

5. 肝阴亏虚： 热毒之邪阻于肝胆，久之耗伤肝阴，肝血暗耗，导致气阴两虚，邪毒内蕴，日久则发为肝阴亏虚。

综上所述，肝癌的病机总属正气虚损，在此基础上发生气滞、血瘀、痰凝、湿浊、热毒等病理变化。肝癌病位在肝胆，但与脾胃肾密切相关。其病性早期以气滞、血瘀、湿热等邪实为主，日久则兼见气血亏虚，而成为本虚标实、虚实夹杂之证。其病机演变复杂，肝失疏泄是病机演变的中心环节。肝失疏泄则气血运行阻滞，可致气滞血瘀，出现胁痛，肝脾肿大；肝失疏泄则胆汁分泌、排泄失常，出现黄疸；肝失疏泄，气机不畅，影响脾胃之气的升降，则脾胃功能失常，气血生化乏源，而见纳差、乏力、消瘦；肝失疏泄，气血运行不畅，若影响及肺、脾、肾通调水道的功能，则水液代谢失常，出现腹胀大、水肿。故由肝失疏泄可产生气滞、血瘀、湿热等病理变化，三者相互纠结，蕴结于肝，而表现出肝癌的多种临床表现。日久则由肝病及脾、肾，肝不藏血，脾不统血而合并血证；邪毒炽盛，蒙蔽心包而合并昏迷；肝、脾、肾三脏受病而转为鼓胀。

三、肝癌的中医辨证分型

中医学认为肝癌发生的病因为七情内伤、饮食劳倦、邪毒内侵，导致脏腑气血亏虚，脾虚不运，形成气滞、血瘀、湿热、痰毒等互结于肝。其本质为虚、毒、瘀，基本病机则为脾气亏虚、瘀毒内结。因而，山广志将肝癌中医临床分为肝气郁结、气血瘀滞、热毒瘀肝、脾胃气虚、肝肾阴虚等五型，以健脾理气、清热解毒、软坚散结为基础，临证加减，达到标本兼顾、扶正祛邪、控制病灶、改善症状的目的。2011年肝癌中医诊疗方案（试行）的证候诊断分型和推荐方药：①肝郁脾虚证以健脾益气，疏肝软坚为治则。②肝胆湿热证以清热利湿，凉血解毒为治则。③肝热血瘀证以清肝凉血，解毒祛瘀为治则。④脾虚湿困证以健脾益气，利湿解毒为治则。⑤肝肾阴虚证以清热养阴，软坚散结为治则。并在辨证论治的基础上，可以加用2~4味具有明确抗癌作用的中草药，如半枝莲、蜈蚣、八月札、穿山甲、七叶一枝花、山慈姑、白花蛇舌草、龙葵草、肿节风、冬凌草等。

四、中医药在肝癌治疗的应用

癌症是一种难治性疾病，中外医学专家都强调肿瘤是一种全身性疾病的局部表现。就肝硬化肝癌来说，是一种器官两（多）种疾病，治疗方法涉及内科、外科、肿瘤科、介入科、影像科和中医科等，因此说，肝癌的治疗必须是多学科合作。

目前，肝癌治疗手段主要有手术切除治疗、放化疗、介入治疗、分子靶向治疗、生物免疫治疗、对症支持治疗等。而单纯的西医治疗手段都有相应的局限性及毒副作用，如耐药性、药物靶向作用不明确等，任何单一手段的局部治疗均难以彻底治愈。而中医治病的基本思想是"整体观念和辨证论治"，这正是中医治疗肿瘤的优势所在。因此，中医学应该在多学科合作中起重要的作用。关于癌病的治疗，中医学著作中论述更多，有内治与外治，单方与复方，药物与手术等丰富多彩的治疗方法。明代张景岳《景岳全书·积聚》说："凡积聚之治，如经之云者，亦尽矣。然欲总其要，不过四法，曰攻，曰消，曰散，曰补，四者而已。"对积聚之治法作了高度概括。唐代《晋书》中说："初帝目有瘤疾，使医割之。"为我国手术治疗癌症的最早记载。中医药治疗肝癌以扶正祛邪为指导思想，中西医结合治疗可以取长补短，充分发挥各种治疗方法在肝癌各阶段中的作用，可起到提高疗效或减毒增效的作用，能改善症状，提高生存质量，延长生存期。

中医药治疗肝癌可以对西医治疗优势互补：①中医辨证与辨病相结合，可以从不同体系、不同的层面和角度认识疾病的本质和治疗规律。②中医药在提高机体抗病能力和改善生活质量方面有显著的优势。③中医强调标本缓急，急则治其标，缓则治其本，因而急性病以西医为主，可选择介入、手术等治疗，而术后的恢复及肝癌的防治中医调理见长，特别是"治未病"思想是肝癌防治的核心思想。④中药的成分复杂，可实现多环节、多靶点、多途径的协调作用，发挥综合治疗作用。

综上，中医辨证论治是中医治疗肝癌的重要理论思想，中药及中药复方是治疗肝癌的重要组成部分。肝脾同病是肝癌的根本特点。故治疗上应以肝脾为主，以疏肝健脾、补脾理气、清热解毒、活血化瘀为法。在肝癌的临床各个分期，中医学可在不同阶段进行辨证论治。

第二节　中医药与免疫学的关系

中医药学博大精深，具有朴素的辩证唯物主义哲学思想，治疗任何疾病的指导思想都是从机体的整体出发，识别寒热虚实、表里传变，调整阴阳平衡，调理脏腑顺逆，结合气候环境因素，以四诊为要，以理法方药为纲，立方遣药，进行辨证论治。

一、中医药调节机体免疫功能的作用

中医药的临床应用，强调以"以人为本"，以调节整体机能为出发点，全面调理体质、脏腑、气血精津液等之间的关系。体现了中医药学理论与免疫功能的关系。

在中医学理论中蕴藏着丰富的对先天性免疫和后天获得性免疫的免疫思想。早在3000年前的《素问·遗篇·刺法论》就提出"正气存内，邪不可干"的论断。所指的"正气"是抗病物质和抗病能力的综合体现，是对机体固有免疫——先天禀赋的诠释。《景岳全书·瘴气》中记载："外人入南必一病，但有轻重之异，若久而与之俱化则免矣。"葛洪的《肘后方》中提出对狂犬病的防治，可用"杀犬取脑敷之，则后不复发。"明代万全《家传痘疹世医心法》云："终身但作一度，后有其气不复传染焉。"对后天获得性免疫治疗和传染病的预防，采取了科学的措施。

（一）中医学基础理论与免疫学的关系

中医学基础理论中的体质学说、阴阳学说、藏象学说、气血津液学说、邪正学说，都蕴涵着现代免疫学的科学思想。

1.体质学说与免疫：中医学的体质学说，与免疫有着密切的关系，固有免疫与先天禀赋有直接关系，适应性免疫受五淫六气和情志变化的影响。不同体质的素体，对抗原刺激的免疫反应有很大的不同，从正常的免疫反应、免疫耐受，到超敏反应均可发生。

2.阴阳学说与免疫：阴阳学说贯穿着中医学基础理论中的藏象学说、病因病机理论、病证传变理论及辨证论治等各个方面。中医学一般认为物质属阴，功能属阳，因而免疫细胞和免疫因子属阴，免疫功能属阳。免疫细胞、免疫因子和免疫功能之间的级联反应，反映了阴阳之间对立统一地保持阴阳的动态平衡。阴阳此消彼长的过程，保持相对的动态平衡，是维持机体免疫功能正常的重要机制之一。阴阳之间互根为用，无阳则阴无以生，无阴则阳无以化，正说明了固有免疫和适应性免疫、细胞免疫和体液免疫之间也存在互根为用的辩证关系，以及免疫效应和免疫抑制依存一定条件下可以互相转换。

3.藏象学说与免疫：藏，是指藏于体内的内脏；象，系指表现于外的生理病理现象。中医学将脏腑的功能活动，用"气"来表示，即脏气。以脏气的强弱来说明机体抗病能力的高低，这也蕴藏了机体固有性免疫和适应性免疫思想。

（1）五脏与免疫：心为"君主之官，神明出焉"（《素问·灵兰秘典论》）。血液是粒细胞、淋巴细胞、单核细胞等免疫细胞和诸多免疫因子存在的场所及输送到靶位的运载工具。这些都与心主血脉有密切关系。

肺居华盖，主宣肃，能保持其主气、司呼吸、助心行血、通调水道等正常的生理功能。肺辅助心脏治理调节全身气、血、津液及脏腑生理功能的作用，是机体正气的重要的物质基础。肺与皮毛同源，皮肤和肺黏膜的分泌物含有的 SIgA 是机体化学屏障的重要组成部分，肺所宣发的卫气散布全身，温养脏腑肌表皮毛，调节腠理开合，在固有免疫和适应性免疫中发挥特异性的保护作用。肺泡中巨噬细胞对吸入空气中的微生物有吞噬和滤过作用，在固有免疫中起到重要作用。

脾在《素问·灵兰秘典论》中谓："脾胃者，仓廪之官，五味出焉。"脾主运化水谷精微，并将精微物质转输至全身各脏腑组织，是在脾胃、肝胆、大小肠等多个脏腑共同参与下的一个复杂的生理活动。现代医学已经明确脾脏是一个免疫器官，而张仲景早在《伤寒论》中就已经认识到"四季脾旺不受邪"。李东垣在《脾胃论·脾胃盛衰论》中提出："百病皆由脾胃衰而生也。"脾脏是 T 细胞、B 细胞等免疫细胞成熟、活化、增殖、分化的重要场所，也是许多免疫因子合成的重要部位。脾运化以化生气、血、津、液，具有增强正气与病邪抗争的能力，因而脾脏在细胞免疫和体液免疫中发挥了重要作用。

肝藏血、司疏泄。《张氏医通·诸血门》则曰："气不耗，归精于肾而为精。精不泄，则归精于肝而化清血。"《读医随笔·卷四》认为："凡脏腑十二经之气化，皆必藉肝胆之气化以鼓舞之，始能调畅而不病。"肝主升发，升发元气、卫气等可以抗病御邪；气机调畅，气血和调，可以有效地抵御外邪的侵袭；解郁散结，行气化瘀，防止形成血瘀，可以提高免疫监视功能，防止形成癥积、肿块。现代医学研究证实，肝脏是腺性实质性多功能器官，所具有的 T、B 细胞等细胞，积极参与机体的细胞免疫；所产生的免疫分子、补体等因子，参与体液免疫的各个环节；肝细胞的滤过和免疫监视作用，可以早期清除致病因子和突变细胞。这些功能与中医学的肝生理功能高度契合。

肾为"先天之本"。"肾者，作强之官，伎巧出焉"（《素问·灵兰秘典论》）。《素问·六节藏象论》曰："肾者，主蛰，封藏之本，精之处也。"肾藏精是指肾具有贮存、封藏人体精气的作用。中医学认为"精"是构成人体和维持机体生命活动的最基本物质，是脏腑形体官窍功能活动的物质基础，是推动和调节机体各脏腑的生理功能及精、气、血、津液各物质新陈代谢的原动力。肾与现代免疫学有密切的关系。《冯氏锦囊秘录》云："足于精者，百病不生，穷于精者，万邪蜂起。"精充卫外密固，邪不易侵；精亏卫外不固，邪易侵而致病。内含了固有免疫机制，揭示了肾在细胞免疫和体液免疫以及神经－内分泌－免疫网络中所发挥的作用。

（2）六腑与免疫：六腑包括胆、胃、小肠、大肠、膀胱、三焦等脏器，它们的共同生理功能如《素问·五藏别论》所述："六腑者，传化物而不藏，故实而不满也。"故"六腑以通为用，以降为顺。"各腑之间的生理活动有密不可分的联系。六腑的生理活动和病理变化与免疫均有密切的关系。

胆与肝相表里，有"中精之腑"（《灵枢·本脏》）之名。胆主决断，又有与五脏"藏精气"调节的作用。胆助肝之疏泄，以调节脏腑畅气机，则内而脏腑，外而肌肉，升降出入，纵横往来，并行不悖，从而维持脏腑之间的协调平衡。现代医学研究表明，胆汁是许多代谢产物和药物的排泄途径；胆汁中含有的 IgA 和 IgG 可直接作用于细菌，阻止其附着于黏膜、促进巨噬细胞的吞噬作用、协助蛋白分解酶破坏细菌等固有免疫作用。

胃与脾相表里，胃主受纳、主腐熟，其精微物质经脾的运化而营养全身。"人以胃气为本""胃为五脏之本"。《脾胃论·脾胃虚则九窍不通论》认为："胃气者，谷气也，荣气也，运气也，生气也，清气也，卫气也，阳气也。"胃气是实现胃功能的基础。胃是消化道的重要防线。胃黏膜和所分泌的胃液具有免疫防御功能。胃黏膜固有层中的浆细胞产生的 IgA，可防止细菌的黏附和生长、中和细菌毒素、借助溶菌素等使巨噬细胞杀死病原体、结合病毒以阻止病毒复制。胃液中的胃酸和胃黏蛋白是减少胃内细菌定植的最有效因子，在免疫防御功能中发挥重要作用。但胃也常是免疫损伤的效应器官，多种炎性介质可引起急性胃黏膜病变等免疫损伤。

小肠与心相表里，主受盛和化物，主泌别清浊。《医原》曰："人纳水谷，脾化精微之气以上升，小肠化糟粕传于大肠而下降。"小肠黏膜细胞具有重要的免疫屏障功能，小肠黏膜固有层淋巴组织中有大量的淋巴滤泡，所分泌的 SIgA 构成体液免疫的一道防线。小肠黏膜的杯状细胞可防止细菌、毒素及炎性介质渗透到周围组织；M 细胞在肠道抗原提呈中发挥重要作用；小肠黏膜上皮细胞可分泌 IL-7、SCF，促进肠上皮中的淋巴细胞生长繁殖；小肠中多重分布的"脑肠肽"的神经介质和肽类物质，能够影响机体的免疫功能。

大肠与肺相表里。《脾胃论》认为："大肠主津，小肠主液，大肠、小肠受胃之荣气，乃能行津液于上焦，灌溉皮肤，充实腠理。"因具有重新吸收水分，参与调节体内水液代谢的功能。由于大肠的黏膜结构与小肠相类似，是肠道细菌繁殖的重要场所，所以大肠黏膜的杯状细胞和淋巴滤泡更丰富，构成固有免疫的重要防线。各种免疫功能与小肠相似。

膀胱与肾相表里，《素问·灵兰秘典论》中云："膀胱者，州都之官，津液藏焉，气化出焉。"《笔花医镜》则认为："膀胱者，州都之官，津液藏焉，气化则能出矣。然肾气足则化，肾气不足则不化。入气不化，则水归大肠而为泄泻。出气不化，则闭塞下焦而为癥肿。小便之利，膀胱主之，实肾气主之也。"所谓膀胱气化，实际上属于肾的气化作用。膀胱是尿液的临时储存器官，许多有害物质可经尿液排出。

4. 气血津液学说与免疫：精、气、血、津液是脏腑经络及形体官窍进行生理活动的物质基础，同时也是脏腑生理活动的产物。现代免疫学是正常生理活动的一部分，免疫病理学也是通过体液和免疫细胞来实现的。因此，精、气、血、津液与免疫有着不可分割的关系。

精（精气）在中医学上，是构成人体和维持生命活动的基本物质，故《素问·金匮真言论》曰："夫精者，身之本也。"生殖之精即先天之精。系禀受于父母，构成人体的原始物质；脏腑之精即后天之精，来源于摄入的食物，通过脾胃的运化及脏腑的生理活动，化为精微，并转输到五脏六腑，故称为五脏六腑之精。"精有四，曰精也，曰血也，曰津也，曰液也"（《读医随笔·气血精神论》），泛指人体正气，形成了固有免疫系统，也为获得性免疫提供物质基础。

中医学认为，气是构成人体、维持人体生命活动的最基本物质。生命的基本物质，血、津液和精等均是由气所化生的。气化作用是生命活动的基本特征，"气者，人之根本也"（《难经·八难》）。"人之生死，全赖乎气。气聚则生，气壮则康，气衰则弱，气散则死"（《医权初编》）。气的温煦作用是体内产生热量的物质基础，《难经·二十二难》曰："气主煦之"；气的防御作用是指护卫肌肤、抗御邪气的作用；气的固摄作用指气对血、津液、精液等液态物质的稳固、统摄作用；气的营养作用是为机体脏腑功能活动提供营养物质的作用。《素问·刺法论》曰："正气存内，邪不可干""邪之所凑，其气必虚"（《素问·评热病论》）。"气得其和则为正气，气失其和则为邪气"（《医门法律·先哲格言》）。正气既代表先天性固有免疫能力，也体现了后天获得性免疫的程度。

血是循行于脉中的液态物质，为构成人体和维持生命活动的基本物质之一。血主于心，藏于肝，统于脾，布于肺，根于肾，有规律地循行脉管中营运不息，充分发挥灌溉一身的生理效应。营气是血液的组成部分，"夫生血之气，营气也。营盛即血盛，营衰即血衰，相依为命，不可分离也"（《读医随笔·气血精神论》）。血液是免疫系统的重要组成部分，多种免疫细胞和免疫分子都存在于血液中，血液保证了免疫器官的成熟和发育，免疫效应因子都是通过血液的运载实现免疫功能。因此，中医学虽然无免疫学的概念，但关于血的概念中，充分体现了现代免疫学思维的内涵。

津液是人体一切正常水液的总称，包括各脏腑组织的正常体液和正常的分泌物及代谢产物等。津液以水分为主体，含有大量营养物质，是构成人体和维持人体生命活动的基本物质。"人禀阴阳二气以生，有清有浊。阳之清者为元气。阳之浊者为火；阴之清者为津液，阴之浊者即为痰"（《罗氏会约医镜》）。津液的生成是在脾的主导下，由胃、小肠、大肠的参与而共同完成的，与其他脏腑也有密切关系。《脾胃论·脾胃胜衰论》有曰："津液与气入于心，贯于肺，充实皮毛，散于百脉"。参加各种免疫反应的因子、抗体、酶类、毒素、离子、激素、神经递质等，都溶于水属于津液的一部分，免疫反应的生理或病理过程都是在水环境中进行，因此，津液也是免疫系统的重要组成部分。

总之，从气、血、津液的生成和生理病理功能来看，三者之间互根互用，有密不可分的关系，共同发挥祛邪抗病的协同作用。中医学认为，肾之精气所化生的元气是人体最重要和最基本的气。现代中医学研究证实肾的功能包括了下丘脑-垂体-肾上腺皮质系统的功能，在免疫调节、免疫功能稳定方面具有重要作用。血为全身各脏腑（包括免疫器官）的生长发育和生理活动提供营养等物质基础，因而血盛则形盛，血衰则形衰。津液则在滋润濡养、化生血液、为免疫功能的实现等方面发挥其生理作用。人体的免疫应答功能与气机平衡协调一样，气为血之帅，气行则血行，气滞则血瘀，造成气机平衡失调。免疫应答功能也需要通过免疫系统内部、神经-内分泌系统与免疫系统之间的作用和协调，才能发挥正常的免疫功能。

（二）中医学辨证论治与免疫学的关系

中医学的整体观念和辨证论治的治疗方法，体现了《素问·阴阳应象大论》中"治病必求本"的理念。治病求本是指治疗疾病必须首先确定病因，针对病因进行治疗。本与标具有多种含义，且有相对的特性。就正邪而言，正气是本，邪气是标；从病因与症状的关系来看，病因是本，症状是标；原发病、旧病是本，继发病、新病是标。因此，中医学的辨证论治是应用中医学的基本理论，准确判定标本状况，找出疾病的根本原因，依其"本"确立相应的治疗方法。中医学的许多治则和治法与调整机体免疫，常有异曲同工之妙。

1. **扶正祛邪与免疫**：疾病的发生、发展及其病理变化，是在一定条件下正邪斗争的反映。《素问·遗篇·刺法论》中所说："正气存内，邪不可干"；《素问·评热病论》中曰："邪之所凑，其气必虚。"人体的免疫功能属于正气的范畴，包括了固有免疫和适应性免疫，正气充足与否，也反映了免疫功能是否正常。因此产生"扶正祛邪""扶正理气""扶正固本"等治疗原则。虚证多为免疫功能在一定程度上受到损害，表现在细胞和体液免疫功能下降、吞噬细胞的吞噬功能减弱、免疫细胞数量下降、Th_1 和 Th_2 细胞比例失衡、可溶性免疫分子产生减少等。扶正补益方药可改善细胞和体液免疫功能。祛邪即祛除邪气，多采用清热解毒、活血化瘀、发汗、攻下、消导等方法治疗。方剂可分为免疫增强作用、免疫抑制作用和双向免疫调节作用三类。具有免疫增强作用的方剂，药理学研究显示祛除病邪的同时，还具有增强免疫功能的作用，达到"邪去正自安"的效果。

2. **调整脏腑功能与免疫学的关系**：中医学的心、肺、脾、肝、肾五脏与六腑胆、胃、小肠、大肠、膀胱、三焦为表里关系，在生理活动功能和病理变化上存在阴阳的对立统一，形成了脏与脏之间、脏与腑之间、腑与腑之间相互滋生、相互制约的互相的矛盾关系，在病理上则互相影响。因此，在治疗上，五脏需要平衡阴阳、疏理气机、清理郁滞；而"六腑以通为用"或"六腑皆以宣通为宜"。脏腑表里关系，体现了阴阳、表里相输相应的配合关系。调整五脏功能的中医疗法，如补肾、补脾、补肺等许多调节脏腑功能的方药，实际上包括了现代免疫学的调节疗法，对提升机体的固有免疫能力，防止疾病的进展有良好的作用。

3. **调理气血与免疫学的关系**：中医学理论中，气血是构成人体和维持生命活动的基本物质，"气为血帅"能生血、行血、摄血；"血为气母"能载气，为气的生理活动的物质基础。在治疗上应"有余泻之，不足补之"，以恢复气血之间的平衡协调关系。与中医学气血互根为用，相互调理的理论一样，现代的免疫学功能也需要在免疫系统的内部、固有免疫和获得免疫、细胞免疫和体液免疫之间相互协助才能完成。许多试验研究已经证明中医的调理气血，防治血虚和气血瘀滞的补血、补气方药，多能促进某些免疫细胞成熟、提高免疫功能，甚至具有双向免疫调节功能。

二、调节免疫功能的常用中药及方剂

中药单药成分复杂，所形成的方剂（合剂）经过加热煎煮后，其成分更加复杂。目前

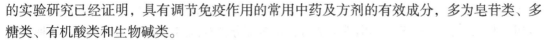

的实验研究已经证明，具有调节免疫作用的常用中药及方剂的有效成分，多为皂苷类、多糖类、有机酸类和生物碱类。

（一）常用调节免疫功能的中药

具有免疫调节功能的中药，无论是单药或方剂（合剂）均可分为有促进免疫功能和抑制免疫功能两类，起到生物反应调节剂的作用。

1. 有促进免疫功能的中药：具有促进免疫功能的中药多为扶正固本类单药和方剂，在增强免疫功能的同时也具有一定的免疫抑制作用，起到免疫双向调节的作用，恢复机体的阴阳平衡状态。

（1）人参：含 30 余种人参皂苷，其中以四环三萜的达玛脂烷为皂苷的主要活性成分。用于元气虚脱，能补脾益肺，生津，安神益智。实验证实，人参皂苷 Rg3 能增强正常小鼠体液免疫功能，部分增强非特异性免疫，对细胞免疫无明显影响。人参 Rg1 能增加小鼠免疫器官的重量和巨噬细胞的吞噬功能，提高大鼠血清中 IL-2、补体 C3、C4 的含量。表明人参皂苷 Rh2 促进血细胞发生和提高免疫功能。

（2）党参：含有蒲公英萜醇、木栓酮、党参苷、齐墩果酸、植物甾醇类 α－菠菜甾醇、微量元素等。用于脾肺气虚、气血不足、内热消渴。党参多糖通过提高体液中抗体的水平来增强机体的免疫力，至于细胞免疫的作用不明显。

（3）白芍：含有羟基芍药苷、芍药内脂苷、牡丹酚芍药花苷、苯甲酰芍药苷等苷类。用于血虚萎黄，能柔肝止痛，平抑肝阳。白芍总苷（TGP）可显著促进抑制性 Th_2 细胞的增生，抑制脾 B 淋巴细胞的增殖，对肿瘤坏死因子有下调作用。

（4）白术：主要成分为倍半萜糖苷、白术苷、黄酮苷、苍术苷、紫丁香苷等，能健脾益气，燥湿利水。白术多糖显著增加培养的脾细胞中 CD_4^+ T 细胞亚群的比例，纠正 T 细胞亚群分布紊乱状态，明显促进 IL-2 分泌水平、增加 CD_4^+ 和 CD_8^+ T 淋巴细胞数量、提高淋巴细胞转化率和巨噬细胞吞噬率、促进抗卵清白蛋白抗体产生能力。

（5）黄芪：主要含三萜皂苷类、多糖、黄酮、氨基酸、微量元素等，能健脾补中，升阳举陷，益卫固表。具有增强免疫作用的有效成分是黄芪多糖 I、黄芪多糖 II 和酸性多糖 Amon-S。实验证明黄芪可增强对抗原的吞噬、杀伤、清除作用及致敏 T 细胞所释放的细胞因子的协同杀伤作用，增强细胞免疫功能；提高巨噬细胞 C3b 受体和 FcR 活性。

（6）附子：含乌头总生物碱，主要为剧毒的双酯类生物碱，包括乌头碱、次乌头碱、异飞燕草碱、新乌宁碱、乌胺及尿嘧啶等。经加工后形成乌头原碱、新乌头原碱、次乌头原碱、氯化棍掌碱、甲乌药碱及附子苷等。用于亡阳虚脱，能补火助阳，散寒止痛。附子可提高实验动物的体液免疫功能及血清补体含量，显著提高 T 淋巴细胞转化率。

（7）白附子：含芥子油苷、白芥子苷，还含脂肪油、芥子碱、芥子酶、白附子凝集素、胆碱及数种氨基酸等。用于中风痰壅，能解毒散结。白附子可刺激 T 淋巴细胞增殖，增强 T 淋巴细胞的细胞毒性；明显改善 CD_4^+ 和 CD_8^+ 比值的失衡状态；能上调 IL-2 的表达，IL-4 水平下降，纠正 Th_1/Th_2 漂移。对炎症末期的肉芽肿增生和渗出亦有明显的抑制作用。

（8）白花蛇舌草：含三十一烷豆甾醇、熊果酸、齐墩果酸、β－谷甾醇、β－谷甾醇－D－葡萄糖苷、对香豆酸等，能清热解毒，治疗各种癌症。白花蛇舌草多糖类与总黄酮类具有明显的增强免疫活性和抗肿瘤作用。对 B 细胞介导的体液免疫具有增强作用，增加 CD_0^+ T 细胞和 CD_8^+ T 细胞数量和细胞比值，促进脾细胞增殖，从而提高荷瘤鼠免疫功能。

（9）当归：含 β－蒎烯、α－蒎烯、莰烯等中性油成分；还含有对－甲基苯甲醇、5－甲氧基－2，3－二甲苯酚等酸性油成分；水溶部分含有机酸、糖类、维生素、16 种无机元素和 17 种氨基酸等。用于血虚萎黄，能活血通经。对人体免疫系统有重要的药理作用，可促进巨噬细胞分泌更多的细胞因子，还可以进一步提高 NK 和 CTL 的杀伤活性，激活各种类型的免疫细胞和激活补体系统；提高细胞因子 IL-2、IFN-γ 的血清水平；使血小板的聚集率降低，抑制肿瘤细胞的转移和扩散。

（10）茯苓：含 β－茯苓聚糖、茯苓酸、胆碱、组氨酸、麦角甾醇等。用于利水渗湿、脾虚食少。茯苓多糖具有增强免疫功能的作用，可增强细胞免疫，又可增强体液免疫。茯苓素在 5~80mg/L 浓度时对 PHA，LPS 和 ConA 诱导的淋巴细胞转化均有显著的抑制作用；增强小鼠特异性细胞免疫功能，能显著增强小鼠脾脏 IL-2 的活性。茯苓次聚糖具有抗肿瘤活性。

（11）猪苓：含猪苓葡聚糖 I、猪苓酮（A~G）、甾醇类化合物、游离及结合型生物素、粗蛋白、α－羟基二十四碳酸等，能利水渗湿，治疗小便不利。对细胞免疫有明显的促进作用，可提高巨噬细胞的吞噬功能和巨噬细胞表面的 CD_{86}、CD_{40} 表达；提高血清 IL-2、TNF-α 的水平；可以极化巨噬细胞为 M_1 型，增加由 IFN-γ 诱导的 M_1 炎症因子的表达，同时也增加抑炎因子的表达，具有双向的调节作用

（12）黄连：含有小檗碱、黄连碱、麦小檗碱、甲基黄连碱、掌叶防己碱、非洲防己碱、吐根碱等多种生物碱，并含黄柏酮，黄柏内酯等。用于湿热痞满，能清热燥湿，泻火解毒。对免疫系统的影响较为复杂，既有作用性质上的差异，也有剂量效应的异同。总的效应是增强单核吞噬细胞系统功能，抑制细胞和体液免疫功能。能兴奋网状内皮系统，提高巨噬细胞和白细胞的吞噬能力，促进淋巴细胞转化。

（13）麦门冬：含多种甾体皂苷、β－谷甾醇、豆甾醇、高异黄酮类化合物、多种氨基酸、各种类型的多聚糖，能养阴生津，润肺清心。麦门冬多糖、香菇多糖。可显著增加幼鼠的胸腺、脾脏质量，也可增加小鼠网状内皮系统的吞噬能力，提高小鼠血清中溶血素含量。麦冬多糖对肿瘤的抑制作用，可能与提高 NK 细胞等的活性有关。

（14）玄参：含哈巴苷、哈巴苷元、桃叶珊瑚苷、6－对甲基梓醇，渐玄参苷甲、乙等环烯醚萜苷类化合物，以及生物碱。用于热入营血，能清热凉血，解毒散结。哈巴酯苷皮下注射能使阴虚小鼠抑制的免疫功能恢复；能促进阴虚小鼠体外脾淋巴细胞增殖。

（15）枸杞子：含甜菜碱、多糖、粗脂肪、粗蛋白、硫胺素、核黄素、烟酸、抗坏血酸、烟酸、胡萝卜素、玉蜀黍黄素、枸杞多糖、β－谷甾醇、亚油酸、牛磺酸、微量元素及氨基酸等成分。用于虚劳精亏、内热消渴、血虚萎黄。枸杞多糖（LBP）对人和实验动物的 T 细胞增殖、细胞数量、细胞因子分泌和细胞毒性 T 淋巴细胞（CTL）杀伤活性均有调节作用；提高 T 淋巴细胞的增殖能力，增加血清 IgG、IgA、IgM 含量，增强补体活性等作用；LBP 能拮抗荷瘤小鼠 NK 细胞的降低，提高细胞因子 IL-1、IL-2 的产生；对抗环磷酰胺对小鼠 NK 细胞和 CTL 细胞的免疫抑制作用。

（16）何首乌：含蒽醌类化合物大黄酚、大黄素、大黄酸、大黄素甲醚、大黄蒽酮等，还含有葡萄糖苷、游离氨基酸、卵磷脂、粗脂肪及丰富的铁、锰、钙等。具有解毒、消痈、截疟、润肠通便的作用，具有明显促进老龄大鼠的淋巴细胞转化能力、溶血素抗体产生、NK 细胞的杀伤活性及吞噬细胞的吞噬活性。在体外可明显促进小鼠 T 细胞、B 淋巴细胞

的增殖，增强巨噬细胞吞噬中性红染料的能力，提高 NK 细胞及分泌 TNF-α 的活性，并可促进 MLR，拮抗 MitC（丝裂霉素）所致淋巴细胞增殖的抑制作用。

（17）牛膝：含有三萜皂苷类成分人参皂苷 RO、牛膝皂苷（Ⅰ、Ⅱ、Ⅲ、Ⅳ）、齐墩果酸-葡萄糖醛酸苷等；还有 β-蜕皮甾酮、牛膝甾酮、紫茎牛膝甾酮等甾体类成分和多糖类成分。具有逐瘀通经、利尿通淋、引血下行的作用。牛膝肽多糖（ABAB）具有免疫活性，提高老年小鼠 T 细胞的增殖能力和 IL-2 的分泌；能显著提高老年大鼠 T 细胞和血清中 TNF-β 或 TNF-α 及 NO 的产生和 NOS 的活性，降低其 sIL-2R 的产生，提高 NK 细胞杀伤活性；能提高 LPS 诱导的 PMΦTNF-α 及 NO 的产生和 NOS 的活性。

（18）刺五加：含多种糖苷，是其主要有效成分。还含有多糖、异嗪皮啶、绿原酸、芝麻素、硬脂酸、β-谷甾醇、白桦脂酸、苦杏仁苷等。用于脾肺气虚、体虚乏力、食欲不振、肺肾两虚。刺五加多糖和五加皮总皂苷有提高机体免疫功能的作用，促进 B 细胞生长和分化；促进网状内皮系统吞噬功能。细柱五加皮有一定抗排异作用。

（19）肉苁蓉：含有苯乙基苷类肉苁蓉（A、B、C、H）、松果菊苷、类叶升麻苷等；脂溶性成分经气质联用鉴定出 6-甲基吲哚，3-甲基-3-乙基己烷。用于肾阳不足、精血亏虚。实验表明，能显著增加巨噬细胞吞噬率；提高淋巴细胞转化率；水溶性成分对小白鼠的体液及细胞免疫具有增强的作用。

（20）补骨脂：含有的香豆素类衍生物主要为补骨脂素、异补骨脂素、呋喃香豆素等；黄酮类有补骨脂甲素、补骨脂乙素、补骨脂甲素甲醚等以及单萜酚类。用于肾阳不足、阳痿遗精，能温脾止泻。补骨脂多糖对正常小鼠机体免疫有增强作用，对可溶性抗原卵白蛋白免疫后的特异性抗体水平有显著增强作用，提高机体非特异性免疫的能力。补骨脂素在体内外对乳腺癌有显著的生长抑制作用。

2. 有抑制免疫功能的中药：中药对机体的免疫抑制作用，不同的有效成分可通过不同的途径，对免疫功能造成不同程度的抑制。

（1）甘草：含三萜皂苷类化合物甘草甜素、甘草次酸甲酯、甘草内酯、乌拉内酯以及甘草皂苷等 30 余种黄酮类化合物；还含有生物碱等成分。用于脾胃虚弱，能补脾益气，清热解毒。甘草酸和甘草多糖具有非特异性免疫调节作用，是增强细胞免疫作用，可增强巨噬细胞吞噬功能，还可选择性地增强辅助性 T 淋巴细胞的增殖能力和活性。可选择性地提高 CD_4^+T 细胞增殖和活性，CD_8^+T 细胞减少，使 CD_4^+T 细胞/CD_8^+T 细胞比值升高；提高 IL-2 的产生和 IL-2R 的表达，使肝脏树突细胞生成 IL-10 增加；还可以通过经典途径直接抑制补体 C2 活化，阻滞 C5 及后续反应，阻止膜攻击复合物的形成，对细胞起到保护作用。

（2）山茱萸：含山茱萸苷、番木鳖苷、莫罗忍冬苷、7-O-甲基莫罗忍冬苷、獐牙菜苦素、马钱苷、乌索酸等，能收敛固涩，补益肝肾。山茱萸对人体的免疫系统具有双重作用。按照提取成分不同，有些表现出了增强免疫的功效，有些表现出了抑制免疫的功效。通过提取山茱萸多糖成分对小白鼠的碳粒廓清及吞噬指数进行检测，发现这两个指标均有明显的升高，同时促进了小白鼠淋巴细胞的转化及溶血素的形成。另外，山茱萸水煎剂对小白鼠的非特异性免疫及体液免疫均有一定的增强效果。同时也有研究结果显示山茱萸水煎剂延长了大鼠异位移植心脏手术后的存活时间，山茱萸总苷眼液有延长角膜植片的存活时间。也有学者通过山茱萸的不同提取成分对小白鼠骨髓细胞 DNA 的影响进行分析，发现不同的提取成分可减少小白鼠骨髓细胞 DNA 的损伤，且可以抑制骨髓细胞的凋亡。研究结果显示，山茱萸总苷在治疗大鼠的关节炎无论是原发性还是继发性病变中可以抑制 T 淋巴细胞的增殖反应，并且抑制巨噬细胞产生如 TNF-α 等各类细胞因子，是一种有效的免疫抑制剂。

（3）雷公藤：主要成分有雷公藤碱、雷公藤宁碱、雷公藤春碱、雷公藤甲素、雷公藤乙素、雷公藤酮、雷公藤红素、雷公藤三萜酸 A、雷公藤三萜酸 C、黑蔓酮酯甲、黑蔓酮酯乙、雷公藤内酯和雷公藤内酯二醇等。具有祛风除湿、活血通络、杀虫解毒的作用。雷公藤是中药免疫抑制作用最强的药物之一。许多实验和临床研究都证实，可使 IgM 和 IgG 水平降低；在非细胞毒性的剂量下，抑制产生 IL-2 的能力与环孢素 A 相同；还可抑制人外周血单核细胞分泌的 IL-1、IL-8、IL-6、TNF-α、前列腺素 E_2 和淋巴细胞分泌的 IL-2、IL-4。雷公藤多苷对 T 淋巴亚群的影响进行了研究。结果发现雷公藤多苷对 CD_4^+ 和 CD_8^+ T 淋巴细胞均有抑制作用。还发现雷公藤红素能诱导细胞促凋亡相关蛋白 Fas、c-myc、Bax 表达增加，抑凋亡相关蛋白 bcl-2 表达下降，由于 bcl-2/Bax 比值下降，促进细胞凋亡发生。

（4）细辛：含挥发油的主要成分为甲基丁香油酚、α-蒎烯、柠檬烯、细辛醚、细辛脑、黄樟醚等多种成分。还含有 N-异丁基十二碳四烯胺、消旋去甲乌药碱、谷甾醇、豆甾醇等。用于风寒感冒、风湿痹痛、痰饮喘咳。细辛的水或醇提取物的免疫抑制作用与环孢素 A 相似，可使 SD 大鼠的脾细胞增殖受到抑制，培养上清液中的 IL-2 和 IFN-γ 浓度降低。细辛水煎剂灌胃可抑制小鼠的迟发型超敏反应。

（5）苦参：含有多种生物碱，如苦参碱、氧化苦参碱、异苦参碱、槐果碱、异槐果碱、槐胺碱、氧化槐果碱等生物碱；还含苦醇 C、苦醇 G、异苦参酮、苦参醇、新苦参醇等多种黄酮类化合物。用于湿热泻痢、皮肤瘙痒。所含的生物碱具有免疫抑制作用。动物实验结果表明，苦参在小鼠体内对 T 细胞、B 细胞和腹腔巨噬细胞的免疫活性均有抑制作用。

（二）常用调节免疫功能的方剂

方剂是由多味中药组成，通过药物的配伍发挥药物间相辅相成或相反相成的综合作用，使方剂成为一个治疗的整体，充分发挥对证治疗作用。《医学源流论·方药离合论》则曰："方之既成，能使药各全其性，亦能使药各失其性，操纵之法，有大权焉，此方之妙也。"中医立方遣药有君臣佐使之别，"主病之谓君，佐君之谓臣，应臣之谓使"（《素问·至真大论》）。君药在方中药力居首，起主要治疗作用；臣药为辅助君药或对兼病（证）起治疗作用；佐药则协助君臣药物以加强治疗作用，或治疗兼病（证），或减轻、消除君臣药物的毒性；使药多为引经药物或调和药物，用量较轻，药力小于君臣药物。值得注意的是，方剂中除君药，臣、佐、使药物均有两种以上的治疗意义；方剂组成的原则不变，但药味和药量的加减可随许多因素而变化，正所谓"方之精，变也。"

1. 有促进免疫功能的方剂：

（1）四君子汤：方剂来源于《太平惠民和剂局方》。由人参、白术、茯苓、炙甘草组成。用于益气健脾。主治：脾胃气虚，面色㿠白，语音低微，气短乏力，食少便溏，舌淡苔白，脉虚弱。

方解：方中人参甘温，能大补脾胃之气，扶正以祛邪，为君药。白术健脾化湿，与人参相须为用，益气补脾之气更强，故为臣药。茯苓健脾渗湿，合白术共增健脾祛湿之力，为佐助。炙甘草益气和中，既可增加人参、白术益气补中之功，又能调和诸药，故为佐使。四药皆为甘温和缓之品，重在补脾胃之气，健脾助运化之职，且渗利湿浊，共成益气健脾之功，正复则邪祛。

免疫功能：动物实验和临床实践证实四君子汤对固有免疫和适应性免疫都有增强作用，可明显提高急性衰老大鼠脾脏、胸腺及 T 淋巴细胞增殖和转化能力，增加巨噬细胞的吞噬能力和 IL-2 及 IFN-γ 的产生，改善 CD_4^+ / CD_8^+ 的比值，提高 IgG、IgA、IgM 的血清浓度，降低 NO、TNF-α 的血清水平，改善免疫病理损害。

（2）补中益气汤：方剂来源于《脾胃论》。由黄芪、炙甘草、人参、当归、陈皮、升麻、柴胡、白术组成。用于补中益气，升阳举陷。主治：脾胃气虚，饮食减少，体倦肢软，少气懒言，面色㿠白，大便稀溏，脉大而虚软。

方解：方中黄芪入脾肺经，一则补中益气，升阳举陷；二则补肺实卫，固表止汗，故为君药。人参、白术、炙甘草甘温补中，合黄芪补气健脾之功益著，同为臣药。当归养血和营；陈皮调理气机，理气和胃，使诸药补而不滞，共为佐药。柴胡、升麻，协助益气之品以升提下陷之中气，二药共为佐使。诸药配伍，可使脾胃健运，元气内充，气虚得补，气陷得举，清阳得升，诸症可除。

免疫作用：临床应用证明补中益气汤，能明显增强健康人和肿瘤患者的活化 T 淋巴细胞 CD Ⅱ /LFA-1 表型，提高 T 淋巴细胞培养液中 IFN-γ 含量。能使肺结核患者的 CD_4^+ T 细胞上升，使 CD_8^+ T 细胞比例下降。动物实验表明，补中益气汤可提高吞噬细胞的活性；通过增强 NK 细胞的活性而对抗肿瘤细胞。

（3）玉屏风散：方剂来源于《医方类聚》。由防风、黄芪、白术组成。用于益气固表，止汗。主治：表虚自汗，汗出，恶风，面色㿠白，舌淡苔薄白，脉浮虚。亦治虚人腠理不固，易于感冒。

方解：方中黄芪擅补脾肺之气，脾气旺则土能生金，肺气足则表固卫实，为君药。白术健脾益气，助黄芪培土生金，固表止汗，为臣药。两药合用既可补脾胃而助运化，使气血生化有源；又能补肺气而实肌表，使营阴循其常道，则汗不外泄，邪亦不易内侵。防风甘温，走表而祛风邪。黄芪得防风则固表而不留邪；防风得黄芪则祛邪而不伤正，为佐药。本方体虚易感风邪之人服之，能益气固表以御外邪。

免疫功能：许多动物实验证明，玉屏风散具有增强 T 细胞介导的细胞免疫作用，可提高实验小鼠 T 淋巴细胞非特异性酯酶（ANAE）活性；显著增加 CD_8^+ T 细胞比值和 IL-2 分泌；对巨噬细胞的吞噬功能具有明显的增强作用；提高 NK 细胞的活性；明显增加小鼠呼吸道免疫球蛋白的含量，提高 IgG 水平。临床实践表明可促进体弱小儿的 IgA 产生。

（4）四物汤：方剂来源于《仙授理伤续断秘方》。由熟地、当归、白芍、川芎组成。用于补血调血。主治：营血虚滞证，心悸失眠，头晕目眩，面色无华，妇女月经不调，或量少或经闭不行，脐腹作痛，舌淡，脉细弦或细涩。

方解：方中熟地味厚滋腻，为滋阴补血之要药，为君药。当归甘温质润，补血养肝，和血调经，既可助熟地补血之力，又可行经隧脉道之滞，故为臣药。白芍酸甘质柔，养血敛阴，与熟地、当归相协滋阴养血之共益著，并可缓急止痛；川芎辛散温通，上行头目，下行血海，中开郁结，旁通络脉，与当归相伍则畅达血脉之力彰，二者共为佐药。四药配伍，血虚者得之可收补血之功，血滞者可奏行血之效。

免疫功能：四物汤的小鼠实验提示，可提高小鼠 α-萘醋酸酯酶（ANAE）阳性细胞百分率；显著促进自发性和 ConA 刺激性小鼠脾淋巴细胞增殖；提高巨噬细胞 Fc 受体的表达，具有活化巨噬细胞的作用。

（5）小柴胡汤：方剂来源于《伤寒论》。由柴胡、黄芩、人参、半夏、炙甘草、生姜、大枣组成。用于和解少阳。主治：伤寒少阳证，往来寒热，胸胁苦满，默默不欲饮食，心烦喜呕，口苦咽干，目眩，舌苔薄。

方解：方中柴胡，苦辛微寒，入肝经，其性轻清而升散，既能透达少阳半表之邪从外而散，又能调畅气机郁滞，故用为君药。黄芩苦寒，长于解肌热，清泻少阳半里之热，故为臣药。君臣相配，使邪热外透内清，共解少阳之邪。半夏和胃降逆止呕，生姜助半夏和胃，兼制半夏之毒；人参、大枣益气健脾，扶正祛邪，并防邪内陷；大枣得生姜调和营卫之功，此四药共为佐药。炙甘草甘温补中，助人参、大枣扶正，调和诸药，为佐使。纵观方剂组成柴胡为少阳表药，亦能去血结，不独和解之谓，用其微辛、微苦、微寒，与苦寒的黄芩相佐，以和解表里；各药气味之相和；取其气缓味厚，斯为补正托邪之剂。参、草、姜、枣为补胃充营之品，甘温健脾益气，重在护阳；半夏利其枢，与生姜为伍调和肝胃；柴、芩解其热；黄芩清热为里药，柴胡主少阳半表半里，先助中气，即御外邪，壮其内人，营阴充裕，始可见功，诚一举两得之策。

免疫功能：服用小柴胡汤能提高骨髓移植患者的 CD_4^+ 和 CD_8^+ T 淋巴细胞数量，明显减轻 CVB3m 心肌炎的免疫损伤。动物实验表明，可提高巨噬细胞的吞噬能力和 INF-β 水平，促进 NIK 细胞增殖，提高杀伤活性；单核细胞培养的上清液中 IL-1、IL-2、IL-4、IL-6 含量明显升高；可促进 B 细胞增殖。

（6）当归芍药散：方剂来源于《金匮要略》，由当归、芍药、茯苓、白术、泽泻、川芎组成。用于疏肝健脾。主治：肝郁气滞，脾虚湿盛，腹中疼痛。

方解：方中芍药养血敛阴，缓急止痛，重用而为君药。白术甘苦而燥，健脾燥湿，为臣药。君臣相配，养肝扶脾。川芎调达肝气，并活血行滞；当归养血活血；茯苓渗湿健脾宁心，泽泻淡渗利湿消肿，协助白术健脾祛湿，共为佐药。诸药相合，则肝血充，脾气健，水湿祛，肝脾调和，气血通畅，诸症得解。

免疫功能：应用当归芍药散的提取物的实验，发现可增加巨噬细胞 Fcγ Ⅱ/Ⅲ受体和 CR3 的表达，促进巨噬细胞对免疫复合物的吞噬作用。

（7）六味地黄丸：方剂来源于《小儿药证直诀》。由熟地、山萸肉、山药、泽泻、丹皮、茯苓组成。用于滋补肝肾。主治：肾阴虚证，腰膝酸软，头晕目眩，耳鸣耳聋，盗汗，遗精，消渴，骨蒸潮热，手足心热，舌燥咽痛，牙齿动摇，足跟作痛，小便淋漓，舌红少苔，脉沉细数。

方解：方中熟地味甘纯阴，主入肾经，长于滋阴补肾，填精益髓，为君药。山茱萸酸温，入肝经，滋补肝肾，涩精气；山药甘平，主入脾经，健脾补虚，涩精固肾，补后天以充先天，同为臣药。君臣相协，不仅滋阴益肾之力相得益彰，而且兼具养肝补脾之效。泽泻利湿泄浊，并防熟地黄之滋腻敛邪；阴虚阳失所制，故以丹皮清泻相火，并制山茱萸之温；茯苓淡渗脾湿，既助泽泻以泄肾浊，又助山药之健脾运，俱为佐药。六药合用，三补三泻，以补为主；三阴并用，补肾阴，补肝阴，益脾阴，以补肾阴为主。

免疫功能：巫朝伦等应用六味地黄丸对早期糖尿病肾病患者进行对照治疗，发现血清

中的 CD_4^+、CD_4^+ / CD_8^+ 含量明显高于对照组（$P<0.05$）。张萍临床治疗 2 型糖尿病，观察到红细胞 C3b 受体花环受体（RBC-C3bRR）、红细胞免疫复合物花环率（RBC-ICR）、红细胞免疫黏附促进率（RIAER）治疗后显著上升，循环免疫复合物（CIC）、红细胞免疫黏附抑制率（RIAIR）显著下降，提示六味地黄丸能改善红细胞的免疫功能。

（8）生脉散：方剂来源于《内外伤辨惑论》。由人参、麦门冬、五味子组成。用于益气养阴，敛汗生脉。主治：气阴两伤证，肢体倦怠，气短声低，汗多懒言，或干咳少痰，口干舌燥，舌干红少苔，脉微细弱或虚大而数。

方解：方中人参甘温，生津止渴，益气补正；伍用麦门冬甘寒、五味子酸温，酸甘化阴以养阴生津；五味子的酸性能收敛止汗，守阴留阳。三味药君使为伍，一补一润一敛，使阳气得固，汗不外泄，阴液内守，阳不外脱，共奏益气生津、敛阴固脱之功，达气充脉复之效。

免疫功能：临床应用生脉散提取物，可明显提高慢性肺源性心脏病（CPHD）T 淋巴细胞总数和 CD_4^+ T 细胞数量，促进 IL-2 和 IFN-γ mRNA 表达；使用生脉散提取物化疗患者，T 淋巴细胞总数和 CD_8^+ T 细胞数量均明显上升；可改善支气管哮喘患者 Th_1/Th_2 免疫失衡及炎性介质表达，IFN-γ 升高，IL-4 水平降低。

2. 有抑制免疫功能的方剂：

（1）黄连解毒汤：方剂来源于《外台秘要》引崔氏方。由黄连、栀子、黄芩、黄柏组成。用于泻火解毒。主治：三焦火毒热盛证，大热烦躁，口燥咽干，错语不眠；或热病吐血，衄血；或热甚发斑，身热下利，湿热黄疸；外科痈疡疔毒，小便黄赤，舌红苔黄，脉数有力。

方解：黄连大苦大寒，清泻心火，兼泄中焦之火，为君药。黄芩苦寒清肺热，兼泻上焦之火，为臣药。黄柏苦寒，泻下焦之火，为佐药。栀子苦寒，泻三焦之火，使火从下而去，为佐使药。四药合用，黄连、黄芩之苦清胃清肝，生姜之辛宣气化湿，白芍可敛肝脾之阴。苦寒直折，使火邪去而热毒清，诸症可除。

免疫功能：大鼠实验研究发现，黄连解毒汤对 TNF-α、IFN-γ、IL-2 等 3 种炎症细胞因子具有显著的抑制作用；小鼠动物实验表明，黄连解毒汤能显著拮抗缓激肽，明显降低毛细血管通透性；抑制 ConA 所致的内毒素血症小鼠脾淋巴细胞增殖，提示其抗炎作用与抑制 IL-1、NO 等有关；黄连解毒汤的含药血清，能抑制炎性因子或非炎性状态下的中性粒细胞与血管内皮细胞的黏附作用。

（2）桂枝汤：方剂来源于《伤寒论》。由桂枝、白芍、炙甘草、生姜、大枣组成。用于解肌发表，调和营卫。主治：外感风寒表虚证，发热，恶风，汗出，脉浮缓。

方解：方中桂枝辛甘而温，芳香化浊，解肌发表，透达营卫，散在表之风寒，为君药。白芍酸苦而凉，敛阴和营，固外泄之营阴，为臣药。桂枝、白芍相须为用，调和营卫。生姜辛温，既助桂枝解肌发表，又能暖胃止呕；大枣甘平，益气和中，既助白芍调和营卫，又能滋脾生津，生姜、大枣合用，共为佐药。炙甘草甘温而益气和中，与桂枝合用辛甘化阳以扶卫，与白芍合用酸甘化阴以助营，兼调和诸药，为佐使之用。

免疫功能：桂枝汤的小鼠实验能减少外周血中 CD_4^+、CD_8^+ T 细胞数量，可使 ConA 激活的脾脏来源的 T 淋巴细胞增殖反应降低；明显抑制抗体形成细胞的数量；含药血清能阻断巨噬细胞 TLR3 胞内信号传导的髓样分化因子（MyD88）依赖和非依赖两条途径，抑制 TNF-α、IFN-β 的过度表达和 IL-2 的产生，从而抑制 TLR3 的高表达。

（3）膈下逐瘀汤：方剂来源于《医林改错》。由五灵脂、川芎、牡丹皮、赤芍、乌药、延胡索、当归、桃仁、红花、甘草、香附、枳壳组成。用于活血祛瘀，行气止痛。主治：瘀血阻滞膈下证，瘀血在膈下，形成积块，或小儿痞块，痛处不移，卧则腹坠。

方解：方中桃仁、红花、五灵脂破血逐瘀为君药。当归、川芎、赤芍养血活血，与逐瘀药同用，可使瘀血祛而不伤阴血，丹皮清热凉血，除瘀热，共为臣药。配香附、乌药、枳壳、延胡索疏肝行气止痛，共为佐药。其中川芎不仅养血活血，更能行血中之气，增强逐瘀之力；甘草调和诸药，为使药。全方以破血逐瘀为主，配疏肝行气之药，使气行则血行，更好地发挥其活血逐瘀、破瘀消结之力。

免疫功能：姚春娣应用膈下逐瘀汤治疗慢性盆腔炎，观察到可改善盆腔的血液流变学指标，调节TNF-α的血清水平。许戈则观察到慢性盆腔炎患者的血清炎性因子IL-1、IL-8、IL-10、TNF-α等表达水平明显降低。代巧妹等用猪血清诱导的大鼠肝纤维化实验，观察到膈下逐瘀汤对肝星状细胞的激活、趋化和增殖等促肝纤维化细胞和分泌的细胞因子均有抑制作用，改善肝脏组织病理学。

（4）小青龙汤：方剂来源于《伤寒论》。由麻黄、炙甘草、桂枝、芍药、五味子、干姜、半夏、细辛组成。用于解表散寒，温肺化饮。主治：外寒内饮证，恶寒发热，无汗，喘咳，痰多而稀，或痰饮咳喘，不得平卧，或身体疼痛，头面四肢水肿，舌苔白滑，脉浮。

方解：方中麻黄辛温微苦，宣肺平喘，桂枝味辛甘温，温阳化饮，助阳化气，二药共为君，发汗解表，除外寒而宣肺气。干姜、细辛温肺化饮，兼助麻、桂解表散寒，共为臣药。半夏燥湿化痰，降肺气上逆；芍药敛阴和营，五味子敛肺止咳，二药合用亦能防辛温燥热之品伤津耗气，俱为佐药。炙甘草益气和中，调和诸药，为佐使。八味相配，使风寒解，水饮去，肺气复苏，宣降有权，诸症自平。

免疫功能：小青龙汤的临床应用表明，对抑制过敏性反应性疾病有较好的效果。可能通过调节血浆cAMP，使血清IgE和组胺有明显下降，达到调节免疫系统的作用。

（5）清风散：方剂来源于《外科正宗》。由当归、生地黄、防风、蝉蜕、知母、苦参、胡麻仁、荆芥、苍术、牛蒡子、石膏、甘草、木通组成。用于疏风养血，清热除湿。主治：风毒湿热之风疹、湿疹，皮肤疹出色红，或遍身云片斑点，瘙痒，苔白或黄，脉浮数有力。

方解：方中荆芥、防风、牛蒡子、蝉蜕开发腠理，透肌解毒而止痒，共为君药。苍术辛苦散风除湿；苦参清热燥湿，木通渗利湿热，共为臣药；石膏、知母清热泻火，当归活血和血，生地黄清热凉血，胡麻仁润燥养血，乃治风先治血，血行风自灭之意，共为佐药。甘草解毒和中，调和诸药，为佐使。全方共奏疏风养血，清热除湿之效。

免疫功能：动物实验证明清风散可有效地抑制变态反应性皮炎，上调血清中IL-4、IL-10含量及下调IFN-γ、IL-13的含量，下调IFN-γ mRNA的表达，达到对Th_1/Th_2免疫平衡的调节。

第三节　肝癌治疗常用的中药

现代医学分析具有抗癌化学成分的中药，在肝癌的中医药治疗中，多利用其软坚散结、活血化瘀、破积消癥的功效为君臣药；根据肿瘤的不同阶段和临证，伍用健脾益气开郁、清热利湿化痰、滋养肝肾阴类方药。以证治"虚""郁"为主导，从"脾肾"治疗为切入主线，重视"痰邪"阻滞肝络的重要因素，达到调整人体的阴阳气血平衡。临床研究表明，中医药在治疗 HCC 方面有其独到的优势，抑制癌细胞生长、限制癌细胞迁移、治疗癌症并发症，达到延长患者生存期、改善患者生活质量等方面都起到了重要的作用。有大数据研究显示，在肝癌的治疗中最常用中药主要归属于补虚药（其中主要以补脾益气及补血养血药为主）、活血化瘀药（以活血止痛药为主）、清热药（以清热解毒药为主）、利水渗湿药（以利水消肿为主）、理气药（以疏肝理气为主）5 类。其中以补虚药居第一位，活血化瘀药居于第二位，而居于第三位的为清热解毒药。

一、鳖甲

【性味归经】味咸，性微寒。归肝、肾经。

【功能主治】滋阴潜阳，退热除蒸，软坚散结。用于阴虚发热，骨蒸劳热，阴虚阳亢，头晕目眩，虚风内动，手足瘛疭，经闭，癥瘕，久疟。

【主要成分】含角蛋白、骨胶原蛋白、维生素、17 种氨基酸、多糖等，还含有钙、钠、钾、铁、钴、镉等 11 种微量元素。

【药理研究】鳖甲乃厥阴肝经血分之药，能增强免疫功能，促进溶血素抗体生成和免疫球蛋白，增强自然杀伤细胞活性，提高巨噬细胞吞噬功能，增强小鼠迟发型超敏反应；能防止细胞突变，具有抗肿瘤作用，对小鼠移植性肿瘤和肝癌细胞有抑制作用；能促进造血功能，提高血红蛋白和血浆白蛋白含量，对肝损伤引起的贫血有缓解作用；鳖甲微粉煎液有抗 CCl_4 致肝损伤作用，保护肝功能，降低胆固醇、甘油三酯、血清透明质酸、血清磷酸酶和丙二醛含量，升高超氧化物歧化酶、谷胱甘肽过氧化物酶活性、并能抑制动物结缔组织增生抗肝纤维化；另外，鳖甲还具能增加骨密度和股骨钙含量，并有抗疲劳和补血作用。

二、三棱

【性味归经】味辛、苦，性平。归肝、脾经。

【功能主治】破血行气，消积止痛。用于癥瘕痞块，痛经，瘀血经闭，胸痹心痛，食积胀痛。

【主要成分】含有挥发油苯乙醇、对苯二酚、棕榈酸等挥发油，还含有十六酸、十八二烯酸、十八烯酸、硬脂酸、脂肪酸等。

【药理研究】三棱是肝经血分之药，能破血中之气，破血祛瘀之功效较强。三棱总黄酮具有较强的抗血小板聚集及抗血栓作用，降低全血黏度，对部分凝血活酶时间，血浆纤维蛋白原以及优球蛋白溶解时间均产生影响；家兔动物实验表明，三棱可引起肠管收缩加强，紧张性升高，对离体兔子宫也有兴奋作用；三棱总黄酮及三棱提取物有明显的镇痛作用。三棱提取物及挥发油对肺癌、胃癌细胞有抑制作用。

三、莪术

【性味归经】味辛、苦，性温。归肝、脾经。

【功能主治】行气破血，消积止痛。消癥瘕痞块，瘀血经闭，胸痹心痛，食积胀痛。

【主要成分】含挥发油类成分，其中温郁金含有 α-蒎烯、β-蒎烯，莪术醇等；广

西莪术含有 α-蒎烯、β-蒎烯，丁香酚，莪术醇，莪术酮等。

【药理研究】莪术为破血散瘀、消癥化积、行气止痛之要药。莪术挥发油制剂有抗癌作用，莪术醇和莪术二酮对腹水型肝癌细胞等多种瘤株的生长有明显抑制和破坏作用。动物实验证实肿瘤组织周围纤维细胞增多，内有一层淋巴细胞、吞噬细胞包围肿瘤细胞等免疫反应。电镜下可见，治疗组肿瘤细胞表现核质比例减少，核外形趋向正常，染色质、核仁和染色质间颗粒数量减少，提示莪术油除能直接杀瘤外，还能增强瘤细胞免疫原性；温莪术挥发油能抑制多种致病菌的生长；莪术挥发油试管内能抑制金黄色葡萄球菌、β-溶血性链球菌、大肠埃希菌、伤寒杆菌、霍乱弧菌等的生长；莪术水提取液可抑制血小板聚集，促进微动脉血流恢复，促进局部微循环恢复以及有一定的升高白细胞作用；莪术水提醇沉液对体内血栓形成有抑制作用，能明显降低血液黏度，对体内血栓形成也有非常显著的抑制作用；莪术油还具有抗胃溃疡、保肝、保护肾曲小管的上皮细胞及使肾小球毛细血管管腔扩大的作用。此外，莪术对呼吸道合胞病毒有直接灭活作用和抗早孕等作用。

四、苍耳

【性味归经】辛、苦，性温，有毒。归肺经。

【功能主治】散风寒，通鼻窍，祛风湿。用于风寒头痛，鼻塞流涕，鼻鼽，鼻渊，风疹瘙痒，湿痹拘挛。

【主要成分】含脂肪酸类成分为棕榈酸，硬脂酸，油酸，亚油酸。还含苍耳苷、蜡醇等。

【药理研究】煎剂有镇咳作用；小剂量有兴奋呼吸作用，大剂量则抑制；对心脏有抑制作用，使心率减慢，收缩力减弱，对兔耳血管有扩张作用，静脉注射有降压作用；苍耳苷对正常大鼠、兔和犬有显著的降血糖作用；提取物对金黄色葡萄球菌、乙型链球菌、肺炎双球菌及红色毛癣菌有一定抑制作用，并有抗真菌作用；苍耳子中含有的二萜羟酸苍术苷具有抗炎作用。

五、蟾酥

【性味归经】味辛，性温，有毒。归心经。

【功能主治】解毒，止痛，开窍醒神。用于痈疽疔疮，咽喉肿痛，中暑神昏，膪胀腹痛吐泻。

【主要成分】含蟾蜍毒素类，如蟾毒、蟾毒配基脂肪酸酯、蟾毒配基硫酸酯等；蟾毒配基类，蟾毒色胺类，以及其他化合物，如多糖类、有机酸、氨基酸、肽类、肾上腺素等。

【药理研究】蟾毒配基类和蟾蜍毒素类均有增加冠状动脉血流量及心肌供氧、收缩内脏血管、升高动脉压、影响心肌电生理、抑制血小板聚集效果，故有强心、抗心肌缺血、抗凝血、升压、抗休克、兴奋大脑皮层和呼吸中枢作用；蟾蜍内酯类和华蟾素均有抗肿瘤作用，并能升高白细胞、抗放射线、提高免疫的功能；还有抗病原微生物、镇咳、抗疲劳、兴奋肠管和子宫平滑肌以及镇痛及局部麻醉作用、增强输精管的收缩等作用。

六、半枝莲

【性味归经】味辛、苦，性寒。归肺、肝、肾经。

【功能主治】清热解毒，化瘀利尿。用于疔疮肿毒，咽喉肿痛，跌打伤痛，水肿，黄疸，蛇虫咬伤。

【主要成分】含生物碱、黄酮苷、皂苷、氨基酸、多糖、菊糖、红花素、异红花素、野黄芩苷、高山黄芩素、半枝莲素、半枝莲种素、对香豆酸、原儿茶酸等成分。

【药理研究】半枝莲提取物对急性粒细胞型白血病（NvIL）血细胞有轻度抑制作用。半枝莲多糖（SPS）具有抗肝癌作用，通过建立小鼠移植瘤模型，检测 SPS 对脾淋巴细胞增殖和脾细胞分泌 IL-2 和 TNF-α 的影响，证实可抑制小鼠 H_{22} 肝癌的生长，促进荷瘤小鼠脾淋巴细胞增殖，提高脾细胞分泌 IL-2 和 TNF-α 的水平，可能是通过增强机体免疫功能达到治疗肿瘤的功效。此外，半枝莲还具有抑菌作用、较强的对抗由组胺引起的平滑肌收缩、有很好的解痉祛痰作用，以及利尿、兴奋呼吸及解蛇毒的作用。

七、穿心莲

【性味归经】味苦，性寒。归心、肺、大肠、膀胱经。

【功能主治】清热解毒，凉血，消肿。用于感冒发热，咽喉肿痛，口舌生疮，顿咳劳嗽，泄泻痢疾，热淋涩痛，痈肿疮疡，蛇虫咬伤。

【主要成分】含有二萜内酯类，即穿心莲内酯、新穿心莲内酯、脱氧穿心莲内酯等。还含有黄酮、穿心莲烷、穿心莲酮、穿心莲甾醇等。

【药理研究】穿心莲煎剂能增加白细胞吞噬能力，对金黄色葡萄球菌、铜绿假单胞菌、变形杆菌、肺炎双球菌、溶血性链球菌、痢疾杆菌、伤寒杆菌等有不同程度的抑制作用，且对大肠埃希菌毒素引起的腹泻有对抗作用；穿心莲多种内酯具有抗炎性细胞因子、抗氧自由基损伤等作用；多种穿心莲内酯均有解热效果；穿心莲总黄酮体内体外能抑制 ADP 诱导的血小板聚集，抗异丙肾上腺素所致大鼠心肌损伤和对实验兔的心肌梗死有一定保护作用；能明显抑制钙调素激活靶酶环核苷酸磷酸二酯酶的活性；对牛眼晶状体内醛糖还原酶有一定抑制作用。此外，还有抗肿瘤、保肝利胆、抗蛇毒及毒蕈碱样作用及抗生育作用。

八、槐耳

【性味归经】味苦、辛，性平，无毒。

【功能主治】扶正固本，活血消癥，治风益力。

【主要成分】槐耳菌质主成分为槐耳蛋白多糖，其水解产物含 L-岩藻糖、L-阿拉伯糖、D-木糖、D-甘露糖、D-半乳糖、D-葡萄糖等 6 种单糖，及天冬氨酸、苏氨酸、丝氨酸、谷氨酸、脯氨酸、甘氨酸、丙氨酸、胱氨酸、缬氨酸、蛋氨酸、异亮氨酸、亮氨酸、酪氨酸、苯丙氨酸、赖氨酸、组氨酸、色氨酸、精氨酸等 18 种氨基酸组成。

【药理研究】槐耳为生长在槐树、洋槐、青檀等树上的槐树菌。槐耳菌质的主要有效成分为多糖蛋白（PS-T）。多项研究提示槐耳具有：①抗肿瘤作用：对小鼠肉瘤 S180、腹水型 S180 有明显抑瘤作用，并对荷瘤动物有显著延长生命的作用；能诱导肝癌细胞株凋亡，其凋亡率有明显的剂量相关性。②抗病毒作用：对小鼠血清干扰素诱生作用非常显著，用药后使鸭血清 DHBV-DNA 水平显著下降。③增强细胞免疫功能：多项研究发现槐耳作为一种免疫增强剂，可非特异性刺激 T 淋巴细胞的分化、增殖、成熟，以及激活 CD_4^+，CD_8^+ 和 NK 细胞的产生，调节人体免疫系统功能，提高免疫细胞的杀伤能力。对巨噬细胞吞噬功能有非常显著的增强作用，可直接杀伤肿瘤细胞并处理、递呈肿瘤抗原，进而激活 T 细胞产生抗肿瘤效应；能增强溶菌酶活性，诱生 α-INF、γ-INF，促进自然杀伤（NK）细胞活性，提高 CTL 对肿瘤的杀伤作用；能有效增加肝癌组织中 IL-2R 阳性细胞、库普弗细胞和肝脏 NK 细胞的数量。④诱导产生细胞因子：激活的巨噬细胞能明显诱导释放 TNF-α、IFN-γ、IL-1、IL-2、CSF 等细胞因子来调节抗肿瘤效应。IL-2 可刺激 T、B 淋巴细胞增殖活化，可明显提高机体产生抗体的水平，在特异性抗体的作用下，增加吞噬细胞的调理吞噬作用及发挥 ADCC 作用，进而杀伤、吞噬或溶解肿瘤细胞。⑤其他作用：能促进小鼠脾细胞 DNA 的合成，提高血清中血红蛋白的含量，对造血系统有一定影响。

第四节　肝癌的中医辨证论治

恶性肿瘤不是单纯的局部疾病，手术后的康复、后续化疗、放疗有较多的并发症，在肝癌的各治疗期都需要恢复性治疗，而中医药的扶正固本、祛邪解毒、调理阴阳气血之法，可以起到增效减毒作用，改善放疗、化疗后产生的骨髓抑制和免疫低下，这正是中西医结合的有力切入点。再则，中医药学治疗肝癌注重调整局部与整体的辨证关系，按辨证论治的要点进行个体化治疗，攻邪不忘扶正，补虚亦需考虑适当加入祛邪之品。其基本治法是益气养阴、化湿解毒，祛瘀散结。

一、诊察要点

（一）诊断依据

（1）原因不明的右胁不适或疼痛，原有肝病症状加重伴全身不适、食少、乏力、腹胀、体重减轻等症状。

（2）右胁部肝脏肿大，质地坚硬而拒按，肝表面有结节隆起是中晚期的体征。

（3）结合肝脏超声、CT 扫描、MRI、肝穿刺、血清甲胎蛋白等，有助于明确诊断。参照肝癌诊疗规范的相关内容进行诊断。

（二）类证鉴别

1. 肝癌与黄疸：黄疸以目黄、身黄、小便黄为主，主要病机为湿浊阻滞，胆液不循常道外溢而发黄，起病有急缓，病程有长短，黄疸色泽有明暗，以利湿解毒为治疗原则。而肝癌以右胁疼痛、肝脏进行性肿大、质地坚硬、腹胀大、乏力、形体逐渐消瘦为特征，中晚期可伴有黄疸，此时，黄疸仅视为一个症状而不是独立的病种，以扶正祛邪、标本兼顾为治疗原则，并需结合西医抗癌治疗。此外，结合血清总胆红素、尿胆红素、直接胆红素测定及血清谷氨酸氨基转移酶、甲胎蛋白、肝脏彩超、CT、MRI 等以明确诊断。

2. 肝癌与胁痛：胁痛是以一侧或两侧胁肋部疼痛为主要表现，其病机关键或在气、在血或气血同病。肝癌虽亦有胁痛，但只是一个症状，且以右胁为主，常伴有坚硬、增大之肿块，纳差乏力，形体明显消瘦，病症危重。可结合实验室检查以鉴别。

3. 肝癌与鼓胀：肝癌失治、晚期伴有腹水的患者可有腹大胀满、皮色苍黄、脉络暴露的症状而为鼓胀，属于鼓胀的一种特殊类型。肝癌所致之鼓胀，病情危重，预后不良，在鼓胀辨证论治的基础上，需结合西医抗癌治疗。可结合实验室检查明确诊断、协助治疗。

二、辨证论治

肝癌病的中医辨证论治，是中西医结合治疗肝癌的重要组成部分。依据巴塞罗那EASL会议的肝癌临床分期分类法（2000年）的标准，根据肿瘤状况，把肝癌的临床分成早期、中期、进展期和晚期，中医学可在不同阶段进行辨证论治。

（一）辨证要点

肝癌发病后，病情进展迅速，病情重。因此要全面掌握辨证要点。

1. 辨虚实：肝癌患者本虚标实极为明显，本虚表现为乏力倦怠，形体逐渐消瘦，面色萎黄，气短懒言等；而右胁部有坚硬肿块而拒按，甚至伴黄疸、脘腹胀满而闷、腹胀大等属标实的表现。

2. 辨病程：明确肝癌患者疾病处于早、中、晚阶段，以选择不同的治法。

3. 诊断依据：依据中西医检查指标进行诊断：①根据脉象、舌苔表现等体征辨证。②原因不明的右胁不适或疼痛，原有肝病症状加重伴全身不适、食少、乏力、腹胀、体重减轻等症状。③右胁部肝脏肿大，质地坚硬而拒按，肝表面有结节隆起是中晚期的体征。④结合肝脏超声、CT扫描、MRI、肝穿刺、血清甲胎蛋白等，有助于明确诊断。参照中国临床肿瘤学会制定的《原发性肝癌诊疗指南（2018）》的相关内容进行诊断。

（二）治疗原则

肝癌患者病机特点为本虚标实，虚实错杂。正气虚损贯穿疾病的始终，为最重要、最基本的病理变化，治疗上亦将扶正放在首位，扶正常用健脾益气、养血柔肝、滋补阴液等法，并在辨证的基础上佐以疏肝理气、活血化瘀、清热利湿、泻火解毒、消积散结等祛邪之法。要注意结合病程、患者的全身状况处理好"正"与"邪"，"攻"与"补"的关系，攻补适宜，还当注意攻伐之药不宜太过，否则虽可图一时之快，但耗气伤正，最终易致正虚邪盛，加重病情。在辨证论治的基础上应选加具有一定抗肝癌作用的中草药，以加强治疗的针对性。

（三）证治分类

1. 肝郁脾虚证：

【证候】上腹肿块胀闷不适，消瘦乏力，倦怠短气，腹胀纳少，进食后胀甚，口干不欲饮，大便溏泄，小便黄短，甚则出现腹水、黄疸、下肢浮肿，舌质淡红，胖大或边有齿痕，舌苔白，脉弦细。

【病机】情志抑郁，肝失疏泄，气血运行不畅，气机郁滞，肝气犯脾，脾失健运，痰浊内生，痰瘀互结于腹部故见上腹肿块、胀闷不适；脾虚运化失常不能荣养周身故消瘦乏力，倦怠短气；肝郁气滞，脾失健运，故见腹胀纳少，进食后胀甚；脾虚湿困故见口干不欲饮，大便溏泄；痰瘀互结日久化热故见小便黄短；肝郁脾虚日久失治、误治可出现腹水、黄疸、下肢浮肿；舌、脉均为肝郁脾虚之象。

【治则】健脾益气，疏肝软坚。

【推荐方药】方用逍遥散合四君子汤加减。党参30g、白术20g、茯苓20g、桃仁10g、柴胡15g、当归10g、白芍15g、八月札15g、厚朴15g、栀子15g、莪术15g、生甘草6g。

【方解】方中党参、白术、茯苓健脾益气祛湿，柴胡、八月札疏肝解郁，当归、白芍养血柔肝，桃仁、莪术活血化瘀、软坚散结，厚朴行气消积，栀子清热解毒，生甘草调和诸药。

2. 肝胆湿热证：

【证候】身目黄染，心烦易怒，发热口渴，口干而苦，胁肋胀痛灼热，腹部胀满，小便短少黄赤，大便秘结，胁下痞块，舌质红，舌苔黄腻，脉弦数或弦滑。

【病机】湿热交蒸于肝胆、胆汁外溢于肌肤故见身目黄染，热扰心神故见心烦易怒，瘀热灼伤津液则见发热口渴，口干而苦，大便秘结，湿热毒邪熏灼肝胆则见胁肋胀痛灼热，湿热中阻，中焦气机不畅则见腹部胀满，湿毒瘀阻胁下脉络，气血循行不畅而致胁下痞块，湿热下注膀胱则见小便短少黄赤，舌、脉均为肝胆湿热、损伤阴液之证。

【治则】清热利湿，解毒退黄。

【推荐方药】方药用茵陈蒿汤加味。茵陈 30g、栀子 15g、大黄 10g、金钱草 15g、猪苓 15g、柴胡 10g、白芍 15g、郁金 15g、川楝子 15g、枳壳 10g、半枝莲 30g、七叶一枝花 30g。

【方解】方中茵陈苦泄下降，专入肝胆之经，为清热利湿退黄之要药，用量宜大；栀子行气清利三焦湿热，配苦寒通降之大黄，通泄瘀热，前后分消湿热之邪；金钱草、猪苓清热除湿，利胆退黄；柴胡、白芍、郁金疏肝解郁、缓急止痛；川楝子、枳壳行气导滞；半枝莲、七叶一枝花清热解毒抑制肿瘤。

3. 肝热血瘀证：

【证候】上腹肿块坚硬，胀痛拒按，或胸胁疼痛拒按，或胸胁疼痛不适，烦热，口干唇燥，大便干结，小便黄或短赤，甚则肌肤甲错，舌质红或暗红，时有齿痕，舌苔白厚，脉弦数或弦滑有力。

【病机】肝气郁滞，气滞则血瘀，脉络瘀阻故见上腹肿块坚硬，胀痛拒按，或胸胁疼痛拒按；肝郁化火，血瘀日久化热则见胸胁掣痛不适，烦热，口干唇燥，大便干结，小便黄或短赤；瘀血内阻，新血不生，气血不能濡养肌肤则见肌肤甲错；舌、脉均为肝热血瘀、日久化热之象。

【治则】清肝凉血，解毒祛瘀。

【推荐方药】方用龙胆泻肝汤合下瘀血汤加减。龙胆草 15g、半枝莲 30g、栀子 15g、泽泻 15g、木通 15g、车前子 15g、生地 15g、柴胡 10g、桃仁 10g、莪术 15g、大黄 10g、生甘草 6g。

【方解】方中龙胆草、栀子清肝泻火；泽泻、木通、车前子渗湿泄热导热下行；生地养血滋阴；柴胡引诸药归肝经；桃仁活血化瘀，消积止痛；莪术行气破瘀，大黄清热解毒、荡涤瘀血；生甘草调和诸药。

4. 脾虚湿困证：

【证候】腹大胀满，神疲乏力，身重纳呆，肢重足肿，尿少，口黏不欲饮，时觉恶心；大便溏稀；舌淡，舌边有齿痕，苔厚腻；脉细弦或滑或濡。

【病机】脾阳不振，湿困脾土，水蓄不行则腹大胀满，肢重足肿，尿少；脾阳不振，中气下陷，升清无权故神疲乏力，身重纳呆，大便溏稀；口黏不欲饮，时觉恶心为湿阻中焦所致；舌、脉均属脾虚湿困之象。

【治则】健脾益气，利湿解毒。

【推荐方药】方用四君子汤合五皮饮加减。黄芪 30g、党参 10g、白术 10g、茯苓皮 30g、香附 10g、枳壳 10g、陈皮 15g、大腹皮 15g、冬瓜皮 30g、泽泻 15g、薏苡仁 25g、龙葵 30g、桃仁 10g、莪术 10g、半枝莲 30g、甘草 10g。

【方解】方中黄芪、党参、白术健脾益气燥湿；香附、枳壳、陈皮理气宽中；茯苓皮、大腹皮、冬瓜皮化湿、行气、利水；泽泻、薏苡仁利水渗湿，龙葵、半枝莲解毒抑癌；桃仁、莪术解毒活血逐瘀；甘草调和诸药。

5.肝肾阴虚证：

【证候】腹胀肢肿，蛙腹青筋，四肢柴瘦，短气喘促，唇红，口干，纳呆畏食，烦躁不眠，溺短便数，甚或神昏摸床，上下血溢，舌质红绛，舌光无苔，脉细数无力。

【病机】肝肾阴虚，津液不能输布，水湿停聚中焦，血行涩滞，瘀阻脉络故见鼓胀肢肿，蛙腹青筋，四肢柴瘦，短气喘促；阴虚津液不能上承，故见唇红，口干，纳呆畏食，烦躁不眠，溺短便数为阴虚内热之象；甚或热蒙心包，热迫血溢可见神昏摸床，上下血溢，舌、脉均属肝肾阴虚之象。

【治则】滋养肝肾，软坚散结。

【推荐方药】方用一贯煎加味。生地 20g、沙参 15g、当归 10g、枸杞子 15g、桑葚子 20g、川楝子 10g、赤芍 15g、鳖甲（先煎）30g、女贞子 20g、旱莲草 20、丹皮 15g。

【方解】方中生地、当归、枸杞子滋养肝肾阴血；沙参滋养肺胃之阴；桑葚子、女贞子、旱莲草滋补肝肾；川楝子疏肝解郁；赤芍、丹皮凉血活血，鳖甲软坚散结。在辨证论治的基础上，可以加用 2~4 味具有明确抗癌作用的中草药，如半枝莲、蜈蚣、八月札、穿山甲、七叶一枝花、山慈姑、白花蛇舌草、龙葵草、肿节风、冬凌草等。

（四）推荐中成药

1.辨证选择口服中成药：根据病情选择应用西黄丸、金克槐耳颗粒、肝复乐、金龙胶囊、安康欣胶囊、小金丸、化癥回生片、鸦胆子油软胶囊、平消胶囊、金水宝胶囊、百令胶囊等。

2.辨证选择静脉滴注中药注射液：根据病情选择应用康莱特注射液、复方苦参注射液、斑蝥酸钠注射液、榄香烯乳注射液、鸦胆子油乳注射液、艾迪注射液、消癌平注射液、康艾注射液、华蟾素注射液、亚砷酸注射液等。

三、中医特色治疗

（一）外治法

根据病情酌情使用活血化瘀、清热解毒等中药、中成药进行外敷治疗、中药泡洗、中药熏洗、中药离子透入等。

（二）针灸治疗

针灸治疗根据病情及临床实际可选择应用体针、头针、电针、耳针、腕踝针、眼针、灸法、穴位埋线、穴位敷贴、耳穴压豆和拔罐等方法。针灸治疗的取穴以肝俞、足三里为主穴，配以阳陵泉、期门、章门、三阴交等；穴位敷贴以章门、期门、肝俞、内关、公孙为主穴，疼痛者配外关、足三里、阳陵泉；腹水配气海、三阴交、阴陵泉等。

第十二章　肝癌的支持性综合治疗

根据肝癌的临床分期和各种局部治疗的术前和术后状态，其基本治疗原则是根据不同的病因、疾病进展的程度、个体的素质条件，本着"急则治其标，缓则治其本"的原则，采用不同的治疗方针。肝癌的局部治疗和全身治疗的原则，早期多选择局部治疗为主，辅以全身治疗；晚期肿瘤则以全身治疗为主，在一定条件下辅以局部治疗，可收到良好的效果。病因治疗是改善肝硬化进程的基本治疗方针，并发症的治疗是延长肝癌生存期的重要条件，全身支持性治疗是中晚期肝癌改善预后、提高生活质量的重要治疗手段，也为靶向治疗创造条件和提高荷瘤生存期。因此，合并肝硬化的晚期肝癌需要全身支持性治疗。肿瘤的全程支持性治疗虽然不能直接杀伤肿瘤，但可有效地控制临床症状、提高对手术和放化疗的耐受性、增强机体抗肿瘤能力、提高患者的生活质量和延长生存时间等方面，都起到重要的作用。

第一节　肝硬化肝癌的物质代谢障碍

肝脏是营养物质代谢的最主要器官，进展至肝硬化合并肝癌的患者营养代谢生理功能紊乱，普遍存在蛋白质－能量营养不良（protein–energy malnutrition，PEM）。存在 PEM 是早期肝硬化的比较典型的特点，其特征是静息能量增加，脂肪分解和脂肪氧化率增大，饥饿时蛋白质和糖原动员增多。肝硬化晚期或并发肝癌，机体常处于分解代谢状态，表现为肌肉消耗和蛋白质转换加速，机体呈现负氮平衡状态。肝硬化的整体蛋白质更新速率、合成与分解速率明显加快，肝功能失代偿期比代偿期更明显。肝硬化肝癌对营养不良代谢适应能力低下，也加剧组织分解代谢。由于叶酸、铁、锌等的缺乏和营养代谢的紊乱，使机体免疫功能降低，极容易发生感染和并发症。因此，肝硬化肝癌不同阶段的适当营养治疗，是最好的保护肝脏方法。

一、糖代谢障碍

物质代谢过程中所伴随的能量贮存、释放、转移和利用称为能量代谢。葡萄糖代谢过程中所提供的能量，是机体的主要能源。果糖、半乳糖等都需要转化成葡萄糖参加糖代谢。肝癌的糖代谢障碍会使机体的整个物质代谢紊乱，引起一系列不良后果。

（一）正常肝脏的糖代谢

葡萄糖是机体的主要能量来源，在线粒体内进行三羧酸循环和酵解，所产生的三磷酸腺苷（adrenosine triphosphate，ATP），是糖代谢能量生成和能量利用的桥梁，为机体的代谢和生物转化提供了必需的能量。每个肝细胞中含有 800~2000 个线粒体。一个乙酰基在一个三羧酸循环中完全氧化，可净生成 10 个分子的 ATP。人体每天消耗葡萄糖量，为脑 125g、肌肉 50g、血细胞 50g，而体内仅能贮存 150g，且以肌糖原形式在肌肉内氧化供能。食入葡萄糖后，40%~50% 在 3 小时内被肝脏处理。正常情况下，即合成糖原、甘油及脂肪酸、小量氧化，同时糖原分解及糖原异生受到抑制。

　　肝脏可贮存 100~150g 糖原，仅够 24 小时的消耗，肝糖原是维持血糖稳定的关键来源。肌糖原是肝脏的 2 倍，而肌糖原合成对降低碳水化合物饮食后的血糖水平具有重要的调节作用。机体每天至少要消耗 160g 葡萄糖。血糖水平高于 12~15mmol/L（216~270mg/dL）时，才有明显的糖原合成。动物实验证实，90% 的葡萄糖在通过肝脏后，才出现在全身组织中，但 2/3 以上的葡萄糖是被内脏区以外的组织摄取，可见肝脏摄取葡萄糖能力实际很低。用肝糖原分解维持血糖水平不超过 12 小时，因此糖异生很重要（图 12-1-1）。

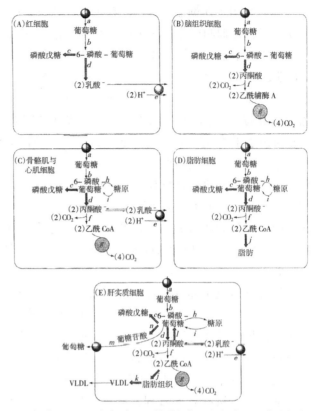

A. 红细胞。B. 脑组织细胞。C. 骨骼肌与心肌细胞。D. 脂肪细胞。E. 肝实质细胞
a. 葡萄糖通过葡萄糖转运体进入细胞。b. 葡萄糖被己糖激酶磷酸化。c. 磷酸戊糖途径。d. 糖酵解。e. 乳酸转运出细胞。f. 丙酮酸脱氢酶将丙酮酸脱羧。g. 三羧酸循环。h. 糖原合成。i. 糖原分解。j. 脂肪合成。k. 极低密度脂蛋白（VLDL）的产生和释放。l. 糖异生。m.6- 磷酸葡萄糖的水解及葡萄糖释放入血。n. 经葡萄糖葡萄糖醛酸途径生成葡萄糖醛酸苷

图 12-1-1　葡萄糖在一些组织的代谢途径
（引自 T，M. 德夫林 . 生物化学——基础理论与临床 [M]. 北京：科学出版社，2008，686.）

（二）肝硬化肝癌的糖代谢障碍

　　慢性肝病糖代谢障碍的特征，是指胰岛素敏感性降低或反应性降低，胰岛素剂量反应曲线右移，需要较高的胰岛素浓度矫正。表现在胰岛素生物效应介导的最大生物效应降低，不能诱导正常时的最大效应。

　　1. 糖代谢障碍发生机制：由于肝硬化肝纤维组织增生，肝细胞容量减少，使肝糖原贮备明显减少；受损肝细胞的线粒体、内质网葡萄糖 -6- 磷酸酶（glucose-6-phosphatase）活性降低，肝糖原转变为葡萄糖过程障碍；肝细胞灭活胰岛素功能减低，使血浆中胰岛素含量增加，可出现低血糖，个别还可出现糖耐量曲线降低。肝脏病时出现的糖异生障碍，与葡萄糖 -6- 磷酸酶、丙酮酸羧化酶（pyruvate carboxylase）、烯醇化酶（enolase）、葡萄糖激酶（glucokinase）、葡萄糖 -6- 磷酸脱氢酶（glucose-6-phosphate dehydrogenase）等活性改变有关。

　　2. 糖代谢障碍的临床表现：各种肝病的糖代谢障碍发生率都很高，肝硬化肝癌糖代谢的生化学改变，主要葡萄糖分解代谢明显增强，临床上以高血糖多见。糖代谢紊乱的临床表现比较复杂，需要与肝糖代谢障碍、肝源性糖尿病及 2 型糖尿病进行鉴别诊断。

　　肝硬化虽然没有特异性的糖耐量曲线，但分布特点各异。在向肝硬化的发展过程中，血糖耐量曲线高反应型曲线发生率增高。叶维法等分析 201 例肝硬化的血糖耐量曲线，呈高峰型、高波型、趋高型占 60.6%。

胰腺是阻止血糖显著波动的精细调控器官，胰岛素在某种程度上促进肌肉和肝脏中的糖原合成，并抑制糖原分解来增加对葡萄糖的利用。与糖代谢密切相关的胰岛素，通过增加细胞质膜上葡萄糖转运体的数量而增加对葡萄糖的摄取；促进葡萄糖激酶的转录并增加其酶蛋白水平；也是脂肪酸合成以及脂肪组织中形成三酰甘油所需要的主要激素。肝实质细胞并不需要胰岛素帮助摄取血糖，但没有胰岛素肝脏转移血糖的能力会下降，这是由于葡萄糖激酶活性下降及胰岛素对糖原合成和酵解途径的关键酶的作用丧失所致。肝硬化胰岛素血浆水平浓度增高并非 β 细胞分泌增加，而是肝脏摄取、降解胰岛素能力减低的结果。

肝硬化时的胰高血糖素血浆水平虽然升高，但对胰高血糖素的生物活性反应性降低，长时间的高水平胰高血糖素，可引起胰高血糖素受体衰竭。肝硬化的胰高血糖素并非降解减少，而是胰岛分泌增加所致。血浆胰高血糖素水平增高可促进周围组织和肝脏的蛋白分解，增加氨基酸从组织中释放出来，由于芳香族氨基酸（AAAA）在肝脏代谢，支链氨基酸（BCAA）则在肝外参与糖异生，促进了物质代谢失衡，使血浆中支链/芳香族氨基酸比率降低。

胰岛素抵抗（insulin resistance，IR）是指胰岛素效应器官或部位对其生理作用不敏感的一种病理生理状态，即外周靶器官对胰岛素介导的葡萄糖代谢作用不敏感的状态，同时表明存在脂代谢紊乱及血管病变的倾向。肝硬化患者存在 IR，与胰岛素一样可以引起糖代谢障碍。机体脂肪数量和胰岛素抵抗的程度呈正比。

蛋白质几乎都可以进行非酶促蛋白糖化，即许多蛋白质中的氨基无须酶的催化，也不可逆地以共价键结合的过程，形成糖化蛋白。糖化血红蛋白（GHb，HbA1）是 HbA1a、HbA1b、HbA1c 的总和，其中 HbA1c 在糖尿病中增幅最大，最能反映血浆中葡萄糖的真实水平。血浆 GHb 值与血糖值，尤其是餐后与血糖值呈明显的相关性。有人认为 GHb 值每增加 1%，相当于血浆血糖增高 20~30mg/dL（1.1~1.7mmol/L）。

（三）葡萄糖的治疗作用

葡萄糖是补充能量的常用药物，其临床治疗作用为：①供给能量：葡萄糖是机体能源的主要供给者，氧化后可直接提供能量，1g 产生 16.97kJ（4.1kcal）。②提高解毒功能：补充葡萄糖可提高肝糖原含量；通过糖氧化可提供解毒功能的能量，完成葡萄糖醛酸的化学结合反应，或糖代谢的中间产物乙酰基的乙酰化作用，有利于肝细胞的修复和新生。③减少蛋白质消耗：在进食减少时，机体脂肪氧化后过多地生成酮体；蛋白质的分解代谢增强，产氨增多。补充葡萄糖可降低血浆胰高血糖素水平，使胰岛素/胰高血糖素的比例增加，从而抑制糖异生，降低血氨水平，纠正氨基酸失衡，有治疗肝性脑病病因的作用。④利尿作用：高渗葡萄糖是高渗性脱水剂，可起到高渗性利尿作用，治疗组织水肿或脑水肿。⑤提高血糖：提高血糖浓度，保持血糖平衡，维持有效生命体征。

（四）葡萄糖的临床应用

肝硬化肝癌的糖原存贮能力受损，糖异生作用减弱，为避免动员机体备用能源的脂肪和蛋白质的加快分解供能，需要补充葡萄糖作为常规治疗。但长时间大量使用葡萄糖治疗，也有加重或诱发肝源性糖尿病的可能性。肝硬化的肝脏虽然需要葡萄糖，但不能耐受过多的液体输入。长时间持续性静脉输入宜逐渐减量，突然停用，则刺激胰岛素的产生，有发生胰岛素休克的可能性。一般认为，口服葡萄糖优先供应肝脏，静脉输入葡萄糖则优先补给心肌和骨骼肌的糖原，而到达肝脏较少。但也有人认为，肝硬化的结节性肝小叶门静脉血流出现障碍，而由肝动脉供血，故从循环的观点则认为静脉输入葡萄糖优于口服。

果糖为葡萄糖的左旋异构体，作用与葡萄糖相似，可直接供给能量。果糖比葡萄糖更容易磷酸化，形成肝糖原比葡萄糖快，并能在不依赖胰岛素状态下合成糖原，很少形成糖尿排出体外。100g 葡萄糖在体内仅有 12~18g 转变为肝糖原，但果糖可有 34~40g 转变成肝糖原。但是，1- 磷酸果糖与高能磷酸键（Pi）结合，使肝细胞线粒体无法通过氧化磷酸化产生 ATP，而使 ATP 骤然下降，依赖 ATP 的离子泵无法正常运转，可引起细胞损伤。因此，大量输入果糖会引起肝脏损伤，不能常规作为肠道外营养。

二、蛋白质代谢障碍

蛋白质是构成机体的重要物质，广泛分布于全身的各个脏器、组织、细胞、血液、酶类和激素中。肝脏病尤其是肝硬化功能失代偿期、慢性肝衰竭等重症肝病，常出现不同程度的蛋白代谢障碍。肝硬化肝癌的中晚期，更容易出现蛋白质 - 能量营养不良（PEM）。

（一）正常肝脏的蛋白质代谢

血浆总蛋白是血浆中所有蛋白质的总称，包括：白蛋白、球蛋白、铜蓝蛋白、转铁蛋白、纤维蛋白原、凝血因子等。血清蛋白质有 100 余种，均有特殊的功能定位。由于所携带的电荷不同，电泳法可将血清蛋白质分为白蛋白、α_1、α_2、β、γ- 球蛋白；化学法、自动分析法可分为血清总蛋白、白蛋白、球蛋白；特殊蛋白需要特殊检测。血浆中蛋白质除 γ- 球蛋白外，几乎都是由肝细胞合成的。

白蛋白在肝细胞内由粗面内质网合成后移向光面内质网和高尔基体，再分泌到肝窦。体内白蛋白 40% 在血浆中，余者在组织液和组织器官内。正常人体白蛋白总量 300~500g，合成 120~200mg/（kg·d），降解 4% 左右；白蛋白维持了血浆渗透压，每给予 1g 白蛋白，可吸引 17.4mL 水到循环中去。球蛋白中的脂蛋白、糖蛋白是由肝脏合成，γ- 球蛋白则由淋巴系统产生。

凝血因子 II、VII、IX、X 等因子，由肝细胞中微粒体合成无活性蛋白前体，在维生素 K 依赖性的羧化酶作用下，分子中的谷氨酸残基被羧化成 γ- 羧基谷氨酸，具有强化螯合 Ca_2^+ 的能力，成为具有凝血活性物质。其他的凝血因子蛋白合成也与肝脏有关。

蛋白质在机体内分解成氨基酸，通过转氨基作用生成所需要的氨基酸。人体必需的 8 种氨基酸必须由食物供给，其余的氨基酸除由食物提供外，可通过物质的分解代谢和氨基转移作用提供，在机体内重新合成所需要的蛋白质。在氨基酸代谢过程中产生的氨，经过尿素生成循环和谷氨酰胺生成途径清除。尿素循环是机体排出氮元素的主要机制，尿素循环中每次出现两个氮原子分别来自游离氨和天门冬氨酸分子的氨基。游离氨与碳酸氢根缩合成氨甲酰磷酸进入尿素循环（鸟氨酸循环）。尿素循环经过线粒体内转化，在细胞质溶胶中进行鸟氨酸循环。由于人体不能利用尿素，被肾脏排出体外。

（二）肝硬化肝癌的蛋白质代谢障碍

肝硬化肝癌的蛋白质代谢障碍表现是多方面的。有近 31 种血浆蛋白在肝脏合成，特别是白蛋白每天可合成 12g，占肝脏合成蛋白的 25%。正常肝细胞大量减少和代谢障碍，使白蛋白合成减少，产生低蛋白血症，胶体渗透压下降，导致水肿，白蛋白所担负的运载功能也受到影响。同时，运载蛋白（运铁、铜蓝蛋白）的合成功能也出现障碍。

中晚期肝硬化肝癌常处于分解代谢旺盛状态，出现肌肉消耗和蛋白质转换加速，整体蛋白质更新速率、合成与分解速率明显加快，分解速率大于合成速率，并伴有病理性蛋白质分解加快，机体呈现负氮平衡；蛋白分解代谢增加，使游离氨产生增多；尿素合成酶功能异常时引起的氨代谢紊乱具有潜在的致命性。高浓度的血氨使谷氨酸不能转化为 α-酮戊二酸，从而使柠檬酸循环的中间产物耗尽，减少了 ATP 的生成，导致机体出现 PEM。肝脏中的某些蛋白质含量比血浆高，肝细胞损伤时，可从细胞中逸出进入血浆，使血浆蛋白质的含量异常。由于某些氨基酸代谢的正常途径紊乱，产生不典型的代谢产物，在血液中积蓄，产生毒性作用。氨的代谢异常，在体内积聚可产生神经毒性。氨基酸谱发生的变化，支链氨基酸（branched chain amino acids，BCAA）降低，芳香族氨基酸（aromatic amino acids，AAA）浓度升高，BCAA/AAA 比值降低，可诱发肝性脑病。

肠道细菌菌群的变化，维生素 K 产生和吸收减少，引起维生素 K 缺乏，使肝细胞合成的依赖维生素 K 羧化酶蛋白或羧化酶合成减少，引起凝血 II、VII、IX、X 等因子血浆水平降低，出现凝血障碍。

第二节　肝硬化肝癌的营养支持治疗

肿瘤是一种消耗性疾病，我国住院肿瘤患者的中重度营养不良发生率达 57%，可表现为肿瘤患者发生营养不良（malnutrition）、恶病质（cachexia）、肌肉减少症（sarcopenia）。营养不良肿瘤患者对抗肿瘤治疗的耐受力下降，敏感性降低。肿瘤营养疗法（cancer nutrition therapy，CNT）是肿瘤治疗的基础，贯穿于肿瘤治疗的全过程，融汇于其他治疗方法中。所以，营养治疗应该成为肿瘤患者的最基本、必需的基础治疗措施。

保证热量供给是营养支持的基础。代谢物通过细胞膜的转运具有显著的特异性，为需要能量的主动过程。Cerra 等提出的代谢支持的概念，目的是保护和支持器官结构和功能，防止底物限制性代谢，推进各种代谢途径通路，不因不当的营养供给而加重机体器官和功能的损害。根据肝癌患者的不同营养状态，营养治疗的途径为合理饮食、全肠内营养（total enteral nutrition，TEN）、全肠外营养（total parenteral nutrition，TPN）。实验研究和临床实践证明，营养支持不单是营养的补充，而是具有维护细胞的代谢，保护和支持器官的结构、功能，参与生理功能的调控及组织修复的作用。

一、肝癌的营养状态评估

肿瘤患者的营养状态评估，目前通用主观整体评估（subjective global assessment，SGA）系统，评估内容包括体重、进食情况、症状、活动和身体功能、疾病与营养需求的关系、代谢需求、体格检查等方面，将患者分为无营养不良（0~1 分）、可疑或轻度营养不良（2~3 分）、中度营养不良（4~8 分）、重度营养不良（≥9 分）4 类。对营养不良患者，应该从病史采集（膳食调查、健康状况评分、生活质量评估、心理调查）、体格

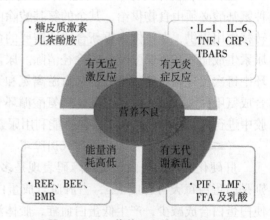

图 12-2-1　营养不良的四维度分析
（引自 赫捷．肿瘤学概论 [M]. 2 版，北京：人民卫生出版社，2018，240.）

体能检查（人体测量学、体能测定）、实验室检查（激素水平、炎症反应、营养组合、代谢因子及产物）、器械检查（PET-CT、人体成分分析、代谢车）等内容调查，进行能耗水平、应激程度、炎症反应、代谢状况、器官功能、人体组成、心理状态、实验室检查、体能等方面的综合评价。对综合评价的四维度分析评估，根据患者能量消耗多少、应激程度轻重、炎症水平高低及代谢紊乱有无，制定临床治疗方案（图12-2-1）。

二、肝癌的营养治疗原则

正常成人的热量供给以增加基础代谢的50%为宜。肝功能失代偿期应保证摄入充足的热量，以减少蛋白质的消耗。热量供给可在146.5~167.5kJ（35~40kcal）/（kg·d），平均10 465~11 720kJ（2500~2800kcal）/d。对于荷瘤患者的理想营养治疗，应满足需求液体量的90%、70%~90%的能量供给、100%的蛋白质需求[推荐1.2~2.0g/（kg·d）]和100%的微量营养素目标。非荷瘤患者的供能比例为碳水化合物50%~55%、脂肪25%~30%、蛋白质15%；荷瘤患者应该减少碳水化合物比例，提高脂肪和蛋白质的比例（表12-2-1）。

表 12-2-1　三大营养素供能比例

热量来源	非荷瘤患者	荷瘤患者
肠内营养	C：F：P=（50~55）：（25~30）：15	C：F：P=（30~50）：（25~50）：（15~30）
肠外营养	C：F=70：30	C：F=（40~60）：（40~60）

注：C. carbohydrate，碳水化合物。F. fat，脂肪。P. protein，蛋白质
（引自 赫捷. 肿瘤学概论[M]. 2版. 北京：人民卫生出版社，2018，243.）

肿瘤营养治疗的原则，在任何情况下应尽量应用胃肠途径补充营养。遵循首先口服依次改变营养补充途径的五阶梯模式，即饮食+营养教育、饮食+口服营养补充、全胃肠内营养（口服或管饲）、部分胃肠内营养+部分胃肠营养和全胃肠外营养。当患者营养状态改善后，通过肠内营养可提供30%~50%的营养需求时，可以减少肠外营养50%；肠内营养可满足营养需求75%以上时，持续3~5天后，可停止肠外营养；口服达到满足营养需求的75%以上时，持续3~5天，可停止肠内营养。

三、肝癌的合理饮食疗法

肝硬化肝癌的合理饮食原则上应进食容易消化的高蛋白质、富含维生素、高碳水化合物、低脂肪饮食，但肝硬化肝癌的不同病期、患者的食欲转态，都对饮食结构有较大的影响，应灵活处理，及时调整。肠道无食物通过呈完全静止状态时，将使肠道细菌过度繁殖、黏膜屏障功能出现障碍、细菌易位到门静脉系统和附近淋巴结，可能导致全身感染。中医理论认为"脾胃为后天根本"，只要有可能就应该鼓励患者少吃多餐，半流质或流质饮食尽量进食。

应尽量补充富含高生物价蛋白质食物，动物蛋白含有蛋氨酸可提供甲基，但肝性脑病应该限制蛋白质饮食，防止血氨增高。经治疗已病情稳定的肝性脑病患者，应逐渐增加蛋白质饮食。各类蛋白质食物中的氨基酸谱不一致，生成氨的水平也不一样，乳类最少，蛋类次之，肉类最多，按平均每天100~120g补充。肝糖原占肝脏重量的5%~6%，平均100~120g。当饥饿超过10小时，即可消耗大部分肝糖原，因而，热量的提供主要依靠碳水化合物，足量葡萄糖可保证蛋白质和热量的需要，但过多的糖也不能过多地生成肝糖原，

只能增加机体脂肪的含量。另外，肿瘤患者的糖代谢明显障碍，荷瘤患者的供能比例中糖的含量应减少。脂肪不必过度限制，以能保证口感、增加食欲为准，每天 40~50g。不论肝脏疾病的病期、类型，均应适当地补充维生素（A、B、C、K）等，不能进食者更应予以适当地补充，还要注意维生素之间的平衡。

四、肝癌的全肠内营养

全肠内营养（total enteral nutrition，TEN）途径是最符合生理状态的途径。肠道无食物通过呈完全静止状态时，可产生细菌过度繁殖、肠黏膜屏障功能障碍、肠道细菌易位，尤其是在肝硬化门静脉高压状态下，肠道黏膜瘀血、水肿，肠道细菌更容易易位进入肠系膜淋巴结或门静脉系统，导致全身感染的危险性增加。所以，在可能的条件下，尽量应用肠内营养途径或鼓励患者进食。口服葡萄糖比静脉注射后肝脏能够有较多的摄取，且胰岛素水平也较静脉注射后高，这与胃肠激素及交感神经系统的作用，刺激胰岛素分泌有关。

肠内营养的进入途径，可经口服、鼻饲导管或胃肠造漏导管输入。根据肿瘤患者的活动状态，能量的摄入可为 83.6~104.6kJ/（kg·d）至 104.6~125.5kJ/（kg·d）。营养液配方能量为 126kJ/（kg·d）、1.2~2.0g 蛋白质，BCAA 应 ≥ 0.6g/（kg·d）、必需氨基酸（essentisal amino acid，EAA）应 ≥ 1.2g/（kg·d），浓度以 5.56~6.30kJ/mL 为宜，经导管缓慢滴入。对于严重营养不良者可适当提高营养液中的蛋白质含量。

五、肝癌的全肠外营养

对于不能进食、限制进食或不愿进食者，需要全肠外营养（total parenteral nutrition，TPN）治疗。TPN 能提供替代胃肠道的为机体所需要的已知营养素，使胃肠道处于功能静止状态，从而有治疗某些胃肠疾病的作用，在较短的时间内改善机体的营养状态。

（一）静脉营养补充的应用原则

在数以千计与人体代谢有关的物质中，约有 48 种必需的物质必须由食物来提供，其余的则完全可在体内合成。不能简单地理解营养治疗是输注白蛋白、氨基酸或输血及血液制品，而应认真地考虑能量的需要，发挥组织修复作用，保证机体完整的功能体细胞。20 世纪 60 年代末，Dudrick 和 Wilmore 等建立了静脉营养支持治疗（nutyition supporetheraphy），开辟了营养治疗的新途径。

静脉营养液的配制原则：①三大营养物质的配比，一般葡萄糖/脂肪比例为 60%~70%/40%~30%，荷瘤状态下的肿瘤进展期，可提高到 1：1；35% 以上的 BCAA 制剂被营养专家推荐。②支持底物由碳水化合物、脂肪和氨基酸混合而成，荷瘤患者应减少葡萄糖负荷，40% 的非蛋白热量应由脂肪乳剂提供，推荐含有丰富的 ω–9 单不饱和脂肪酸的中/长链脂肪乳制剂。③蛋白质供给增至 2~3g/（kg·d）。④每日提供的非蛋白热量 < 146kJ（35kcal）/kg，热量：氮比不超过 418kJ（100kcal）：1gN。Francis 等认为，最佳非蛋白热量和氮的比值为 628kJ（150kcal）：1gN。⑤补充脂溶性和水溶性维生素与微量元素。⑥补充钾、钠、钙等离子。⑦热量与钾的关系 4189kJ：50mmol。⑧标准制剂的渗透压 1300~1800mOsm/L〔蛋白质 1g/dL=1×10×0.243mEq/L、血浆渗透压（mmol/L）= 2（K⁺+Na⁺）+ 血糖 + 血尿素氮〕。

临床应用的 TPN 治疗液，24 小时的输液量 2000~2500mL，一般组成由肝安（15 种氨基酸）500mL 或 6- 合氨基酸 500mL、葡萄糖液 150~200g、25% 脂肪乳 500mL、生理盐水 500mL、脂溶性和水溶性维生素与微量元素、氯化钾 3~4g。另外，补充白蛋白 10~20g。注意根据腹水量调整输液量，依据血清胆红素水平调整脂肪乳用量。

（二）静脉营养液的配制

合理的营养支持并非容易做到的。常规的静脉营养，容易发生热量不足。营养液配制的支持底物主要由碳水化合物、脂肪、蛋白质和氨基酸、必需电解质、微量元素及多种维生素混合组成。

1. 能量供给：基础能量消耗（basal energy expenditure，BEE）又称基础代谢率（BMR），在安静状态下，无肌肉活动，常温环境中所测定的能量消耗。静息能量消耗（resting energy expenditure，REE）是在餐后 2 小时安静状态下，常温环境中所测定的能量消耗。REE 较 BEE 高出 10% 左右。肝硬化的平均能量消耗是正常的，但呼吸商明显降低，这提示脂肪氧化的增加是以降低葡萄糖氧化为代价。肝硬化的静息能量消耗（REE）差异很大，每天 5000~9600kJ。

临床应用 Harris-Benedict 公式或 Shizaal-Rosa 公式计算 BEE。实际工作中 REE 按 100~125kJ/（kg·d）计算。急重症的应激期的营养热能代谢目标为 83.6~104.6kJ/kg [20~25kcal/（kg·d）]，稳定后再适当增加 104.6~125.5kJ/[kg·d）（25~30kcal/（kg·d）]。按公式计算出的结果，由于患者的病理生理变化比较大，常需要用能量临床校正系数来校正，才能适合临床应用。

2. 葡萄糖：葡萄糖的补充为 180~200g/d，最低为 100~150g/d，葡萄糖占每日总能量的 20%，即可满足需要，有胰岛素抵抗应调整，加用胰岛素。静脉注射速度应保持不超过 3~3.5mg/（kg·min）。其余的热量来源于脂肪乳。由于肝糖原存储量极为有限，所以糖的摄入量不能低于 75g/d，否则可引起高酮血症和酮尿症。每 24 小时提供 1.5~7.5mg 的葡萄糖，可降低蛋白质的分解。血糖高于 17mmol/L 会抑制白细胞的功能。应该注意肝硬化患者摄取及处理葡萄糖的能力降低，出现高胰岛素和胰高血糖素血症，有胰岛素抵抗现象，过多的葡萄糖引起高血糖，甚至发生高渗性非酮体性高血糖性昏迷。正常成人葡萄糖最大转运量（Tm）为 $325 \pm 3.6mg/（min·1.73m^2）$。

3. 脂肪乳：脂肪的应用可以节省结构蛋白，但不能像葡萄糖原那样被迅速动员，不能在缺氧的情况下作为能源，无法迅速转化成葡萄糖维持血糖稳定，保证大脑的能量需要。葡萄糖与脂肪乳并用，对肝硬化肝癌术后恢复肝功能效果好。脂肪乳是当前被认为较理想的一种提供能量、生物合成需要的碳原子和必需脂肪酸的静脉制剂。中链脂肪乳（MCT）在血浆中容易氧化，代谢迅速，可直接进入细胞线粒体中进行 β- 氧化。MCT 对胆红素影响较小，包括 Child-Pugh C 级患者。成人补充 2g/（kg·d）以下的脂肪乳剂，不会导致脂肪负荷过多综合征。

补充脂肪乳（fat emulsion）最低 1.0~1.5g/（kg·d），最高不超过 2.0g/（kg·d），脂肪乳应占总能量的 25%~50%，存在呼吸障碍时，提高到 50%。脂肪乳剂是一种提供高密度能量的静脉制剂，10%500mL，可提供 2300kJ 的热量。脂肪乳 pH 接近中性，肠外营养液通常为酸性，其中可滴定酸来自氨基酸及葡萄糖。有人主张用动脉血酮体比率（AKBR），作为监测患者能量代谢改善的指标，AKBR ≥ 0.7 时，代表线粒体功能正常，降至 0.4~0.7 时，表明线粒体功能受损，除补充葡萄糖外，还应该补充脂肪乳和支链氨基酸。为防止高糖、高渗性并发症，不允许给过多的热量，尤其不能过多地使用高渗性葡萄糖溶液作为热源，应该增高含氮量，减少热量，降低热氮比率应为 100g：1g。

4. 氨基酸： 成人正常补充氨基酸 0.8~1.0g/（kg·d）。在热量足够的情况下，氨基酸则能够有效地利用于组织合成。机体只有在许多条件适合于构成蛋白质的氨基酸同时存在时，才能合成蛋白质。但热量不足时，大部分氨基酸可能被转化为供给能量，所以，蛋白质-热量营养不良（PEM）的表现可以分为热量足够的蛋白质缺乏症和蛋白质与热量全缺乏（干瘦病）。肝硬化肝癌患者氨基酸代谢出现程度不等的失常，氨基酸谱发生变化，支芳比值严重失调，容易发生脑病。补充支链氨基酸不增加肝脏负担，可纠正失调的氨基酸谱，防止肝性脑病。通常氨基酸制剂的浓度含量为 3.5%~15%，包括 13~20 种氨基酸。但肝硬化患者不宜过多补充芳香族氨基酸，应注意制剂的氨基酸谱。

补充支链氨基酸的益处：①可提供机体需要能量的 30%。②与芳香族氨基酸竞争血-脑屏障的结合点，降低脑组织对芳香族氨基酸、含硫氨基酸的摄取，抗肝性脑病。③增加骨骼肌内谷氨酰胺合成，促进氮质的代谢。④提高脑内某些区域的去甲基肾上腺素水平。⑤促进芳香族氨基酸的代谢，改善血浆中的支链氨基酸芳香族氨基酸比值。⑥减少肌肉蛋白质的分解，促进合成。

5. 蛋白质： 正常人体蛋白质更新率为 4.7~5.0g/（kg·d），70kg 体重损失蛋白质可达 33g/d。氮的摄入量一般为 0.25g/（kg·d）或蛋白质 1.6~1.7g/（kg·d）。如果保持 1.0~2.0g/（kg·d）的蛋白质摄入量，即可保持术后患者的正氮平衡。肝硬化肝癌为负氮平衡，多数学者主张应补充蛋白质 1.0~1.2g/（kg·d）。保持非蛋白质的热量，可防止蛋白质分解糖原异生。有人推荐每补充 1.0g 氮，需要补充 209kJ 的热量。

6. 维生素： 维生素不能在体内长期贮存，必须经常补充。每支水乐维他（Soluvit）含有维生素 $B_1$2mg、维生素 $B_2$1.8mg、维生素 B_{12}2mg、维生素 C30mg、叶酸 0.2mg。维他利匹特（Vitalipid）含有维生素 A250U、维生素 $D_2$1202U、维生素 E 和维生素 K_1。

7. 微量元素： 给予 TPN 的患者，必须注意铁、锰、锌、钴、铜、钼、碘、氟等微量元素的补给，否则极容易造成微量元素缺乏。安达美（Addamel）每 10mL 中含有铬 0.2μmol、铜 20μmol、铁 20μmol、锰 5μmol、钼 0.2μmol、硒 0.4μmol、锌 100μmol、氟 50μmol、碘 1μmol、山梨醇 3g。

8. 补充离子： 补充离子 K^+、Na^+、Cl^-、Ca^{2+}、Mg^{2+}。钠限制在每天 0.3~3.0g，应注意区别低血容量性低钠血症和稀释性低钠血症。血钠 ≤ 120mmol/L 以上要注意，按轻度 0.3g/kg，休克 0.6g/kg 补给高渗氯化钠。蛋白质合成时需要钾，每克氮约需要补充 3.5mmol 的钾。

（三）建立静脉营养通道

全肠外营养（TPN）是高渗体，对于肝硬化的不同阶段或根据存在的并发症（电解质失衡、肝性脑病、肾功能衰竭等），选用不同的配方。由于需要 24 小时持续缓慢输入、营养液是高浓度液体，最好建立中心静脉输液通道。临床上常选择右锁骨下静脉、颈内静脉或肘正中静脉穿刺置入中心静脉导管（central venous catheter，CVC）。中心静脉导管除供输入高渗液体外，还可监测生命指标。

（四）静脉营养治疗的并发症

长时间应用 TPN 治疗可产生较多的并发症，多发生在肠道功能衰竭，需要长期 TPN 治疗的婴幼儿患者。但肝硬化肝癌术后患者需要 TPN 支持治疗的时间多在 7~14 天，并发症发生率不高。

1. 细菌感染： 感染是 TPN 入路的主要并发症。给予高渗葡萄糖可发生顽固性高糖血症，有利于细菌的繁殖。绝大多数静脉导管尖端细菌培养阳性时，与皮肤多数细菌培养一致。管尖内或管尖外纤维蛋白等的形成，可能是细菌在导管内的病灶。术中严格无菌操作、更换输液时遵守操作流程、每周 2 次导管置入处皮肤消毒，可降低感染的概率。

2. 血栓性静脉炎： 血栓性静脉炎的始动因素是静脉导管尖端部的血管收缩，血管内皮细胞对导管的反应。血管收缩使输液阻力增加，静脉内血流减慢，液体外渗和营养液稀释受损，但精确的发生机制尚未确定。输液中加入小量肝素（1000U/L）可预防血栓形成，对全身的影响较小。

3. 肝脏脂肪变性： 由碳水化合物提供过量热能，可能导致肝脏脂肪变性。调整营养液配方、减少输入能量、尽量缩短 TPN 应用时间，可减少肝脏脂肪变性。

4. 肝内胆汁淤积： 多发生在长期应用 TPN 治疗的患者。肝脏自身的异常、TPN 的直接毒性、营养缺乏或 TPN 成分缺乏、缺少肠道进食的刺激而蠕动功能减弱和肠激素分泌减少，都可能是 TPN 相关胆汁淤积的因素。缺乏经肠道进食可能是相关胆汁淤积形成最主要原因。胆汁流量下降、缺乏肠道喂养和胆囊收缩功能停滞，可导致胆汁淤积和胆结石。Das 和 Duerksen 等认为，TPN 输入可直接降低胆汁流量。Messing 等认为对不能进食的患者，应用 TPN 治疗 6 周胆泥发生率达 100%。使用缩胆囊素（CCK）和熊去氧胆酸，可使胆囊收缩、刺激胆汁分泌和改善胆汁酸池的组成，预防胆泥形成和胆汁淤积。尽早恢复肠道饮食是最好的治疗方法。

5. 低磷酸盐血症： 磷酸盐不足可发生低磷酸盐血症，应注意补充。

第三节　肝癌的抗病毒治疗

研究已经证明，我国肝癌的发生与 HBV 和 HCV 感染高度密切相关，抗肝炎病毒治疗是改善肝硬化病理改变和延长肝癌患者生存期的有力措施。因此，HBV 和 HCV 感染的肝癌患者治疗前后，必须抗病毒治疗。

一、抗乙型肝炎病毒治疗

由于目前的抗 HBV 治疗药物，仅能抑制细胞浆中的 HBV 复制，不能清除细胞核中的 HBV-DNA，因而需要长期服药。抗 HBV 药物有干扰素 -α（IFN-α）和核苷（酸）类似物（NAs）两大类，其作用的机制和靶位有所不同。

（一）抗 HBV 药物

1. 干扰素： 临床上应用的干扰素 -α 有普通和长效两种类型，作用机制相同，但药代动力学有极大的不同。长效 IFN-α 的聚乙二醇干扰素 α-2a（PEG-IFNα-2a）是由 40kD 的含甲氧基的两条聚乙二醇（PEG）支链，其中一条与 α- 氨基连接，由赖氨酸的羧基基团再形成 N- 羟基琥珀酸亚胺酯，与 IFNα-2a 的游离氨基连接，形成稳定的酰胺键；聚乙二醇干扰素 α-2b（PEG-IFNα-2b）是由 20kD 的单甲氧基通过聚氨酯键与 IFNα-2b 的组氨酸共价结合的产物。PEG-IFNα 由于分子量大、半衰期长，在血流浓度高，主要被转运到肝脏，在淋巴系统和细胞外液均有一些额外的分布，肾脏的清除率低，使之暴露在肝脏的时间延长。

（1）抗病毒作用：IFN-α 与相应的特异性受体结合后，进入细胞内激活受体－激酶复合体，再经磷酸化形成双聚体，进入细胞核内，转式激活干扰素诱导基因，大量合成抗病毒蛋白。诱导产生的抗病毒蛋白，能够从多个方面实现抗病毒复制作用。IFN-α 在某些双链 RNA 存在时，能诱导特异性蛋白激酶活化，使主要的启动因子 eIF2（真核细胞的蛋白合成起始因子）磷酸化失活，从而抑制 HBV 蛋白合成；IFN-α 还能与双链 RNA 共同活化特殊的 2'-5'- 腺嘌呤（2'-5'A）合成酶，可活化一种内切酶 Rnase L，促使 HBV mRNA 降解，阻断 HBV 蛋白合成，抑制 HBV 复制。

（2）免疫调节作用：IFN-α 免疫调节作用的核心是激活免疫系统，诱导 CD_4^+ T 细胞产生淋巴因子 IFN-γ，上调免疫应答反应。IFN-α 能增强肝细胞表面的 MHC- Ⅰ 和 MHC- Ⅱ 抗原表达，增强 Th1 细胞功能，启动细胞因子抑制感染病毒肝细胞内的 HBV 复制，增加清除 HBV 的能力；IFN-α 通过刺激 Th 细胞及 NK 细胞而激活巨噬细胞的抗原处理功能；聚集特异性 CTL 的应答；增强 NK 细胞活性；IFN-α 还能够调节巨噬细胞的 FcR、IL-2R 和 TNF-α 等细胞受体的表达。

HBV 的清除只有充分激发机体的免疫功能，才能有效、持久地抑制 HBV 复制和表达。在免疫激活期，CD_8^+ 细胞大量进入肝脏内，增强了细胞毒性，所以 IFN-α 治疗期间肝脏病变可被激活。由于 IFN-α 抑制 HBV DNA 的合成、增强免疫调节作用，实现了其抗病毒、抗肝纤维化、抗肿瘤的生物效应。

2. 核苷（酸）类似物：临床上应用的抗 HBV 的核苷（酸）类似物（NAs）目前有 3 类，通过与天然的核苷酸底物竞争影响 DNA 多聚酶的活性，或直接插入终止 DNA 的合成，或影响前 mRNA 的逆转录，从多个靶位抑制 HBV 的复制。

由于基因耐药或肾脏损害，曾长期使用的拉米夫定（LAM）、阿德福韦（ADV）和替比夫定（L-dT）等已经退出一线。目前主要应用：①恩替卡韦（ETV）是磷酸盐类的环戊脱氧鸟嘌呤 NAs。抗 HBV 的作用机制，是通过与天然底物竞争，抑制 HBV DNA 多聚酶的启动、前基因组 mRNA 逆转录负链的形成、HBV DNA 正链的合成三种途径，达到抑制 HBV 复制的作用。②替诺福韦（tenofovir，TFV）是一种无环核苷（酸）类似物，为二价阴离子结构。富马酸替诺福韦二酯（tenofovir disoproxil fumarate，TDF）为 TFV 的前体药，在体内很快被非特异性羧化酯酶水解成 TFV，进入肝细胞后在羧酸酯酶－1（carboxylesterase-1，CES-1）、组氨酸三联体核苷结合蛋白 -1（HINT-1）及核苷酸激酶作用下形成二磷酸替诺福韦，与三磷酸脱氧腺苷竞争逆转录酶的活性，阻止 HBV 复制。对肾损害是由于 TDF 在肾小管内蓄积增加而造成的损害。③丙酚替诺福韦（tenofovir alafenamide，TAF）即替诺福韦艾拉芬酸胺（TAF），为新一代的 TFV 前体药。TAF 含有酰胺键，可透过肠壁被吸收，在血浆中更稳定，进入细胞内则通过组织蛋白酶 A 水解为 TFV。TAF 的强效、低耐药性的抗病毒作用，更小的肾脏损害、减低骨质疏松的副作用，常做一线药物使用。对肾、骨骼的损害较少。

（二）抗 HBV 药物的临床应用

目前认为，只要有病毒复制，就应进行抗病毒治疗，疗程很长，大部分需要终生治疗。但对肝硬化的不同时期欲达到的目的不同，抗病毒治疗的用药措施也有较大的差异。

1. 代偿期肝硬化的治疗：代偿期肝硬化的抗病毒治疗的目标，是减轻或制止肝脏炎症，逆转肝纤维化，降低肝功能失代偿及原发性肝癌的发生率，应该积极进行抗病毒治疗。

NAs 可以使代偿期肝硬化患者的肝脏组织炎症病理学改善，病情趋于稳定。应用 NAs 抗病毒治疗代偿期肝硬化患者，考虑到长期用药 HBV 的预存耐药变异问题，目前推荐具有高基因耐药屏障的 ETV、TDF 和 TAF 为一线药物，停药标准尚不明确。

IFN-α 虽然具有抗病毒、抗肝纤维化、抗肿瘤、调节免疫等重要作用，不会诱导病毒变异，但可能导致肝功能失代偿及其他方面的并发症，需要注意严密监视肝功能的变化。所以适用于一般情况较好的代偿期肝硬化（Child-Pugh A 级）。因此，只要条件允许的情况下，应采取足剂量、足疗程的 IFN-α 治疗，以获得最大的持续性的病毒学应答。因不良反应而终止治疗的占 25%。

NAs 与 IFN-α 和 NAs 之间的联合用药抗病毒治疗，可以是联合或序贯应用，治疗效果难分出伯仲。

2. 失代偿期的治疗选择： 由于失代偿期肝硬化的生存率明显降低，研究显示失代偿期的生存率仅为 14%，而代偿期的生存率可达 84%。所以失代偿期抗病毒治疗的目标，应该是阻止肝硬化的进展，提高生活质量，延长生存期，减少肝癌发生的概率，为肝移植做前期准备。失代偿期肝硬化患者抗病毒治疗，不受 HBV DNA 水平的限制，一旦进入失代偿期就应抗病毒治疗，几乎需要终生治疗。

失代偿期肝硬化的抗病毒治疗，可以选择 ETV、TDF 和 TAF。合并亚急性或慢性肝衰竭应使用 NAs 抗病毒治疗。对于慢性加急性和慢性肝衰竭可早期抗病毒治疗，对停药诱发的肝衰竭，可使用原药或更换、联合应用无交叉耐药的 NAs 进行治疗，但要注意肾脏损害问题。ETV 有良好的安全性，但长期使用需要注意乳酸中毒，MELD 评分＞20 分的肝硬化患者应该慎用。

失代偿期肝硬化使用 IFN-α，有可能诱发肝功能衰竭，常列为禁忌证。出于安全考虑，一般不建议使用 IFN-α 治疗。

二、抗丙型肝炎病毒治疗

我国常见的 HCV 基因型 1b 和 2a。一般人群的 HCV 感染率是 3.2%，慢性化率 50%~85%。感染 20 年后的肝硬化发生率 10%~15%，肝癌的发生率 1%~3%。

由于丙型病毒性肝炎是可治愈性的疾病，但也是一个高隐匿性沉默的杀手，常呈慢性进展，早期即可出现肝纤维化，未经有效的抗病毒治疗可发展成肝硬化乃至肝癌，因而越早治疗效果越好。

（一）丙型肝炎肝硬化的病毒学特点

HCV 是 RNA 病毒，缺乏自我校正功能，在病毒池中存在诸多准种，目前已发现有 6 个基因型、100 余个亚型。HCV 感染有地域性差别，肝硬化的血清病毒载量低于慢性丙型肝炎。

慢性丙型肝炎（chronic hepatitis C，CHC）的肝脏脂肪变性是一个显著的组织病理学特征。病理分型为小泡型占 47.33%，大泡型占 3.82%，混合型占 48.85%。脂肪变性与肝纤维化、肝硬化的关系密切。

肝脏脂肪变性是影响抗病毒治疗效应的一个重要因素，其原因可能有以下几个方面：①肝细胞脂肪沉积使肝脏的正常组织结构扭曲，导致肝细胞膜与药物的接触面积减少。②

目前使用的抗病毒药物的剂量不是依据体重计算的，肥胖者的用药剂量相对不足，导致广泛的药物分布及较低的血药浓度。③肥胖者的淋巴循环异常，可能降低皮下用药的生物学利用程度。④免疫功能发生改变，由于瘦素介导的免疫效应细胞反应，使 Th 细胞向 Th_1 表型转变，出现了 Th_1/Th_2 异常。T 细胞功能紊乱可能妨碍了 HCV 的清除。

（二）抗 HCV 药物

由于 IFN-α 和利巴韦林（RBV）联合治疗效果，与剂量和用药时间呈正性相关，且可能诱发肝衰竭而限制了其应用范围。目前应用的抗 HCV 药物是丙通沙。丙通沙（Epclusa）是索磷布韦（sofosbuvir，SBV）400mg 和维帕他韦（velpatasvir，VPTV）100mg 的复合制剂，适用于 HCV 基因 1~6 型感染。

索磷布韦是 HCV 非结构蛋白 5B 依赖性 RNA 聚合酶抑制剂，所产生的尿苷类似物三磷酸盐，可被 NS5B 聚合酶嵌入 HCV RNA 而终止 HCV 复制。维帕他韦是 HCV 非结构蛋白 5A 依赖性 RNA 聚合酶抑制剂。SBV 与血浆蛋白结合率为 61%~65%，VPTV 与血浆蛋白结合率 >99.5%。丙通沙的主要不良事件是血红蛋白下降。

（三）抗 HCV 药物的临床应用

基于 ALT 正常血清水平的慢性丙型肝炎（chronic hepatitis C，CHC）患者，发展成肝硬化、肝细胞癌的危险依然存在的共识，只要 HCV RNA 阳性，就应该进行抗 HCV 治疗。

由于肝硬化的肝脏贮备功能较差，IFN-α 和 RBV 联合治疗效果，与剂量和用药时间呈正性相关，IFN-α 的骨髓抑制和利巴韦林引起的溶血等不良反应较重，目前认为，代偿期或失代偿期肝硬化均可应用丙通沙抗病毒治疗。

三、HBV 和 HCV 双重感染的抗病毒治疗

由于 HBV 和 HCV 具有相同的感染途径，合并 HCV 感染的慢性乙型肝炎，特别是在 HBV 高流行区合并感染相当频发。日本报告为 10%~15%，我国则达 18.8%~39.3%。不同地区的差异较大。HBV 与 HCV 重叠感染可加重病情的变化，增加肝硬化、肝功能失代偿与肝细胞癌的发生率。

（一）双重感染的病毒学特点

HBV 和 HCV 双重感染是一种特殊的病毒生物学现象，合并感染的后果可能因宿主的不同免疫状态等因素的影响，而出现不同的结果。

双重感染的病毒学特点存在着：①研究表明，HBV 与 HCV 双重感染可引起两种病毒产生相互抑制，更多的是以 HBV 被 HCV 抑制为特点。两种病毒有相互抑制的作用，多表现在 HCV 对 HBV 的抑制作用。②HCV 抑制 HBV 的作用，表现在抑制 HBV 颗粒分泌强度降低；HCV 抑制效应有基因型依赖性；HBV 和 HCV 相互间干扰作用机制，可能是由于固有或适应性宿主免疫应答介导的间接机制。③HBV 和 HCV 双重感染，大多数则出现 HBV 变异，抑制了 HBV 的复制。在抗病毒治疗中，注意在有效地抑制 HCV 后，可能活化或加重 HBV 感染。在治疗过程中应监测 HBV DNA 和病毒血清标志物的变化。

在疾病的不同时期，HBV 和 HCV 产生各自主导性的变化，每种病毒都存在着自身的发病机制，在肝脏损伤方面都可以引起肝脏损伤的累积效应，都是以严重的临床表现和组织病理学改变为特点。即使是隐匿性感染也使疾病严重程度恶化。HBV 和 HCV 双重感染的组织病理学研究，认为 HBV 的感染增加了 HCV 的亲和力，使疾病向慢性化进展。HBV

和 HCV 双重感染的肝脏组织病理学检查，表明双重感染增加了肝组织损害的严重性。一些研究显示，在同一宿主细胞中，可同时存在与 HBV、HCV 互不干扰的独特生物学现象。

（二）双重感染的抗病毒治疗

HBV 和 HCV 双重感染，在病毒学上是互相干扰的，在临床表现和组织病理学方面则是叠加的。治疗原则应该根据病毒学血清载量的优势病株，选用个体化治疗方案。

对于 HCV 为主的双重感染，PEG-IFNα 联合 RBV 或丙通沙治疗。在停用抗 HCV 或治疗过程中，出现 HBV 复制活跃，可考虑加用或序贯应用 NA s 继续治疗。感染患者在抗病毒治疗过程中，优势病毒株被抑制或清除后，劣势病毒株会失去干扰而出现活跃复制，导致二次肝炎活动或存在潜在肝炎复发的危险。因此，在治疗过程中必须严密监测病毒学血清指标和肝脏生化学指标。综合国内外的文献，对 HBV 和 HCV 双重感染，在条件允许的情况下的抗病毒治疗方案，建议如表 12-3-1。

表 12-3-1　HBV 和 HCV 双重感染的治疗建议

HCV	HBV	治疗建议
抗 HCV+ RNA-	HBVM+ DNA+	参照标准抗 HBV 方案执行
抗 HCV+ RNA+	HBVM+ DNA-	参照标准抗 HCV 方案执行
抗 HCV+ RNA+	HBVM+ DNA+	抗 HCV 方案或加用 NAs 治疗
抗 HCV+ RNA-	HBVM+ DNA-	注意观察，暂不需要治疗

第四节　肝癌的护肝治疗

肝脏是机体物质生物转化代谢的重要器官，护肝药物治疗与营养支持是各种肝病的基础治疗。肝病的药物治疗只能是全面治疗的辅助手段，但在肝功能障碍的中晚期肝癌，有时可能成为主要的治疗方法。

一、护肝药物治疗

临床常用的中西护肝药物不下几十种，各有各的特点和治疗适应证。因而，所选择应用的药物治疗应该不能继续加重肝脏损害，本着有效、有针对性、少而精的原则，进行个体化治疗。

（一）常用护肝药物

从药理学的角度来看，凡是能保护肝细胞膜和细胞器、减轻肝细胞变性、坏死和凋亡、消除肝细胞间质炎症，以及促进胆汁排泄等药物均是护肝药物。现选择"指南"所推荐的几种常用药物，予以简介。

1. **谷胱甘肽**：还原型谷胱甘肽（glutathine，GSH）是体内重要的抗氧化物之一，对维持细胞内氧化还原平衡至关重要。谷胱甘肽既是甘油醛磷酸脱氢酶的辅基，又是乙二醛酶及磷酸丙糖脱氢酶的辅酶，参与三羧酸循环及糖代谢，使机体获得高能量。补充还原型谷胱甘肽或其前体腺苷蛋氨酸（SAMe）、整合金属离子等抗氧化剂，可以消除有害自由基，维持肝细胞膜的结构和功能，保证核酸代谢，调节体内抗氧化酶系而发挥作用。通过激活体内的巯基酶等，促进脂肪、蛋白质代谢，也影响细胞的代谢过程，纠正乙烯胆碱、胆碱酯酶的平衡，达到抑制脂肪形成、保护肝脏的作用。

2. **熊去氧胆酸**：熊去氧胆酸（ursodeoxycholic acid，UDCA）首次通过肝脏时，70% 由

肝细胞经转运蛋白从门静脉血吸收，之后多数与甘氨酸结合，少数与牛磺酸结合成活性形式，经胆盐输出泵（BSEP）分泌至胆管，不足 5% 的结合型经肾脏排出。

UDCA 药理作用繁多，可以广泛用于各种肝病治疗。UDCA 可以增加胆汁中脂质分泌；降低血清和胆汁中胆固醇含量，促进胆固醇转化成胆汁酸；减少肠内源性胆汁酸吸收，增加亲水性胆汁酸，降低细胞毒性；稳定生物膜、调节膜转运蛋白，促进肝细胞分泌胆汁酸和与胆红素葡萄糖苷酸、谷胱甘肽结合，阻止疏水性胆汁酸诱导胆汁淤积；增加胆管细胞内的钙离子浓度和三磷酸肌醇水平；调节胆囊平滑肌收缩力，增加空腹胆囊容积，抑制胆固醇结晶；保护肝细胞，下调组织相容性复合物（MHC- Ⅰ、MHC- Ⅱ）表达，调节免疫抑制细胞毒性 T 细胞对肝细胞的损伤；具有广谱抗凋亡效应，通过减少线粒体去极化，降低线粒体心脂水平和膜电位，抑制细胞色素 C 释放和 Caspase 激活，阻止去氧胆酸、乙醇、转化生长因子 –β、FasL 等诱导的凋亡。也可以废除内质网应激标志物、减少钙流出、阻止 Caspase12 激活，从而具有抗细胞凋亡作用；抑制肿瘤细胞增殖；甚至可能具有潜在的抗 HBV 的作用等。

3. **多烯磷脂酰胆碱**：多烯磷脂酰胆碱复合物的主要成分中，含有大量人体内不能合成的胆固醇、甘油三酯等；参与花生四烯酸代谢，生成前列腺素类化合物：前列环素（PGI_3）及血栓素（TXA_3），防止血小板聚集和血栓形成。不饱和脂肪酸（ω–3 脂肪酸），是构成细胞膜和亚细胞膜的重要物质，可以防止脂质过氧化、促进肝细胞膜和细胞器膜的结合使肝细胞再生，减少肝细胞膜的脂肪浸润，抑制肝星形细胞活化，阻止肝纤维化进展。能够促进中性或酸性胆固醇自粪便中排出，抑制肝脏内脂质及脂蛋白合成，降低血液中胆固醇、甘油三酯、LDL、VLDL，增加 HDL。

4. **甘草酸**：甘草酸（glycyrrhizinate）制剂包括甘草酸单铵、甘草酸二铵、异甘草酸镁等盐类。具有肾上腺皮质激素样作用，与胆固醇激素代谢酶有较强亲和力，抑制类固醇在肝脏内的失活，减缓了类固醇代谢速度；保护肝细胞膜，减轻肝细胞变性、坏死和消除肝细胞间质炎症，抑制纤维组织增生；降低血浆 NO 水平；有一定的免疫调节作用，可以活化 T 细胞和诱发干扰素，增强 NK 细胞活化和胸腺外 T 淋巴细胞分化；通过抑制磷酸酯酶 A_2 的活性，阻止花生四烯酸起始阶段的代谢速度，使其抗过敏作用增强；可能有一定的抑制 HBV 作用。

5. **门冬氨酸钾镁**：门冬氨酸钾镁（potassium magnesium aspatate）是体内草酰乙酸的前体，在三羧酸循环中起重要的作用；参与鸟氨酸循环，促进二氧化碳代谢；门冬氨酸与细胞有很强的亲和力，可作为钾离子的载体，使钾离子重返细胞内，促进细胞去极化和细胞代谢，维持正常功能；镁离子是生成糖原及多能磷酸酯不可缺少的物质，能增强门冬氨酸钾盐的治疗效应。

6. **硫普罗宁**：硫普罗宁（tiopronin）为含有巯基类化合物，参与机体重要的生化代谢，增加线粒体膜小分子多肽，可使肝细胞线粒体中的 ATP 酶活性降低，而使细胞内 ATP 含量升高，电子传递功能恢复正常；巯基能于某些自由基可逆型结合成二硫化合物，清除自由基，抑制氧化物产生，发挥巯基解毒作用。从而改善肝细胞功能，对抗各类肝细胞损伤的负效应。

7. **腺苷蛋氨酸**：腺苷蛋氨酸（ademetionine）是人体组织中的一种生理活性分子，所含有的甲基供体和生理性巯基化合物的前体，参与体内重要的生化反应。可调节肝细胞膜的流动性，提高蛋氨酸合成酶活性，促进解毒过程中硫化物合成，防止胆汁淤积的正常生理过程。

8. 联苯双酯：联苯双酯（bifendate）及双环醇（bicyclol）可增强肝脏的解毒功能，减轻肝脏的病理损伤，降低丙氨酸氨基转移酶，促进肝细胞再生，从而改善肝功能。

（二）护肝药物的临床应用

各种"指南"均指出，积极、合适的护肝、利胆治疗，可以保证各种抗肿瘤治疗的顺利实施，改善患者的生活质量和预后；提倡预防性护肝治疗措施。

临床应用护肝治疗的选择药物时，应根据患者的病情特点、肝功能状态、肿瘤的治疗手段和药物的毒副作用等因素全面考虑，并定期复查、动态监测和全程管理。根据临床体征和肝功能状态，常在保证热量的基础上，选择 2~3 种护肝药物联合治疗。

二、对症治疗

肝硬化肝癌的对症治疗，一是解决肝脏本身疾病引起的症状和血清生化方面的改变；再则，解决肝硬化功能失代偿所引起的高黄疸、低蛋白血症、消化道出血、肝性脑病、肾功能衰竭、腹水感染等并发症。

第五节　肝硬化肝癌的并发症治疗

肝硬化肝癌晚期常出现多种可危及生命的并发症。虽然并发症的发病机制基本明确，但在临床治疗上有许多矛盾点纠合在一起，尤其是几种并发症同时出现，治疗效果多不理想。

一、顽固性腹水

顽固性腹水是肝硬化肝癌肝功能失代偿期的重要临床表现。肝硬化门静脉高压症腹水，占腹水发生的 75%~85%，10% 左右的肝硬化腹水发展成顽固性腹水，成为治疗上的难题。

（一）发病机制

腹水形成的基本因素，是因为肝硬化引起的门静脉高压、血浆胶体渗透压降低、腹腔内液体胶体渗透压增高、淋巴回流障碍、毛细血管通透性增强等因素，导致腹腔内的液体产生和吸收失去平衡；更重要的是血管活性物质增多、血容量不足、自主神经紊乱、肾素 - 血管紧张素 - 醛固酮系统启动、肾脏的钠潴留、排水障碍等全身因素的参与，多种因素的协同作用形成腹水。腹水形成的不同时期，可用不同学说来解释，但周围动脉扩张的前向血流学说，则可贯穿腹水发生的全过程。

（二）临床表现

肝硬化无感染的腹水性状，绝大多数为草黄色或淡黄色、较澄清的腹水，少见血性腹水和乳糜性腹水，罕见胆固醇性腹水。

（三）诊断要点

根据欧洲肝病学会 2010 年版《肝硬化腹水、自发性细菌性腹膜炎（SBP）及肝肾综合征诊疗指南》，把肝硬化腹水分为 2 类 3 级。

1. 非复杂性腹水：仅有腹水而无难治性腹水的 SBP、低钠血症和 HRS 等并发症，为非复杂性腹水。

2. 难治性腹水：难治性腹水应符合下列 4 个条件：①治疗时间：限钠（< 90mmol/d）和大量利尿剂（螺内酯 400mg/d+ 呋塞米 160mg/d）至少 1 周。②缺乏反应：治疗 4 天，平均体重减轻< 0.8kg/d 及尿钠排出小于钠的摄入。③早期腹水复发：最初治疗有效，但 4 周内再复发为 2 级或 3 级腹水。④发生利尿剂诱发的并发症：发生肝性脑病、肾损害，而不能应用利尿剂的有效剂量。欧洲肝病学会的腹水分级，见表 12-5-1。

表 12-5-1 欧洲肝病学会的腹水分级和治疗

分级	意义	治疗
1 级	仅通过超声检测到少量腹水	无须治疗
2 级	可见对称性腹部膨隆的中量腹水	限钠和利尿
3 级	可见显著腹部膨隆的大量或严重腹水	腹腔穿刺大量放液，并限钠和利尿（顽固性腹水除外）

（四）治疗原则

1. 一般性治疗：调整全身状态，控制钠盐的摄入，安静休息，是肝硬化腹水的基本治疗。①能量补充：补充热量 7527~10 455kJ/d（1800~2500kcal/d）。白蛋白 10~20g/d，可与血浆交替使用，根据血浆总蛋白、白蛋白、白蛋白与球蛋白的比值而定。血浆白蛋白维持在 30g/L 以上，补充维生素。②限钠：限钠饮食很重要，可以减少利尿剂的使用。③卧床休息：卧床休息对于利尿效果较差的患者是有益的。

2. 纠正水电解质紊乱：水和电解质的紊乱是肝硬化失代偿期最常见的并发症。硬化腹水的治疗不必过度地限制水的入量，一般的输液量 1500~2000mL/d 为宜，除非有稀释性低钠血症要限制进液量，血钠< 130mmol/L，应控制进液量 1000mL/d 为佳。心输出量严重减少的患者，要避免过度利尿，减少肝脏灌流量，促发肝腺泡 3 区坏死。维持足够的心输出量、保证有效循环量是极为重要的，应给予白蛋白强有力的支持扩张血容量，可显著减少 SBP 患者循环和肾脏功能不全的发生率，降低死亡率。

3. 纠正低钠补钾：肝硬化的慢性低血钠很常见，稀释性低钠血症出现在失代偿肝硬化的末期，除非血钠< 120~125mmol/L 才需要补充高张钠。同时注意输入高张糖和大量使用利尿剂时，要注意钾的补给。如果出现代谢性碱中毒可给 25% 盐酸精氨酸 40~60mL，同时注意钙的补充。应该以血气分析为准，切勿盲目使用酸性药物。

4. 利尿剂的应用：利尿是治疗顽固性腹水的基本措施，合理有效地使用利尿剂至关重要。但大量利尿可能消耗大量的细胞外液，可引起血清离子紊乱、肝性脑病、消化道出血等并发症。

临床上常用利尿剂根据作用部位和机制，分为袢利尿剂、噻嗪类利尿剂（呋塞米、利尿酸、布美他尼、吡咯他尼等）、潴钾利尿剂 3 类。利尿药物的药理作用与肾单位尿液的形成的机制基本一致。①袢利尿剂是高效能强力利尿剂，能扩张全身动脉，增加肾脏血流量而不降低肾小球滤过率，容易造成低钾。②噻嗪类利尿剂（双氢克尿噻、环戊噻嗪、苄氟噻嗪等）抑制氯、钠离子的重吸收，达到中等效能的利尿作用，能引起肾血管收缩、造成低钾和高酸血症和高氮质血症，诱发肝性脑病。③潴钾利尿剂（螺内酯、氨苯喋啶、坎利酸钾等）为醛固酮的特异性拮抗剂，有保留钾的利尿作用，是治疗肝硬化腹水征的首选药物（图 12-5-1）。

利尿剂的应用方法：在控制水、钠 5 天，无效后开始应用利尿剂。可采用逐步加量法或联合应用利尿剂。利用不同的利尿药物的作用部位不同，联合应用利尿剂，可以达到快速利尿效果。联合应用螺内酯、呋塞米。在伴有水肿的腹水阶段，限钠 500mg/d、补充白蛋白 60g/d、控制输液量 1000~1500mL/d，使体重下降 0.5~1kg/d 以上；在水肿基本消退后，减少利尿剂，维持体重减少 0.4~0.5kg/d，缓慢利尿。

利尿的副作用：肝硬化腹水长期使用利尿剂和不恰当的应用方法，诱发的主要并发症是肾功能衰竭、继发性低钠、低钾血症、肝性脑病和消化道出血。

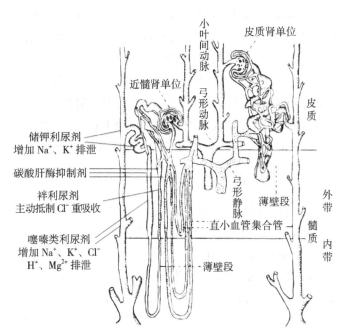

处于肾皮质不同部位的肾单位和肾血管的结构显著不同

图 12-5-1　利尿剂的肾脏作用部位

5. **放腹水**：国外的有关"指南"认为，单次放腹水 5L/d 是安全的，可作为一线的治疗方法。放腹水超过 5L 时，应补充 1L 液体，每祛除 1000mL 腹水应补充 8g 白蛋白，随后限钠和使用利尿剂治疗。由于大量放腹水，可造成电解质紊乱、诱发肝性脑病、肝肾综合征、增加心脏前负荷等并发症，国内的肝硬化腹水又多为病毒性肝炎的坏死后肝硬化，大量放腹水必然丢失大量的蛋白。所以，一般情况下多不使用这种方法，最好是在其他方法治疗无效的张力性腹水可以试用，尤其是癌性腹水。

6. **腹水回输**：单纯腹水回输是在无菌条件下，放出腹水在储液瓶内，然后再经静脉回输，输入速度每分钟 40~60 滴，每次不超过 2500mL，间隔 2~6 天；或用密闭式导管连接腹腔 – 静脉，形成闭式通路，直接把腹水回输入静脉。当由于发热、加重循环负担、可能诱发 DIC、引起曲张静脉出血之虞，限制了临床应用。

腹水浓缩腹腔回输是利用中空纤维超滤器或半透膜、动力泵、调压器、超滤系数不低于 20mL/（mmHg·R），将腹水中的水、钠和尿素等小分子物质滤出，白蛋白等大分子物质浓缩回输，使腹水浓缩提高 17 倍。所形成闭式腹水循环。每次可浓缩腹水5000~10 000mL，有效缓解腹水征。但要注意腹水浓缩回输术后 6 小时，血浆凝血酶原时间延长 6 秒，纤维蛋白原浓度下降 54%。腹腔内回输一般没有明显的并发症，但要注意有黄疸的患者，腹水经透析浓缩后，可引起腹膜刺激症状，如果同时进行胆红素吸附，可能改善症状。但对于癌性腹水不适合应用。

7. **外科和介入治疗**：对于顽固性腹水，曾试用多种外科治疗方法，如门 – 体静脉分流术、左颈内静脉 – 胸导管吻合术、腹水内引流术、腹腔 – 静脉腹水转流术等，但由于手术操作复杂、纤维素沉积、假体静脉血栓和上腔静脉血栓形成、增加心脏的负担及容易栓塞等并发症，效果多不理想而限制了应用。

经颈内静脉肝静脉 – 门静脉架桥分流术（TIPS）治疗的腹水消失率达 60%~70%，受到多数学者的认可。对等待肝移植的顽固性腹水患者是较好的治疗方法。TIPS 纠正腹水的理论机制：①通过降低门静脉压力，改善内脏动脉血管扩张和降低动脉充盈。②抑制内源性血管收缩系统，改善肾脏血流灌注和滤过率（GFR）。③降低内脏和肝脏微循环的压力，可减少肝脏和其他内脏器官的淋巴形成。肝性脑病是接受 TIPS 治疗后的最重要并发症，超过 40% 的患者出现这种并发症。经 TIPS 治疗早期（30 天内）死亡 12%，晚期死亡率达 40%。因此，应注意不要把顽固性腹水改变为肝性脑病。

二、肾脏损伤

《肝硬化诊治指南（2019 年）》中指出，肝硬化的肾功能损伤包括急性肾伤（acute kidney injury，AKI）、肝肾综合征 -AKI、肝肾综合征 – 非急性肾伤（HRS–NAKI）、慢性肾病（chronic kidney diseases，CKD）。肝 – 肾综合征（hepotorenal syndrome，HRS）是继发于肝硬化功能失代偿晚期潜在可逆性功能衰竭，故也称功能性肾功能衰竭。HRS 一般无器质性病理损害，可随肝病改善则恢复肾功能。但持续时间较长，可因肾小管供血不足、缺氧、休克、肠源性内毒素血症等因素，引起急性肾小管坏死，产生器质性肾功能衰竭。而 HRS–AKI 可发生潜在性 CKD。

（一）发病机制

由于 HRS 的发病机制尚不明确，未见到确实的组织病理学证据，一直被认为是终末期肝病发生的功能性肾衰竭，但无显著蛋白尿和（或）血尿，不能排除肾小管和肾间质病变。以往多数学者认为 HRS 是重症肝病的反应性变化，是对全身血流动力学紊乱的反应。肝硬化门静脉高压导致内脏动脉血管扩张，外周血管阻力降低和全身动脉压下降的"动脉扩张"学说是 HRS 的病理生理学基础。肝窦状隙的门静脉高压状态，导致内脏动脉扩张，而引起不正常的血容量分布，使有效循环血量降低，肾脏血流量产生功能性改变。从而激活了肾内外复杂的血管活性物质系统，使肾脏潴留水、钠，形成了高动力循环状态。严重紊乱的内脏循环系统，在消化道出血、内毒素血症、过度使用利尿剂等因素的再次打击下，使肾交感神经张力增高，肾素 – 血管紧张素Ⅱ – 醛固酮系统激活，血管激肽释放酶 – 激肽系统活动异常，垂体抗利尿激素非渗透性的高分泌，尿钠排泄激素（心房钠肽、脑尿钠肽）的血浆浓度升高，内皮素 –1（ET-1）、前列腺素、白三烯、内毒素刺激细胞因子产生等因素，使肾血管收缩、肾小球滤过率（estimated glomerular filtration rate，eGFR）降低、尿钠排出减少，导致肾性少尿或无尿（图 12–5–2）。

（二）临床表现

尿少、钠潴留和氮质血症是肾功能异常的主要临床表现。肝硬化的钠潴留

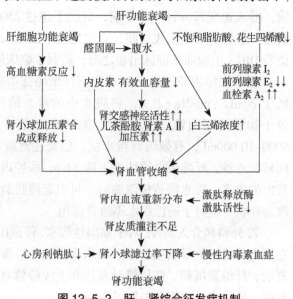

图 12–5–2　肝 – 肾综合征发病机制

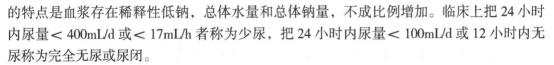

的特点是血浆存在稀释性低钠，总体水量和总体钠量，不成比例增加。临床上把 24 小时内尿量 < 400mL/d 或 < 17mL/h 者称为少尿，把 24 小时内尿量 < 100mL/d 或 12 小时内无尿称为完全无尿或尿闭。

（三）诊断要点

近年来的研究表明，肝 – 肾综合征（HRS）不单纯是肝硬化引起的肾脏功能性损害，可伴有器质性肾脏损伤。所以，HRS 的 I 、Ⅱ型分类法有其局限性。

1. **肝硬化急性肾伤**：肝硬化患者 AKI 发生率可高达 20%~80%，容易发展为肾衰竭。AKI 分为 3 期，1 期：Scr 升高绝对值 ≥ 26.5 μ mol/L（0.3mg/dL），或 Scr 升高至基线值的 1.5~2.0 倍；2 期：Scr 升高至基线值的 2.0~3.0 倍；3 期：Scr 升高至基线值的 3 倍以上，或 Scr ≥ 353.6 μ mol/L 基础上急剧升高 ≥ 26.5 μ mol/L，或开始肾脏替代治疗。

2. **肝肾综合征 – 急性肾伤**：HRS-AKI 的诊断标准：①有肝硬化、腹水。②符合 AKI 诊断标准。③停用利尿剂并按 1g/kg 体质量补充白蛋白治疗 48 小时无应答。④无休克表现。⑤近期内无使用肾脏毒性药物。⑥没有肾脏结构性损伤迹象：无蛋白尿（<500mg/d）；无微量血尿；肾脏超声检查正常。

3. **肝肾综合征 – 非急性肾伤（ HRS-NAKI ）**：HRS-NAKI 是指除 HRS-AKI 以外的。①有肝硬化。②符合 AKI 诊断标准。③肾小球滤过率（eGFR）<60mL /（min · 1.73m^2），没有其他器质性病变。④以 3 个月内最后一次的 Scr 为基线，增加幅度 <50%。⑤可有胆汁性肾病、消化道出血、大量使用利尿剂等使血容量减少的并发症。⑥可有急性肾小管损伤、坏死及急性间质性肾病。

4. **肝硬化慢性肾病**：肝硬化 CKD 的定义为无论肾脏有无器质性损伤，肾小球滤过率（eGFR）<60mL /（min · 1.73m^2）持续 3 个月即可诊断。

尿 α 1/ β 2– 微球蛋白、尿钠 / 钾等指标，可早期鉴别有无器质性肾损伤。以下指标有参考价值：①血钾 ≥ 6.0mmol/L。②尿比重固定在 1.010~1.018。③肾衰指数（RFI）= 尿钠 × 尿 Cr/Scr，正常值 ≤ 1，肾前性 < 1，肾性及肾后性 ≥ 2，急性肾小管坏死 > 6。

（四）治疗原则

肝硬化肾脏损伤治疗方法关键是预防、及时纠正低血容量、控制感染、避免使用肾脏毒性药物等可能诱发的因素。

AKI 早期治疗：①减少或停用利尿剂和有肾脏毒性药物。②控制感染。③应用晶体、白蛋白或血浆扩充血容量。AKI 后期治疗：①停用利尿剂。②按 1g/（kg · d）剂量连续 2 天使用白蛋白扩充血容量。③使用特利加压素、去甲基肾上腺素等血管收缩药物。④对症处理其他并发症。

HRS 的治疗：①提高血浆胶体渗透压、控制输液量、使用利尿剂、改善肝功能和纠正离子紊乱等综合治疗。②可用特利加压素 1mg/（次 · 4h）。③联合白蛋白（20~40g/d）治疗 3 天，若 Scr 下降 <25%，提高特利加压素 2mg（次 · 4h），有效可治疗 7~14 天。④去甲基肾上腺素（0.5~3.0mg/h）联合白蛋白（10~20g/L）应用有与特利加压素相似的效果。⑤ HRS-AKI 可应用人工肝支持系统血液净化治疗方法，但不推荐 HRS-NAKI 应用肾替代疗法。⑥不推荐 HRS-AKI 行 TIPS 治疗。⑦肝移植是治疗 HRS-AKI、HRS-NAKI 的最佳方法，但应尽量避免使用环孢素 A 抗排斥反应。⑧不推荐使用小剂量多巴胺等扩容保护肾脏。

三、高胆红素血症

肝脏可清除 100mg/h 胆红素（TBIL），而功能正常的单核－巨噬细胞可系统产生 250~350mg/d 胆红素，所以肝脏清除胆红素的潜在能力极大。当血浆中胆红素的浓度超过 30~50μmol/L（2~3mg/dL）时，临床则出现显性黄疸的体征。这说明了肝脏损害到相当程度。

（一）发病机制

1. 胆红素的生成：胆红素生成的主要途径，70% 的胆红素来源于衰老的红细胞，被网状内皮系统（脾、肝、骨髓）捕获破坏、崩解产生的血红蛋白。由肝脏生成的胆红素占 23%~37%。肝脏微粒体酶蛋白／血红素更新率比较高，所以来源于肝细胞中微粒体的细胞色素 P450 和 b5、过氧化酶、色氨酸、吡咯酶和线粒体的细胞色素 b 的代谢更新，也是胆红素生成的主要途径之一。经旁路途径生成的胆红素占胆红素生成量的 10%~20%。其中有 9% 由发育不良的红细胞所致。①血红蛋白及血红素在转变为成熟红细胞之前，有少量分解，在肝内形成血红素。②新生红细胞在释放入血液前有少量分解，血红蛋白降解成胆红素。③极少量的铁卟啉蛋白类在肝内分解成胆红素。

由网状内皮系统将血红蛋白降解成的血红素转运至肝脏后，在细胞内的微粒体 NADPH－细胞色素 C 还原酶、血红素氧合酶及胆绿素还原酶的作用下，被氧化、脱碳、断裂，分解成胆绿素Ⅸα，继续氧化、结合成具有较高的水溶性的胆红素，由胆汁排出。胆汁分泌是一种复杂的代谢过程，依赖于肝细胞和胆管上皮细胞的多种结构和功能成分。肝细胞只能排泄、分泌结合型胆红素，而不能排出游离胆红素。

2. 肝癌发生高胆红素血症原因：临床上常把高胆红素血症，按产生的原因分成溶血性黄疸、肝细胞性黄疸和阻塞性黄疸。肝硬化肝癌可有长期波动在 TBIL40~80μmol/L 以下的黄疸，其发生的原因可能是以肝细胞性因素为主导的混合性因素所致的高胆红素血症。①肝硬化的肝细胞容积明显减少降低肝功能，产生的胆红素处理能力不足。②纤维组织被动性或主动性增生，使肝小叶形态失常、肝腺泡结构遭到破坏，造成小叶间的 Disse 系统扭曲变形，微胆管的阻塞使结合型胆红素返流到血液中。③红细胞发育生成不良，使红细胞形态有不同程度改变，成为轻度溶血性因素，产生胆红素。

（二）临床表现

高胆红素血症在临床上以黄疸的出现为体征，当血浆中胆红素的浓度超过 30~50μmol/L 时，就会引起巩膜、皮肤和黏膜黄染。出现黄疸的体征，应考虑为：①系统性胆红素生成过多。②胆红素经肝细胞转运功能障碍。③内质网的尿嘧啶二核苷酸葡萄糖醛酸转移酶活性不足。④毛细胆管对葡萄糖醛酸胆红素的分泌受限。⑤肠道对胆红素的吸收增强等。而肝硬化肝癌出现的高胆红素血症，是一种高危的临床表现，除利用人工肝支持系统进行血液净化和血浆置换、综合性护肝治疗和肝移植外，目前尚无理想的有效的药物治疗方法。

（三）诊断要点

生化检测胆红素有以下的概念，总胆红素、游离胆红素、未结合胆红素、结合胆红素、δ－胆红素；直接胆红素（DBIL）和间接胆红素（IBIL）。

白蛋白是运输胆红素的载体。游离胆红素是尚未与白蛋白结合的胆红素；与白蛋白相结合的游离胆红素是未结合胆红素；结合胆红素是与葡萄糖醛酸结合再与白蛋白连接的胆红素；δ－胆红素是结合胆红素与白蛋白以共价键形式连接的胆红素。基于 Ehrlich 重氮反应的 Van den Bergh 化学反应测定的两种胆红素，为 DBIL 和 IBIL。因此，未结合胆红素是间接胆红素，直接胆红素则包括了结合胆红素和 δ - 胆红素；δ - 胆红素（Bδ）是结合胆红素，以共价键形式与白蛋白比较牢固地连接，也是称为"胆蛋白"的胆红素。在慢性肝炎、肝硬化、胆汁淤积等疾病，可达血浆总胆红素的 8%~90%，其相对量随着病情进展逐渐增高；总胆红素包括了所有胆红素组分（表 12-5-2）。

表 12-5-2　胆红素检测的组成

检测项目	参考范围 （mg/dL · μmol/L）	仪器测定或计算	包括的胆红素组分
总胆红素（TBIL）	0.2~1.3　3~22	测定	所有胆红素组分
游离胆红素（Bu）	0.0~1.1　0~19	测定	未结合胆红素
结合胆红素（Bc）	0.0~0.3　0~5	测定	胆红素单 / 双葡萄糖醛酸酯
直接胆红素（DBIL）	0.0~0.4　0~7	DBIL= TBIL− Bu	结合胆红素和 δ - 胆红素
δ - 胆红素（DELB）	0.0~0.2　0~3	DELB= TBIL−（Bu+ Bc）	与白蛋白共价结合的胆红素
新生儿胆红素（NBIL）	1.0~10.5　17~180	NBIL= Bu +Bc	未结合胆红素和结合胆红素

（四）治疗原则

高胆红素血症治疗的困难比较多，到目前为止，还没有单一针对高胆红素血症的治疗有确切疗效的药物。

抗病毒（HBV、HCV）等病因治疗是治疗肝硬化高胆红素血症的根本性措施，根据肝硬化原发病的不同病因，进行有选择地针对病因的治疗。肝硬化肝癌一旦出现高胆红素血症，治疗的余地不多。

综合护肝治疗为尚有效的方法，应本着有效、毒副作用少的原则，不应采取大包围的护肝治疗。①白蛋白是血浆中所有物质转运的载体，具有能维持血浆的胶体渗透压的效能。提高血浆的白蛋白浓度是最好的护肝治疗方法之一。②应用具有保护肝细胞、提高肝细胞的代谢水平、促进胆红素排泄类药物的护肝治疗。③维护重要脏器的功能，保护肾脏、预防肝性脑病发生、减少腹水和肺内感染、防止消化道出血。④应用人工肝支持系统。⑤可选用清热利湿、消炎利胆的中药治疗。

四、消化道出血

肝硬化肝癌的消化道出血是临床上最常见的急症，可分为门静脉高压症食管 - 胃底曲张静脉破裂出血与合并症（溃疡病、血液病、凝血障碍、癌症等）出血。

（一）发病机制

1. 凝血障碍：机体内基本上有三套不同的系统来维持正常的凝血功能，即凝血系统、纤维蛋白溶解系统和 C- 蛋白依赖系统。这三套系统的互相制约，保证了凝血功能的正常运行。肝脏与机体的凝血功能密切相关，在平衡调节血管、血小板、凝血系统、抗凝血系统以及纤维蛋白溶解系统的完整性，起着重要的作用。

凝血因子中，除因子Ⅳ是无机钙离子，其余都是蛋白质；除因子Ⅱ是脂蛋白外，其余都是糖蛋白；除因子Ⅲ存在于组织中外，其余都存在于血浆中；因子Ⅰ是凝血的底物，因子Ⅲ、Ⅳ、Ⅴ、Ⅷ是辅助因子，其余因子都是凝血蛋白水解酶原。凝血过程是凝血因子和细胞之间复杂的酶促级联反应的生物化学反应过程。凝血途径可分为外源性和内源性。凝血过程由外源性和内源性的启动因子启动，形成组织因子（TF）激活凝血酶、使纤维蛋白原转变成纤维蛋白形成血栓，完成凝血过程。凝血过程中的任何一个环节出现障碍，都会造成出血。

2. 门静脉高压：由于门静脉的解剖学上无静脉瓣的特点，门静脉高压症时在食管和胃底部形成不同程度的侧支循环；门静脉高压增高后形成离肝性反常血流，血流动力学产生变化，当肝静脉压梯度（HVPG）达到12mmHg则发生曲张静脉出血；食管－胃底血管壁张力是由曲张静脉的血管壁产生的直接内向的力，当血管壁张力大于消化管内压力时，即可发生曲张静脉破裂出血；肝硬化肝癌的凝血活性的障碍，更增加曲张静脉破裂出血的可能性。

3. 合并症出血：消化溃疡病的病理性侵袭，使消化道管壁血管受到侵害，引起出血；应激性溃疡（stress ulcer）是以应激为条件或诱因，在应激状态下神经－内分泌系统强烈兴奋，引起胃、十二指肠黏膜缺血、片状糜烂、溃疡、出血等病理改变，侵犯大血管时可引起严重出血的急性损伤；门静脉高压症胃病的胃壁黏膜上皮细胞下，存在着细小的曲张静脉，受到炎症、粗糙食物残渣的刺激，可能引发出血；生长在肝脏表面的肿瘤破溃，可造成腹腔内出血。

（二）临床表现

肝硬化肝癌出血临床表现，与出血量有密切的关系。在急性出血的初期，由于血液浓缩及血液重新分配等代偿机制，血红蛋白、红细胞计数、血细胞压积等指标可以暂时无变化，但随着组织液渗入血管内，出血3~4小时后才会出现血红蛋白下降，在出血后平均32小时，血液被稀释到最大程度。

1. 呕血黑便：出血5~10mL/d，大便颜色不变，但隐血实验阳性；50~70mL/d以上，可出现黑便；胃内急性积血250~300mL以上，可引起不同程度的呕血。

2. 临床症状：急性失血400mL以上，可出现心慌、气短、乏力、出冷汗、口渴等症状；失血超过800~1200mL时，出现尿少、烦躁不安等休克症状。

3. 生命指标：失血量400~800mL（占总血容量10%~20%），脉搏100次/分钟，血压尚正常，但脉压差缩小；失血800~1600mL（占总血容量20%~40%），收缩压在70~80mmHg，脉搏100~120次/分钟；失血1600mL（占总血容量>40%）以上，收缩压在50~70mmHg，脉搏>120次/分钟。

4. 外周血象：血红蛋白从正常基线水平下降至7g/L以下时，出血量可达1200mL以上。

5. 休克指数：休克指数可估计失血量。休克指数＝脉搏/收缩压，正常为0.54。休克指数＝1时，估计失血量1000mL；休克指数＝1.5时，估计失血量1500mL；休克指数＝2时，估计失血量2000mL。

（三）诊断要点

消化道出血的诊断，主要依据临床症状、失血量估算、生命指标监测、血象检测即可明确（表12-5-3）。根据失血量进行临床分级（表12-5-4）。

表 12-5-3　失血程度分级

分级（mL）	血压（mmHg）	脉搏（次/分）	血红蛋白（g/L）	休克指数	主要症状
轻度	基本正常	正常	无变化	<0.9	头晕
中度	下降	>100	70~100	0.9~1.0	晕厥、口渴、少尿
重度	<80	>120	<70	>1.5	冷汗、少尿、意识模糊

表 12-5-4　失血量的临床分级

参量	Ⅰ级	Ⅱ级	Ⅲ级	Ⅳ级
失血量（mL）	< 750	750~1500	1500~2000	> 2000
占总血容量（%）	< 15	15~30	30~40	> 40
心率（次/分）	< 100	> 100	> 120	> 140
血压	正常	下降	下降	下降
呼吸频率（次/分）	14~20	20~30	30~40	> 40
尿量（mL/h）	> 30	20~30	5~15	无尿
神经系统	轻度焦虑	中度焦虑	萎靡	昏睡

注：急性失血性休克液体复苏中国专家共识讨论会推荐

（四）治疗原则

急性静脉曲张出血的治疗流程：①首先可以按经验给予输血补液、生长抑素、质子泵抑制剂和抗生素治疗。②初步评估：出血部位、严重程度、可能病因。③进一步检查，明确病因诊断、病情判断。④疗效评估：出血是否停止、病情是否改善、是否有相关并发症。⑤后续预防并发症和再出血。⑥目前对急性静脉曲张出血不主张急诊手术治疗，多采取经内镜曲张静脉的介入治疗。

1. 一般常规治疗：①绝对卧床休息；禁食水；充足吸氧；密切监测中心静脉压和生命体征；血气和血氧测定；记录 24 小时出入水量，注意水电解质平衡。②应用止血药物：安络血、六氨基己酸、氨甲苯酸、止血敏等。③使用质子泵阻滞剂或抗 H_2- 受体药物，抑制胃酸。④补充凝血因子：纤维蛋白原、血凝酶、凝血酶原复合物等。⑤降低门静脉压药物：生长抑素（思他宁、奥曲肽、伐普肽、兰瑞肽）、垂体后叶素、血管加压素等。⑥补充平衡盐液和适量的胶体维持机体基本需要。输液量的控制可参考收缩压 90~100mmHg、心率 110 次/分以下、中心静脉压 2~6cmH$_2$O、红细胞压积 25%~30% 之间的指标。

2. 失血性休克的治疗原则：失血性休克的主要治疗目的，是恢复和维持机体血管内、细胞内和间质内的液体容量；改善器官和组织毛细血管的血流灌注；恢复和维持正常的氧运输能力；预防炎性介质的激活；预防再灌注所引起的细胞损伤。

失血性休克液体复苏是恢复有效循环血量，维持重要脏器灌注量，防止休克的进一步发展。在对出血彻底处理后，应用晶体、红细胞悬液或全血等液体，调节水、电解质平衡进一步复苏。血管再充盈期的治疗原则是减慢输液速度，减少输液量，同时在心、肺功能监护下可使用利尿剂。失血性休克若过早地使用血管活性药物或大量液体提升血压，有增加死亡率和并发症的危险。

3. 曲张静脉的介入治疗：食管 - 胃底曲张静脉破裂出血，在药物治疗效果欠佳时，可考虑应用三腔二囊管压迫止血；或应用内镜下硬化剂注射、套扎破裂的曲张静脉，术后继续联合应用降低门静脉压药物，多可取得满意的效果；有条件的亦可行 TIPS 作为二线治疗。

经内镜曲张静脉的介入治疗，食管静脉曲张常用硬化剂注射和用橡皮圈套扎曲张静脉，而胃底静脉曲张出血，只能使用组织胶血管腔内注射。

经内镜曲张静脉硬化剂注射术（endoscopic varieal sclerotherapy，EVS；endoscopic injectio sclerotherapy，EIS）简称硬化剂注射。注射方法可用血管腔内注射、血管注射，或联合使用。常用的硬化剂有 2.5%~5.0% 鱼肝油酸钠、1.1% 乙氧硬化醇、5% 乙醇胺油酸酯、1%~3% 十四羟基硫酸钠、无水酒精和复合硬化剂等。注射硬化剂引起局部组织细胞产生化学性炎症反应，形成腔闭塞。组织黏合剂（tissue adhensive，histoacryl）如 D-TH 胶等，在微量阴离子环境中，能在 5 秒内凝固的特点，注射到血管内，迅速栓塞曲张静脉。经内镜曲张静脉套扎术（endoscopic varieal ligation，EVL；endoscopic bariding ligation，EBL）简称套扎术。用橡皮圈在直视下直接套扎曲张静脉。

五、肝性脑病

肝性脑病（hepatic encephalopathy，HE）是由急慢性肝功能严重障碍或各种门静脉 - 体循环分流异常所致的，以代谢紊乱为基础、轻重程度不同的神经精神异常综合征。

HE 是肝硬化肝癌肝功能失代偿的严重并发症，与肝硬化患者死亡具有独立相关性。据统计在整个肝硬化的病程中，轻微肝性脑病（minimal hepatic encephalopathy，MHE）发生率为 30%~84%，肝硬化伴 HE 的发生率为 30%~45%。依据基础肝病的类型，世界胃肠病大会（1998 年）推荐 HE 分类为：A 型：急性肝功能衰竭相关 HE；B 型：门静脉 - 体循环分流相关性 HE，无肝细胞损伤相关 HE；C 型：肝硬化相关 HE，伴门静脉高压或门静脉 - 体循环分流，可有诱因的发作型 HE。

（一）发病机制

肝性脑病的发病机制比较复杂，确切的机制尚不完全清楚。《肝硬化肝性脑病诊疗指南（2018 年）》指出，目前仍认为氨中毒学说为核心，炎症介质学说和其他毒性物质的作用也日益受到重视。

1. 肝性脑病发生的条件：①肝脏功能严重障碍：肝硬化严重肝功能失代偿、门静脉高压症形成丰富侧支循环、人为门 - 体静脉分流等因素，使以氨中毒为中心环节的有毒物质，不能在肝脏代谢或绕过肝脏的代谢环节，造成血氨等影响脑神经递质的有毒物质负荷增高。②血脑屏障通透性增强：脑的功能会因为一些细胞因子的激活而改变，增加血 - 脑屏障通透性。严重肝功能失代偿时，产生的许多有毒因素（TNF-α、IL-6），可以改变血 - 脑屏障通透性。③脑的敏感性增加：严重肝功能障碍使许多代谢产物（高碳酸血症、严重感染、低钾性碱中毒等），不能有效地氧化分解，成为增加血 - 脑屏障通透性、提高脑组织对毒性物质敏感性的因素。

2. 肝性脑病（HE）发病的病理生理学机制：HE 的发生以血浆中氨的升高为核心，诱导突触间隙 GABA 水平升高，引起血浆氨基酸比例失衡；中枢神经谷氨酸、5- 羟色胺、去甲基肾上腺素能神经通路紊乱，假性神经递质的产生，阻断谷氨酸 N- 甲基 -D 天门冬氨酸（NMDA）的突触后受体活动；脑能量代谢的改变，脑干网状系统功能紊乱，均可能在其中起重要作用。

（1）氨中毒学说：氨中毒学说（ammonia intoxication hypothesis）的病理生理学基础，是肝硬化肝功能严重障碍血氨清除不足和肠道内的氨吸收增加，致使产生血氨增高的毒性作用。氨的相当大的部分来自肠道的细菌作用的结果。约 80% 在经过肝脏时被高比例摄取、转化。经鸟氨酸循环途径，尿素循环合成是机体排出氮元素的主要机制。血氨进入脑组织，除直接导致兴奋和抑制性神经递质比例失调，损害颅内血流的自动调节外，更使星状胶质细胞的谷氨酰胺合成增加，导致细胞肿胀、变性，改变脑神经递质，使神经细胞脂膜通透性增加，干扰中枢神经的能量代谢，引发急性神经认知功能障碍。

（2）γ - 氨基丁酸学说：γ - 氨基丁酸学说（γ-aminobutyric acid hypothesis，GABA）属于抑制性神经递质。GABA 是中枢神经系统特有的、最主要的抑制性递质，介导突触后和突触前神经抑制。在脑内以 GABA-A/ 苯二氮䓬（GABA-A/BZ）复合受体形式存在，为亲离子型受体，是一种配体门控离子通道。GABA-A/BZ 受体复合物与配体结合能力方面的变化，以及内源性 GABA-A 受体变构调节物质浓度等增加，则抑制神经元活动性增强。

（3）假性神经递质学说：假性神经递质学说（talse neurotransmitter hypothesis）中的假性神经递质苯丙氨酸及酪氨酸生成的苯乙醇胺和羟苯乙醇胺的化学结构，与去肾上腺素能神经递质去甲基肾上腺素和多巴胺相似。当真性神经递质被结构相似、生理效应极弱的假性神经递质所取代时，则使上行激动系统的功能活动减弱，大脑皮质将从兴奋转入抑制状态，可产生昏睡等临床症状。

（4）血浆氨基酸失衡学说：血浆氨基酸失衡学说（amino acid imbalance hypothesis）的病理生理学基础是芳香族氨基酸（AAA）增多，而支链氨基酸（BCAA）减少，两者的比例失调。肝功能障碍致使蛋白质分解代谢产生的芳香族氨基酸（苯丙氨酸、酪氨酸等），由肝脏和肌肉内释放入血。肝糖异生作用障碍，也使血中芳香族氨基酸增高。

（5）炎性反应损伤：炎性反应产生的炎性介质破坏血 - 脑屏障，使血氨及炎性细胞因子进入脑组织，引起脑实质改变和功能障碍。高血氨能诱导中性粒细胞释放活性氧，促进机体产生氧化应激和炎症反应，形成恶性循环，增加 HE 发生率。

（6）脑干网状系统功能紊乱：严重肝功能损伤的脑干网状系统及黑质 - 纹状体系统的神经元活性，可受到不同程度的损害，导致 HE 发生扑翼性震颤。

（7）锰中毒学说：微量元素锰对线粒体有特殊的亲和力，当低价锰离子被氧化成高价锰的价态转变过程中，可产生大量氧自由基，导致黑体 - 纹状体中的脑细胞线粒体呼吸链关键酶活性降低，影响脑细胞的功能。

（8）其他的中毒因素：肝硬化的内毒素血症，代谢产物（脂肪酸、色氨酸、硫醇、酚等）增加，抑制线粒体的呼吸过程和尿素合成，产生吲哚、甲基吲哚等有毒物质，通过多巴胺能神经传导功能的损伤机制诱发 HE。

（二）临床分期

目前肝性脑病分级标准，应用国际肝性脑病和氮代谢学会（ISHEN）的肝硬化神经认知功能变化谱（spectrum of neuro-cognitivi impairment in cirrhosi, SONIC）标准，见表 12-5-5。

表 12-5-5　SONIC 的 HE 分期

修订的 HE 分级标准	神经精神学症状（即认知功能表现）	神经系统体征
无 HE	正常	神经系统体征正常，神经心理测试正常
MHE	潜在 HE，没有能觉察的人格或行为变化 存在轻微临床征象，如轻微认知障碍，注意力减弱，睡眠障碍（失眠、睡眠倒错），欣快或抑郁	神经系统体征正常，但神经心理测试异常 扑翼样震颤可引出，神经心理测试异常
HE1 级	明显的行为和性格变化，嗜睡或冷漠，轻微的定向力异常（时间、定向），计算能力下降，运动障碍，言语不清	扑翼样震颤易引出，不需要做神经心理测试
HE2 级	明显定向力障碍（时间、空间定向），行为异常，半昏迷到昏迷，有应答	扑翼样震颤通常无法引出，踝阵挛、肌张力增高、腱反射亢进，不需要做神经心理测试
HE3 级 HE4 级	昏迷（对言语和外界刺激无反应）	肌张力增高或中枢神经系统阳性体征，不需要做神经心理测试

注：HE. 肝性脑病。MHE. 轻微肝性脑病

〔引自 中华医学会肝病分会. 肝硬化肝性脑病诊疗指南 [J]. 中华肝脏病杂志，2018，26（10）：723.〕

（三）诊断要点

肝性脑病是一个连续的临床过程，诊断要点：①肝脏功能严重障碍，多为 Child-Pugh C 级，ICG 检查 R15>40%。②可有门静脉高压症侧支循环、门 - 体静脉分流术、TIPS 术史。③有无意识动作、定向障碍、扑翼性震颤。④血氨增高。⑤脑电图有对称性 θ 慢波（4~7 次 / 分）。⑥神经心理学测试阳性，可早期发现 MHE。⑦特殊 MRI 成像检查：弥散张量成像（DTI）、功能性磁共振成像（fMRI）。⑧排除导致其他神经精神异常疾病。

（四）治疗原则

HE 是终末期肝病主要死亡原因之一，早期识别、及时治疗是改善 HE 预后的关键。目前的治疗，仍以祛除诱因、降低血氨为主的综合治疗和预防并发症的对症处理。肝移植是当前治疗肝硬化肝功能衰竭、肝性脑病最有效的治疗方法（图 12-5-3）。

1. 支持治疗： 对肝性脑病患者提供足够的热量支持治疗很重要。目前建议提供 146.3~167.2kJ/（kg·d）的热量和 1.2~1.5g/（kg·d）的蛋白质和氨基酸。持续性昏迷的患者，应该补充以支链氨基酸为主的复合氨基酸。慢性反复发作的肝性脑病

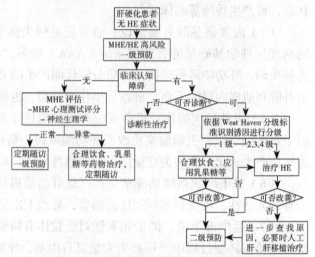

HE. 肝性脑病。MHE. 轻微肝性脑病

图 12-5-3　肝硬化肝性脑病临床诊治流程

〔引自 中华医学会肝病分会. 肝硬化肝性脑病诊疗指南 [J]. 中华肝脏病杂志，2018，26（10）：726.〕

常伴有严重的营养不良，过度限制蛋白摄入可能会加重营养不良状态，且负氮平衡增加了骨骼肌的分解，反而使血氨增高。能进食者可少量多餐（每天 5~6 次），以植物蛋白 30~40g/（kg·d）为基础的膳食来改变，并配合乳果糖使大便保持每天 2~3 次。或口服支链氨基酸，改善营养状态。

2. 清除诱因： ①清理肠道：乳果糖（1，4-β-半乳糖苷果糖）几乎不含尿素酶活性，使结肠内 pH 下降，抑制大肠埃希菌生长。口服乳果糖清除上消化道出血和高蛋白质饮食等外源性产氨物质，或进行清洗性灌肠。拉克替醇（lactitol）为肠道不吸收的双糖，有酸化肠道、减少氨吸收、降低内毒素、起效快的作用。推荐初始剂量 0.6g/（kg·d）分 3 次口服。②抑制肠道菌群：选择肠道不吸收的抗生素 α - 晶型利福昔明（lormyx，normix），抑制肠道产氨菌群过度繁殖，每天 800~1200mg，分 3 次口服。亦应控制幽门螺杆菌感染和抑制体内厌氧菌感染。③应用抗生素控制全身感染：假定存在感染是明智的，但不建议长期应用抗生素。④纠正电解质紊乱：肝性脑病的电解质紊乱比较复杂，多由于摄入不足、吸收不良、低蛋白血症和使用利尿剂造成，主要表现在低钾、高钠或低钠和低镁血症。应注意慢性低钠血症纠正过快，有引起渗透性脱髓鞘综合征的高风险。⑤用微生态制剂调整肠道菌群，改善肠上皮细胞的营养状态。

3. 降低血氨： 除用乳果糖、拉克替醇降低血氨外，还可应用 L- 鸟氨酸 L- 门冬氨酸（L-omithine L-aspatate）每天 10~40g，常规静脉滴注；在有碱中毒时，可应用精氨酸治疗。

用含有支链氨基酸的六合氨基酸每天 250~500mL，或加用 25% 精氨酸每次 40~60mL。应用支链氨基酸或肝安每天 500mL，既可以纠正氨基酸失衡，又可以补充能量。

4. 治疗脑水肿： 对伴有脑水肿者，限制输入的液体总量，使用甘露醇连续性进行脱水治疗。脑水肿的血浆渗透压不允许超过 320mOsm/L。对有抽搐、狂躁表现者，可使用纳洛酮、丙泊酚、氟马西尼等镇静药物，或中成药牛黄安宫丸、紫雪丹等。

5. 人工肝支持系统的应用： 肝硬化肝功能衰竭伴有高黄疸、合并肝 - 肾综合征，可应用人工肝支持系统进行血浆置换，或联合血液灌流治疗。

六、肝 - 肺综合征

肝 - 肺综合征（hepato-pulmonary syndrome，HPS）是严重的低氧症，主要是肺内血管扩张，特别是肺内前毛细血管和毛细血管扩张；肺毛细血管、小静脉、小动脉壁增厚，导致通气 / 血流比例下降，氧弥散受限，肺内动脉、静脉分流，引起不同程度的动脉血氧分压下降和低氧血症等临床表现的综合征。肝硬化门静脉高压症的肺部表现，是肝硬化门静脉高压症肝功能不全的继发性效应的后果，包括肝 - 肺综合征、门脉性肺动脉高压、门 - 肺静脉吻合、弥漫性肺泡损伤（血管渗出引起的低氧血症呼吸衰竭）、肝性胸水等。

（一）肺部表现的发病机制

肝 - 肺综合征产生的确切机制尚不明确，目前的研究认为与肺内的动静脉形成交通支、肺泡毛细血管扩张、与血管活性物质 NO 等增加起到可能重要作用。

门静脉高压症患者在胸膜下存在大量的明显迂曲扩张的血管丛，在肺动脉与肺静脉间形成交通支，这是肺脏血流绕过肺脏的一个重要原因。门静脉 - 肺静脉吻合支开放，通过纵隔间静脉相沟通，门静脉血流绕过肺脏进入肺静脉（也称肺外血流），是肝脏反常血流回流上腔静脉的重要通道。这些异常静脉血流绕过气体交换的肺泡单位，可以加重低氧血症。在弯曲的纵隔交通静脉丛内，容易形成肺部血栓。肺泡毛细血管扩张是肝 - 肺综合征的特征性病理改变，成为低氧血症的主要原因。肺血管张力的丧失，能演变为解剖学上的前毛细血管 - 毛细血管水平的扩张，以及直接动静脉交通支的建立，气体交换距离增加，氧分子不能弥散进入扩张的毛细血管中央，造成气体交换障碍。

肝硬化常发生血管递质代谢紊乱，使肺内血管扩张介质廓清功能发生障碍。目前认为，有可能引起肺血管结构功能改变的血管递质，有 NO、胰高血糖素、血管活性肠肽、降钙素、心房促尿钠排泄因子、雌性激素、血管内皮生长因子、组氨酸、异亮氨酸等因子。现有的资料显示，HPS 时肺内血管内皮细胞合成 NO 能力增加，肺源性 NO 对肝硬化诱导的肺血管扩张有促进作用。在门静脉高压症和门 - 体静脉分流时，绕过肝脏代谢途径的因素与肺内皮细胞的相互作用，增强和延长肺血管收缩 - 闭塞反应。肺血管内皮素受体的作用已日益引起人们的注意，确切的具体机制还有待于进一步的研究。

（二）临床表现

肝 - 肺综合征主要表现在原发性肝功能障碍、低氧血症（肺泡 - 动脉氧差增大或动脉氧分压降低）、肺内血管扩张组成的三联征。由此而出现通气 / 血流比例失调、肺泡弥散 - 灌注功能受损等肺气体交换异常，临床表现为明显的低氧血症。

（三）诊断要点

运动性呼吸困难、杵状指和发绀、蜘蛛痣是 HPS 主要临床表现，直立性缺氧和卧位呼吸是肝－肺综合征最特征性表现。早期诊断困难，晚期可出现右心衰竭，心导管检查有重要意义。

血气分析见动脉血氧分压 PaO_2 低于 70mmHg 应该认为是异常。将 PaO_2 和 $PaCO_2$ 的氧合作用，同时考虑肺泡－动脉（Aa）氧梯度的测定，是估计异常动脉氧合作用的敏感方法（$\geq$ 15mmHg）。立位 PaO_2 下降 >5%（4mmHg）的现象是直立性缺氧。HPS 时，过度换气和呼吸性碱中毒比较常见。肺功能检查的主要表现气道阻力增加，肺活量、呼气量下降，反映有效气体交换的 CO 气体弥散功能常障碍，下降< 80% 是肝病晚期最常见的肺功能异常。

心脏 B 超造影和心动图可见肺内血管扩张和肺异常分流。对比剂增强超声心动图气泡造影，于右心室腔内产生瞬时回声或云雾状阴影。正常造影剂不能进入左心室，经 3~6 个心动周期后，左房可显影。超声造影心动图，对观察 HPS 特征性的肺血管扩张，可能是最有效的方法。从外周手臂静脉注射 10mL 生理盐水，再对右心进行微泡造影，在 $\geq$ 3 个心动周期后左心可见微泡显影，即为 CE-TTE 阳性。Krowka 将肺动脉显影分为，Ⅰ型呈弥漫性前毛细血管扩张，在动脉期，肺血管为弥漫性海绵状或为蜘蛛样阴影；Ⅱ型为小的不连续性局部动静脉交通支，影像学呈孤立的蚯蚓状和团状阴影。X 线胸片可见以肺下野为主的弥漫性小粟粒状阴影，肺动脉呈扩张影像，肺纹理增强。用 ^{99M} 锝标记巨凝颗粒白蛋白（$^{99M}Tc-MAA$）进行肺同位素扫描，经静脉注射 20μL 的 $^{99M}Tc-MAA$，滞留在肾、脾、甲状腺、脑中，可证明存在肺内分流。

（四）治疗原则

目前尚无有效治疗措施，当 PaO_2<80mmHg 时，可低流量吸氧。①可以吸氧，每分钟 2.0~4.0L。②试用烯丙哌三嗪、环磷酰胺、环加氧酶抑制剂吲哚美辛、生长抑素、雌性激素拮抗剂、β－受体阻滞剂、皮质类固醇、奥曲肽、前列环素 E_{2a} 抑制剂等，但均无确切的疗效。③TIPS 的疗效还有待于进一步观察。④肺血管栓塞术：特别对 Krowk Ⅱ型患者，适用弹簧圈栓塞，是公认的治疗 HPS 低氧血症的方法。⑤ NO 吸入联合前列环素，对改善血流动力学有重要的意义。⑥肝移植可使患者得到改善，但仍需要解决并发症多等问题。

七、肝功能衰竭

肝衰竭（hepatic failure，HF）是一个"功能诊断"。《肝衰竭诊治指南（2018 年版）》的定义为："是多种因素引起的严重肝脏损害，导致合成、解毒、代谢和生物转化功能严重障碍或失代偿，出现以黄疸、凝血功能障碍、肝肾综合征、肝性脑病、腹水等为主要表现的一组临床症候群。"肝硬化肝癌的病因虽然不同，一旦进入肝功能衰竭阶段，其临床表现大致相同。肝衰竭的组织病理学改变虽然集中表现在肝脏，但常由此而引起多器官功能衰竭，而增加死亡率。

《肝衰竭诊疗指南(2018年版)》将肝衰竭分为急性肝衰竭、亚急性肝衰竭、慢加急性(亚急性)肝衰竭和慢性肝衰竭等 4 类。肝衰竭的临床分型是以发病的病程为依据，分为急性肝衰竭（2 周以内）、亚急性肝衰竭（2~26 周）、慢性加急性肝衰竭是在慢性肝炎的基础上，出现急性肝衰竭的表现，而慢性肝衰竭是在肝硬化（肝纤维化）的基础上，肝功能呈进行性减退。

（一）肝衰竭的发病机制

各型肝衰竭的病因不同，但发病机制的共同点是致病因素引起机体细胞免疫和体液免疫强烈反应，以及释放的细胞因子和炎性介质造成的继发性损伤，致使肝细胞大面积的溶解性坏死。

1. 急性肝衰竭：急性肝衰竭（acute hepatic failure，AHF）在国外称为暴发性肝衰竭（fulminant hepatic failure，FHF），是致病因素引起机体出现超强免疫反应，是细胞免疫和体液免疫的双重打击的结果，导致的肝脏急性严重损伤的综合征。病情迅速发展与个体遗传因素、机体免疫状态、精神因素的作用、是否使用免疫抑制剂等有密切关系。出现 AHF 时，肝细胞的坏死是毒素、病毒或其他因素的直接作用和非实质细胞活化并释放细胞因子间接作用的结果。

经免疫提呈途径激活 T 淋巴细胞，介导 CD_8^+ 细胞毒性 T 细胞释放穿孔素、颗粒酶攻击肝细胞，引起 CD_{95} 介导肝细胞凋亡、坏死，形成原发性免疫病理损伤；内毒素和其他物质使 Kupffer 细胞功能受损，激活肝内外的单核细胞－巨噬细胞系统免疫网络，释放大量 TNF-α、IL-2、TFN-γ、IL-1、IL-6、白三烯、血栓素、转化因子 β 及血小板活化因子等炎性介质，引起肝窦内皮损伤，形成血栓，造成肝脏大块或亚大块融合性坏死，可称为第二次打击，与原发性免疫病理损伤的第一次打击叠加。肿瘤坏死因子相关凋亡配体（TRAIL）诱导的凋亡途径，对肝细胞有严重的毒性作用，可能在肝功能衰竭中具有重要作用。

由于神经－内分泌－免疫调节网络异常，细胞代谢网络（自由基过量生成、谷胱甘肽被大量消耗、细胞膜脂质过氧化、钙自稳调节机制破坏）紊乱等致病环节地连续损害，引起肝脏组织病理学和病理生理学等一系列改变。尤其是血液动力学改变，以显著的内脏和周围小动脉血管舒张、高动力循环及动脉氧含量差减少为特征。具有血管舒张活性的 NO-环鸟氨酸（cGMP）途径明显活跃。病毒性因素在 FHF 的发生也有一定的作用，实验研究表明，HBV C 基因启动子区（BCP）、前 C 区和 C 区基因变异与 FHF 相关。实验证实，特异的 HCV 基因变异可直接导致肝细胞损伤。

2. 亚急性肝衰竭：亚急性肝衰竭（hepatic failure，SAHF）也是致病因素引起细胞－体液免疫反应和激活一些代谢网络系统，形成免疫病理损伤和继发性组织损伤，造成肝小叶的亚大块坏死、桥接坏死，坏死区域内炎性细胞浸润，汇管区内纤维组织增生。

3. 慢加急性肝衰竭：慢加急性肝衰竭（acute on chronic hepatic failure，ACHF）的发病机制十分复杂，至今未能完全阐明。目前认为主要包括两个方面，一方面是病毒因素的直接免疫损伤，另一方面是内毒素－细胞因子相关的免疫损伤。是在慢性肝脏损害的基础上，由于在诱发因素的刺激下，激活免疫系统引起强烈的细胞－体液免疫反应，造成慢性肝炎急性发作，进而发展成亚急性肝衰竭。

4. 慢性肝衰竭：慢性肝衰竭（chronic hepatic failure，CHF）的发生，是在肝硬化的基础上，由于机体有一定的免疫功能，但免疫提呈靶细胞不能表达足够的 HLA 类抗原，影响了细胞毒性 T 淋巴细胞（CTL）对靶抗原 HBV 核壳蛋白表位的识别，不能阻断 HBV 的复制；激活的单核－巨噬细胞、CTL 等细胞毒活性，分泌的穿孔素和 IFN-γ 等细胞因子，导致肝细胞坏死或基于 Fas 的细胞凋亡，或导致迟发性超敏反应造成肝脏损伤。

（二）肝衰竭的病理学特点

不同类型肝衰竭的组织病理学特点有很大的差别，主要表现在融合性坏死的形态和面积、纤维组织增生的多少、是否有假小叶的形成。肝衰竭的肝细胞坏死，可分为：①大块坏死：以肝腺泡 3 带为重，向小叶周边扩展，波及全小叶，坏死范围大于肝实质的

2/3。②桥接坏死（亚大块坏死）：坏死范围沿肝腺泡3带扩展，形成中央静脉—中央静脉、中央静脉—汇管区、汇管区—汇管区之间的宽阔坏死区域，坏死范围小于肝实质的2/3。③斑块坏死：是大量灶性坏死的融合，如果坏死范围接近肝实质的2/3，也可以引起慢性肝衰竭。

急性肝衰竭典型表现为融合性坏死伴细胞脱落，肝实质溃变呈带状或非带状分布。特别是当静脉周围区域开始出现肝细胞缺损时，可看到大量活化的窦状隙内衬细胞（Kupffer细胞、星状细胞、内皮细胞）。亚急性肝衰竭的肝小叶的亚大块坏死、桥接坏死是以肝腺泡3带为中心的新旧不等的坏死；坏死区域内的网状支架塌陷，肝星状细胞增生活跃，有少量的胶原纤维沉积；可以看到不同程度的肝脏再生；病程后期汇管区内有纤维组织增生。慢加急性肝衰竭具有汇管区纤维组织增生、肝小叶界面炎症、汇管区有淋巴细胞浸润等慢性肝炎的特点外，还有肝小叶的大块坏死、桥接坏死或大量的斑块坏死。慢性肝衰竭是在肝硬化的基础上，形成全肝小叶的大块坏死或桥接坏死。

（三）肝衰竭的临床诊断

各型肝衰竭的临床表现的共同特点是出现胆红素迅速增高，$TBIL \geq 10 \times ULN$ 或每日上升 $\geq 17.1 \mu mol/L$；白蛋白下降、白/球比例倒置；$PTA \leq 40\%$ 或 $INR \geq 1.5$；腹水征、不同程度的脑病、门静脉高压症表现。但慢性 TBIL 常 $<10 \times ULN$，白蛋白明显降低，门静脉高压症表现明显。

肝衰竭是连续演变的过程，各临床分期的时间长短不一，但实际上是连贯发展的。亚急性肝衰竭和慢加急性肝衰竭的临床分期见表12-5-6。

表 12-5-6　慢加急性（亚急性）肝衰竭的临床分期

分期	临床表现
前期	极度疲乏无力，有明显消化道症状，ALT 和 AST 大幅度升高，$85.5 \mu mol/L \leq TBIL \geq 10 \times ULN$，$40\%<PTA \leq 50\%$（INR<1.5）
早期	极度疲乏无力，有严重消化道症状，无并发症和肝外脏器衰竭，ALT 和 AST 持续大幅度升高，$TBIL \geq 10 \times ULN$，持续上升，$30\%<PTA \leq 40\%$（$1.5 \leq INR<1.9$）
中期	病情持续加重，ALT 和 AST 快速下降，TBiL 持续上升，出血明显，$20\%<PTA \leq 30\%$（$1.9 \leq INR<2.6$），伴有1项并发症和1个脏器衰竭
晚期	病情进一步加重，严重出血倾向，$PTA \leq 20\%$（$INR \geq 2.6$），出现2个以上并发症或脏器衰竭

（四）肝衰竭的预后评估

肝衰竭的病死率极高，预后与多项指标有关。目前临床上公认凝血酶原活动度（PTA）、凝血酶原时间国际化比率（INR）、血肌酐与肝衰竭预后相关。除此以外，一些研究认为血清甲胎蛋白（AFP）、血清 AFP 水平、血清钠、乳酸盐水平、动脉血氨、磷酸盐等可在不同程度上反映肝损伤程度，与肝衰竭预后相关。临床上常用于肝功能评价和肝衰竭预后判断的终末期肝病模型（MELD）评分、Child-Pugh 评分、ICG 清除试验进行评估。

（五）肝衰竭的治疗

肝衰竭的治疗，除肝脏移植是根治性措施外，其他的治疗方法基本上都是保护受损害的肝脏、防止危及生命的并发症，为肝脏的自我再生争取时间、创造条件。目前内科综合治疗、人工肝支持治疗和肝移植是治疗重症型肝炎及肝衰竭的基本方法。

1. 抗病毒治疗：对 HBV 感染的肝衰竭，早期快速降低 HBV DNA 载量是治疗的关键。不论 HBV DNA 载量高低，建议立即使用恩替卡韦、替诺福韦治疗。对于 HCV 感染肝衰竭的抗病毒治疗，首选无干扰素治疗方案，根据基因型进行个体化治疗。值得注意蛋白酶抑制剂是失代偿期肝硬化患者的禁忌证。

2. 一般支持治疗：肝衰竭的支持治疗目的是在于维持血液动力学及脑、肾功能的稳定，逆转代谢紊乱，预防或控制并发感染，防止胃肠黏膜发生应激性溃疡，适当地调整凝血功能。因此需要：①安定情绪、绝对卧床休息。②监测生命指标和体征。③调整为清淡可口流质饮食，蛋白质饮食控制在 20g/d 以内。④营养支持：肝衰竭患者对能量的需求增加 60%，且随感染的发生进一步增加。为满足基础代谢和能量的需求增加，可供给 147.3~209kJ/（kg·d）的热量、蛋白质 1g/（kg·d）；应用葡萄糖，氯化钾、补充支链氨基酸、水溶性和脂溶性维生素、微量元素。⑤护肝治疗：针对血清酶学变化，可以使用甘草酸或门冬氨酸钾镁、还原型谷胱甘肽；对于高胆红素血症，可用腺苷蛋氨酸类药物；低蛋白血症（＜32g/L）可补充新鲜血浆或白蛋白 5~10g/d。⑥应用非生物性人工肝支持系统，进行血浆置换等。⑥调节肠道微生态：清理肠道减少内毒素血症、减少肠道细菌异位，可改善肝衰竭的预后。使用乳果糖、拉克醇酸化肠道；应用双歧杆菌、乳酸杆菌活菌口服，调节改善肠道菌群，可与酸化肠道剂联合应用，但不能与抗生素联合使用。

3. 免疫调节治疗：肝衰竭使用免疫调节治疗可提高生存率，但关于肾上腺皮质激素的应用，尚存在较大地争议。目前认为生物应答调节剂 α1 胸腺肽（素）可提高 T 淋巴细胞功能，降低全身炎症反应综合征的炎性介质水平，减低 CD_8^+T 细胞数量、血浆内毒素水平和 TNF-α 活性。每次 1.6mg，每周 2~3 次。

4. 原位肝移植和干细胞移植：原位肝移植（orthotopic liver transplantation，OLT）是治疗肝衰竭唯一有效的措施，MELD 评分 15~40 分是肝移植的最佳适应证；合并肝癌者，无大血管侵犯、肿瘤累计直径 ≤ 8cm 可以考虑肝移植。细胞移植治疗肝衰竭仍然在实验治疗阶段。骨髓干细胞可能有治疗的潜力；脂肪细胞有处于不同阶段的上皮细胞，其中一些具有干细胞的完全再生的潜能。取得同源或同种骨髓干细胞和肝干细胞，经过体外导向培养后，由脾动脉插管输入、TIPS 门静脉输入或周围静脉输入。

（六）肝衰竭并发症的治疗

各类型肝衰竭常合并多种并发症，预防和治疗并发症，是降低肝衰竭病死率的重要措施。①控制感染：一般情况下不主张预防性使用抗生素，有明确感染者，要选用敏感抗生素。还应注意念珠菌属为主的真菌感染。②纠正离子紊乱：常见水、钠潴留所致稀释性低钠血症，并针对低血钾、血钙、血镁，可适当地补充。③出血：应注意急性胃肠黏膜病变（应激性溃疡）、胃溃疡、门静脉高压性胃病出血，更应该注意弥散性血管内凝血（disseminated intravascular coagution，DIC）出血。需要鉴别食管胃底静脉曲张破裂出血，采取相应地治疗。④肝性脑病：需要去除诱因，纠正电解质紊乱（低钾、低钠、低镁）和碱中毒，清理和酸化肠道，促进体内氨的代谢，控制细菌和真菌感染等治疗。⑤肾脏损害：早期治疗应停用利尿剂、消除急性肾小管坏死的重要诱因、扩充血容量、控制感染，必要时可应用人工肝支持系统的血浆透析滤过（PDF）或分子吸附再循环系统（MARS），清除血浆胆红素、祛除白蛋白结合的毒素、维持水电解质平衡和血流动力学稳定。

（七）非生物型人工肝支持系统的应用

人工肝支持系统（artificial liver support system，ALSS）是借助体外机械、化学或生物性装置，暂时、部分替代肝脏功能，协助治疗与肝脏相关的疾病。ALSS 包括：①非生物型：

血液透析、血液滤过、全血/血浆灌流、血浆置换、分子吸附再循环系统、特异性胆红素吸附等。②生物型：使用动物肝细胞的血液滤过、全血/血浆灌流技术，但成熟生物人工肝技术的临床应用还有待时日，有逆转录病毒感染等值得注意的问题。③混合型：非生物型和生物型联合应用。

1. 人工肝支持系统的作用：①为肝脏再生争取充分的时间。肝脏再生是患者得以生存和恢复的关键。②为肝移植创造条件，赢得时间。③作为肝脏应急状态下的辅助治疗。④稳定内环境。

2.ALSS 适应证和禁忌证：

（1）适应证：各种临床类型肝衰竭的前、早、中期，PTA 介于 20%~40% 为宜，晚期治疗风险大；各种原因的高胆红素血症；肝移植前的待肝期治疗、肝移植术后无功能肝的替代治疗。

（2）禁忌证：24 小时内有活动性出血和明显出血倾向；弥散性血管内凝血（DIC）；休克及血液动力学不稳定者。

3.ALSS 治疗方法：ALSS 包括多种血液净化技术。①血液透析（hemodialysis，HD）是利用 Donnan 膜的原理，经过超滤和渗透清除体内潴留过多的水分子和离子，补充必需的物质、电解质、纠正酸碱平衡。②血液滤过（hemofiltration，HF）依靠半透膜的跨膜压，以对流的方式使血液中的毒素随水分而清除。③血浆灌流（hemoperfusion，HP）是将血液直接送入灌流器，与活性炭或树脂的吸附剂接触，吸附清除有毒物质。④血浆置换（plasma exchange，PE）是利用膜式血浆分离器，把患者的血浆分离出来，用正常的血浆替代的装置，可以清除血浆中含有的内、外源疾病相关因子和毒素。⑤血浆透析滤过（Plasma Diafiltration，PDF）是将选择性血浆置换和连续透析滤过结合起来，其分离器的通透性介于血浆分离器和血滤器之间，仅祛除白蛋白区的蛋白结合毒素，保留了球蛋白区的凝血因子。⑥分子吸附再循环系统（molecular absorbent recirculating system，MARS）是通过 MARS 膜（模拟肝细胞膜）和白蛋白透析（模拟肝脏解毒过程），经血液循环、白蛋白循环、透析循环，选择性透析清除体内各种毒素。

4.ALSS 治疗肝衰竭：用血浆置换+血液滤过（血浆透析滤过，PDF）的方法，治疗肝衰竭的高胆红素血症，降低黄疸减少高胆红素对肝脏和肾脏的损害，解决内毒素血症，清除大分子的免疫复合物，为肝脏的再生创造条件。

ALSS 治疗可改变病程并不能改变预后，但预后决定于肝衰竭的进展程度。慢性肝衰竭早中期治疗效果高于晚期。应用 ALSS 与正常治疗的衔接是很重要的，所以应同时配合强有力的内科治疗。基于肝衰竭时体内蓄积毒物的复杂性和不同非生物型人工肝在解毒方面功能特点，多应用不同非生物型人工肝方法的组合。

5.ALSS 治疗并发症：血液净化不良反应的发生率 20%~30%，多为不危及生命的反应。并发症多与穿刺部位有关，出现穿刺部位出血、血肿、气胸、空气栓塞。大量枸橼酸钠输入后，可引起代谢性碱中毒和低钙血症，诱发心律失常；肝衰竭应用肝素后，部分凝血活酶时间（APTT）的变化更加敏感，加大出血风险。

参考文献

[1] 吴孟超，沈锋.肝癌 [M].北京：北京大学医学出版社，2010.

[2] 李强.肝癌临床治疗学 [M].北京：人民卫生出版社，2010.

[3] Eugene RS，Michael FS，Willis CM.希夫肝脏病学 [M].9 版.黄志强，主译.北京：化学工业出版社，
2009.

[4] 饶荣生.肝癌的现代诊断与治疗 [M].南昌：江西科学技术出版社，2002.

[5] 周英杰.肝癌防治与康复 [M].天津：天津科技翻译出版社，2004.

[6] 中国抗癌协会肝癌专业委员会，中国抗癌协会临床肿瘤学协作委员会，中华医学会肝病学分会肝癌学
组.原发性肝癌规范化诊治专家共识 [J].临床肿瘤学杂志，2009，14（3）：259–269.

[7] 中国临床肿瘤学会指南工作委员会.原发性肝癌诊疗指南 [M].北京：人民卫生出版社，2018.

[8] 孙燕，汤钊猷.国际抗癌联盟（UICC）临床肿瘤学手册 [M].8 版.北京：人民卫生出版社，2006.

[9] 赫捷.肿瘤学概论 [M].2 版.北京：人民卫生出版社，2018.

[10] Parkin DM，Bray F，Ferlar J，et al. Global cancer stiscs，2002[J]. CA Cancer J Clin，2005，55（2）：74–
108.

[11] 陈誉华.医学细胞生物学 [M].4 版.北京：人民卫生出版社，2008.

[12] 后藤满一，大桥一夫.代谢系统器官 [M].陶凯，等主译.沈阳：辽宁科学技术出版社，2019.

[13] 步宏，李一雷.病理学 [M].9 版.北京：人民卫生出版社，2018.

[14] Si–Tayeb K，Lemaigre FP，Duncan SA. Organogenesi and development of the liver[J]. Dev Cell，2010，18：
175–189.

[15] Lemaigre FP. Mechannims of liver development：concepts for understanding liver disors and design of novel
therapies[J]. Gstroenterology，2009，137：62–79.

[16] Itoh T. Liver stem cells[M]. Regenerative medicine–from protocol to patient，ed by Stainhoff G，New York，
Springer，2011.

[17] Colletti M. Convergence of Wnt signaling on the HNF4 α –driven transcription in controlling liver zonation[J].
Gastroenterology，2009，137：660–672.

[18] Hirose Y. Hedgehog signal activation coordinates proliferation and differenption of fetal liver progenitor cels[J].
Exp Cell Res，2009，315：2648–2657.

[19] Kamiya A. Fetal liver development requires a paracrine action of oncostatin M through the gp130 signal
transducer[J]. EMBO J，1999，18：2127–2136.

[20] Chen YR. Y–box biding protein–1 down–regulates expression of carbamoyl phosphate synthetase–1 by
suppressing CCAAT enhancer–binding protein–alpha function in mice[J]. Gastroenterology，2009，137：330–
340.

[21] Antoniou. Intrahepatic bile ducts develop accoording to a new mode of tubulogenesis regulated by the
transcription factor SOX9[J].Gasroenterology，2009，136：2325–2333.

[22] Lü dtke TH. Tbx3 promootes liver bud expansion during mouse development by suppression of cholangiocyte
differentiation[J]. Hepatology，2009，49：969–978.

[23] Clotman F. Control of liver cell fate decision by a gradient of TGF beta signaling modulated by Onecut trascription factors[J]. Genes Dev, 2005, 19: 1849-1854.

[24] Collardeau-Frachon S, Scoazec JV. Vacularevelopment and differentiation during human liver organogenesis[J]. Anat Rec（Hoboken）, 2008, 291: 614-627.

[25] Asahina K. Septum transversum-derived mesothelium gives rise to hepatic stellate cells and perivasnchymal cells in developing mouse liver[J]. Hepatology, 2011, 53: 983-995.

[26] 文路, 汤富酬. 单细胞转录组分析研究进展 [J]. 生命科学, 2014, 26（3）: 228-233.

[27] Almendro V, Marusyk A, Polyak K. Cellular heterogeneity and molecular evolution in cancer[J]. Annu Rev Pathol, 2013, 24（8）: 277-302.

[28] Shackleton M, Quintana E, Fearon ER, et al. Heterogeneity in cancer: cancer stem cells versus clonal evolution[J]. Cell, 2009, 138（5）: 822-829.

[29] deBruin EC, McGranahan N, Miter R, et al. Spatial and temporal diversity in genomic instability processes defines lung cancer evolution[J]. Science, 2014, 346（6206）: 251-256.

[30] Vakiani E, Janakiraman M, Shen R, et al. Comparative genomic analysis of primary versus metastatic colorectal carcinomas[J]. J Clin Oncol, 2012, 30（24）: 2956-2962.

[31] 梁杰, 刘柱, 杨盼盼, 等. 肿瘤异质性与分子靶向药物治疗效果不佳的相关性研究进展 [J]. 重庆医学, 2019, 48（2）: 313-316.

[32] Poduri A, Evrony GD, Cai X, et al. Somatic mutation, genomic variation, and neurological disease[J]. Science, 2013, 341（6141）: 1237758.

[33] Ferguson LR, Chen H, Collins AR, et al. Genomic instability in human cancer: Molecular insights and opportunities for therapeutic attack and prevention through diet and nutrition[J]. Semin Cancer Biol, 2015, 35: S5-S24.

[34] 杨美玲, 张麦秀. 病理学 [M]. 西安: 世界图书出版西安有限公司, 2010.

[35] Futreal PA, Coin L, Marshall M, et al. A census of human cancer genes[J]. Nat Rev Cancer. 2004 Mar; 4（3）: 177-183.

[36] Cairns J. Mutation selection and the natural history of cancer[J]. Nature, 1975, 15（255）: 197-200.

[37] Greaves M, Maley CC. Clonal evolution in cancer[J]. Nature, 2012, 18（481）: 306-313.

[38] 徐洋, 秦琪, 赵红, 等. 肿瘤微环境异质性的研究进展 [J]. 实用肿瘤学杂志, 2017, 31（3）: 258-261.

[39] 钟睿, 李慧, 张爽, 等. 如何认识和处理肿瘤异质性 [J]. 中国肺癌杂志, 2018, 21（9）: 712-718.

[40] Carter SL, Eklund AC, Kohane IS, et al. A signature of chromosomal instability inferred from gene expression profiles predicts clinical outcome in multiple human cancers[J]. Nat Genet, 2006, 38（9）: 1043-1048.

[41] Scherer F. Capturing Tumor Heterogeneity and Clonal Evolution by Circulating Tumor DNA Profiling[J]. Recent Results Cancer Res, 2002, 215: 213-230.

[42] Kendal WS, Frost P. Genomic instability, tumor heterogeneity and progression[J]. Adv Exp Med Biol, 1988, 233: 1-4.

[43] Sung JY1, Jung YY2, Kim HS. Clinicopathological Characteristics and KRAS Mutation Status of Endometrial Mucinous Metaplasia and Carcinoma[J]. May, 2018, 38（5）: 2779-2786.

[44] 程东亮, 刘三都. 肝纤维化的基础研究及临床 [M]. 北京: 人民卫生出版社, 1996: 1-28.

[45] 孔德松，郑仕中，陆茵，等. 肝内肌成纤维细胞的来源及其在肝纤维化中作用的研究 [J]. 中国药理学通报，2011，27（3）：297-300.

[46] 牛丽文，曹琦，李俊，等. JAK/STAT 途径调节瘦素诱导的肝星状细胞 I 型胶原基因的表达 [J]. 中国药理学通报，2007，37（3）：212-217.

[47] 黄艳，黄成，李俊. 肝纤维化病程中 Kupffer 细胞分泌的细胞因子对肝星状细胞活化增殖、凋亡的调控 [J]. 中国药理学通报，2010，26（1）：9-13.

[48] 何文艳，刘树贤，姜慧卿. 大鼠骨髓间充质干细胞向类肝细胞体外诱导分化 [J]. 世界华人消化杂志，2008，16（22）：2464-2469.

[49] 徐思云，李静，耿美玉. 上皮间质转化的信号转导调控及药物开发 [J]. 中国药理学通报，2008，24（9）：1131-1134.

[50] Asawa S，Saito T，Satoh A，et al. Participation of bone marrow cells in biliary firosis after bile duct ligation[J]. Gastroenterol Hepatal，2007，22（11）：2001-2008.

[51] Baba S，Fujii H，Hirose T，et al. Commitment of bone marrow cells to hepatic stellate cells in mouse[J]. Hepatol，2004，40（2）：255-160.

[52] Kisseleva T，Uchinami H，Feirt N，et al. Bone marrow-delived fibrocytes participate in pathogenesis of liver fibrosis[J]. Hepatol，2006，45（3）：429-438.

[53] Yang Y，Yang S，Chen M，et al. Compound Astragalus and Salvia miltiorrhiza extract exerts anti-fibrosis by mediating TGF-beta/Smad signaling in myofibroblats[J]. Ethnopharmacol，2008，118（2）：264-270.

[54] Borkham-Kamphorst E，Herrmann J，Stoll D，et al. Dominantnegative soluble PDGF-beta receptor inhibits hepatic stellate cell activation and attenuates liver fibrosis[J]. Lab Invest，2004，8（6）：766-777.

[55] Russo FP，Alison MR，Bigger BW，et al. The bone marrow functionally contributes to liver fibrosis[J]. Gstroenterology，2006，130（6）：1807-1821.

[56] Wang BB，Cheng JY，Gao HH，et al. Hepatic stellate cells in inflammation-fibrosis-carcinnoma axis[J]. Anat Rec（Hoboken），2010，293（1）：9-13.

[57] Wu XZ，Chen D. Origin of hepatocellular carcinoma：role of stem cells[J]. Gastroenterol Hepatol，2006，21（7）：1031-1034.

[58] Pilling D，Fan T，Huang D，et al. Identification of markers that distinguish monocyte-derived fibrocytes from monocytes，macrophages，and fibroblasts[J]. PLoS One，2009，4（10）：e7475

[59] Yamashita M，Fatyol K，Jin C，et al. TRAF6 mediates Smad-in-dependent activation of JNK and p38 by TGF-beta[J]. Mol，Cell，2008，31（6）：918-924.

[60] Russo FP，Alison MR，Bigger BW，et al. The bone marrow functionally contributes to liver fibrosis[J]. Gastroenterology，2006，130（6）：1807-1821.

[61] Bucala R，Spiegel LA，Chesney J，et al. Circulating fibrocytes define a new leukocyte subpopulation that mediates tissue repair[J]. Mol Med，1994，1（1）：71-81.

[62] Abe R，Donnelly SC，Peng T，et al. Perpheral blood fibrocytes：diffirentiation pathway and migration to wound sites[J]. Immunol，2001，166（12）：7556-7562.

[63] Shao DD，Suresh R，Vakil V，et al. Pivotal advance：Th-I cytokines inhibit，and Th-2 cytokines promote fibrocyte differentiation[J]. Leukoc Biol，2008，83（6）：1323-1333.

[64] Friedman SL. Mechanisms of hepatic fibrogenesis[J]. Gastroenterology，2008，134：1655-1669.

[65] 卢霞，王荣福．肿瘤新生血管示踪剂研究进展 [J]．现代医学成像，2010，8（1）：32-34．

[66] Michalopoulos GK. Liver regeneration[J]. J Cell Physiol，2007，286-300．

[67] SmarDE. JunD is a profibrogennic transcription factor regulated by Jun N-terminal kinase -independent phosphorylation[J]. Hepatology，2006，44：1432-1440．

[68] Inagaki Y，Okazaki I. Emerging insights into Transforming growth factor beta Smad signal in hepsatic fibrogenesis[J]. Gut，2007，56：284-292．

[69] Pinzani M. Expression of platelet-derived growth factor and its receptors in normal human during active hepatic fibrogenesis[J]. Am J Pathol，1996，148：785-800．

[70] Petersen BE. Bone marrow as a potential source of hepatic oval cells[J]. Science，1999，284：1168-1170．

[71] Lemire JM. Oval cell proliferation and the origin of small hepatocytes in liver injury induced by D-galactosamine[J]. Am J Pathol，1991，139：535-552．

[72] Terada N. Bone marrow cells adopt the phenotype of other cells by spontaneous cell fusion[J]. Nature，2002，416：542-545．

[73] Ishikawa T. Administration of fibroblast growth factor 2 in combination with bone marrow transplantation synergistically improves carbon-tetrachloride-induced liver fibrosis in mice[J]. Cell Tissue Res，2007，327：463-470．

[74] 赵国雄，刘丽娟，龚虹云，等．乙型肝炎病毒诱导肝细胞癌发病机制的研究进展 [J]．中国药事，2009，23（10）：1015-1020．

[75] Lu J，Getz G，Miska EA，et al. MicroRNA expression profiles clas-sify human cancers[J]. Nature，2005，435（7043）：834-838．

[76] Mina Komuta.Histological Diversity in Cholangiocellular Carcinoma Reflects the Different Cholaniocyte Phenotypes[J]. Hepatology，2012，54（6）：1876-1888．

[77] Sasaki A，Ammaki M，Kawano K，et al.Intrahepatic peripheral cholangiocarcinoma：mode of spread and choice of surgical treatment[J]．Br J Surg，1998，85（9）：1206-1209．

[78] Wicherts DA.Incremental value of arterial and equilibrium phase compared to hepatic venousphase CT in the preoperative of colorectal liver metastases：an evaluation with different reference standards[J].Eur J Radiol，2011，77（2）：305-311．

[79] Ishida K，Tamura A，Kato K，et al.Correlation between CT morphologic appearance and histologic findings in colorectal liver metastasis after preoperative chemotherapy[M]. Abdominal radiology（New York），2018，Apr.

[80] Krzeszinski JY，Wei W，Huynh H，et al. miR-34a blocks osteopo-rosis and bone metastasis by inhibiting osteoclastogenesis and Tgif2[J]. Nature，2014，512（7515）：431-435．

[81] Lin D，Wu J. Hypoxia inducible factor in hepatocellular carci-noma：A therapeutic target[J]. World J Gastroenterol，2015，21（42）：12171-12178．

[82] 陈词，丁惠国．正确认识肝癌 [J]．肝博士，2017（4）：16-18．

[83] Abdalla MA，Haj-Ahmad Y. Promising candidate urinary Micro RNA biomarkers for the early detection of hepatocellular carci-noma among high-risk hepatitis C virus egyptian patients[J]. J Cancer，2012，3：19-31．

[84] Lagos-Quintana M，Rauhut R，Lendeckel W，et al.Identification of novel genes coding for small expressed RNAs[J]. Science，2001，294（5543）：853-858．

[85] Krek A，Grun D，Poy MN，et al. Combinatorial microRNA target predictions[J]. Nat Genet，2005，37（5）：495-500.

[86] Ventura AC，Jackson TL，Merajver SD. On the role of cell signa-ling models in cancer research[J]. Cancer Res，2009，69（2）：400-402.

[87] Lu J，Getz G，Miska EA，et al. MicroRNA expression profiles clas- sify human cancers[J]. Nature，2005，435（7043）：834-838.

[88] Wan Y，Cui R，Gu J，et al. Identification of four oxidative stress- responsive microRNAs，miR-34a-5p，miR-1915-3p，miR-638，and miR-150-3p，in hepatocellular carcinoma[J]. Oxid Med Cell Longev，2017，20（17）：138.

[89] Morita K，Shirabe K，Taketomi A，et al. Relevance of microRNA- 18a and microRNA-199a-5p to hepatocellular carcinoma recur- rence after living donor liver transplantation [J]. Liver Transpl，2016，22（5）：665-676.

[90] El-Serag HB，Rudolph KL. Hepatocellular carcinoma：Epidemio-logy and molecular carcinogenesis [J]. Gastroenterology，2007，132（7）：2557-2576.

[91] Trenkmann M，Brock M，Gay RE，et al. Tumor necrosis factor alpha-induced micro RNA-18a activates rheumatoid arthritis syno-vial fibroblasts through a feedback loop in NF-kappa B signa-ling[J]. Arthritis Rheum，2013，65（4）：916-927.

[92] Ng IO，Poon RT，Lee JM，et al. Microvessel density，vascular endothelial growth factor and its receptors Flt-1 and Flk-1/KDR in hepatocellular carcinoma [J].Am J Clin Pathol，2001，116（6）：838-845.

[93] Sachdev D，Yee D.Disrupting insulin-like growth factor signaling as a potential cancer therapy[J]. Mol Cancer Ther，2007，6（1）：1-12.

[94] He J，Zeng ZC，Tang ZY，et al. Clinical features and prognostic factors in patients with bone metastases from hepatocellular carci-noma receiving external beam radiotherapy [J]. Cancer，2009，115（12）：2710-2720.

[95] Xiang ZL，Zhao XM，Zhang L，et al. MicroRNA-34a expression levels in serum and intratumoral tissue can predict bone metasta-sis in patients with hepatocellular carcinoma [J]. Oncotarget，2016，7（52）：87246-87256.

[96] Krzeszinski JY，Wei W，Huynh H，et al. miR-34a blocks osteopo-rosis and bone metastasis by inhibiting osteoclastogenesis and Tgif2[J]. Nature，2014，512（7515）：431-435.

[97] Huang YH，Liang KH，Chien RN，et al. A circulating MicroRNA signature capable of assessing the risk of hepatocellular carcinoma in cirrhotic patients[J]. Sci Rep，2017，7（1）：523.

[98] 焦宇辰 . 肝癌基因组学与肝癌发病机制 [J]. 肝癌电子杂志，2015，2（3）：22-24.

[99] Otoki Y. High-resolution characterization ofa hepatoeellular carcinoma genome[J]. Nat. Genet，2011，43（5）：464-469.

[100] Fujimoto A. Whole·genome sequencing of liver cancers identifies etiological influences on mutation patterns and recurrent mutations in chromatin regulators[J]. Nat. Genet，2012，44：760-764.

[101] Jiang Z. The effects of hepatitis B virus integration into the genomes of hepatocellular carcinoma patients[J]. Genome Res，2012，22：593-601.

[102] 靳磊，袁晟光 . 肝癌相关新基因的研究进展 [J]. 临床医学工程，2013，20（3）：380-382.

[103] Lage H，Dietel M. C10ning and characterization of human cDNAs encoding a protein with high homology to

rat intestinal development pmtein OCI-5[J]. GeM, 1997, 188（2）: 151-156.

[104] Hsu HC, Cheng W, Lai PL. Cloning and expression of a development ally regulated transcnpt MXR7 in hepatocellular carcinoma: biological significance and tempomspatial distution[J]. Cancer Res, 1997, 57(22): 5179-5184.

[105] 杨斯琪, 许晓义, 王翊豪, 等. 肝癌相关基因的研究进展 [J]. 牡丹江医学院学报, 2017, 38（6）: 104-107.

[106] Vural HC. PCR-SSCP-DNA Sequencing Method in Detecting PTEN Gene Mutation and its Significance in Human Breast Cancer in Turkish Populations[J]. Biotechnology & Biotechnological Equip-ment, 2012, 26（5）: 3220-3223.

[107] 贺华, 王腾, 彭鑫, 等. HRM 法检测肿瘤细胞 PTEN 基因突变实验研究 [J]. 亚太传统医药, 2016, 12（12）: 5-7.

[108] Hanahan D, Weinberg RA. The hallmarks of cancer [J]. Cell, 2000, 100（1）: 57-70.

[109] Hanahan D, Weinberg RA. Hallmarks of cancer: the next generation [J]. Cell, 2011, 144（5）: 646-674.

[110] 中国抗癌协会肝癌专业委员会. 原发性肝癌的临床诊断与分期标准 [J]. 实用癌症杂志, 2001, 16(6): 672.

[111] Hertl M. Cosimi A B. Liver trasplantation for malignancy[J]. Oncologist, 2005, 10（4）: 269-281.

[112] Greene FL, Page DL, Fleming ID, et al. AJCC Staging Manua 6th ed[M]. Chicago: Springer, 2002.

[113] Llovet JM, Bru C, Bruix J. Prognosis of hepatocellular carcinoma: the BCLC staging classification[J]. Semin Liver Dis, 1999, 19（3）: 329-338.

[114] 丁洋, 窦晓光. 乙型肝炎病毒相关肝细胞癌的多学科合作诊断和治疗 [J]. 中国实用内科杂志, 2015, 35（6）: 486-488.

[115] Forner A, Reig ME, de Lope CR, et al. Current strategy for staging and treatment: the BCLC update and future prospects[J]. Semin Liver Dis, 2010, 30（1）: 61-74.

[116] Cohen GS, Black M. Multidisciplinary management of hepatocellular carcinoma: a model for therapy[J]. Multidiscip Helthc, 2013, 6: 189-195.

[117] Fong ZV, Tanabe KK. The clinical management of hepatocellular carcinoma in the United States, Europe, and Asia: a comprehensive and evidence-based comparison and review[J]. Cancer, 2014, 120（18）: 2824-2838.

[118] Kudo M. The 2008 Okuda lecture: Management of hepatocellular carcinoma: From surveillance to molecular targeted therapy[J]. Journal of Gastroenterology and Hepatology, 2010, 25: 439-452.

[119] 韦柳, 李智贤, 彭涛, 等. 超声造影对不同病理类型及分化程度原发性肝癌的诊断价值 [J]. 中华肝脏病杂志, 2012, 20（12）: 939-941.

[120] 陈敏华, 戴莹, 严昆, 等. 超声造影对肝硬化合并小肝癌的早期诊断价值 [J]. 中华超声影像学杂志, 2005, 14: 116-120.

[121] 张民, 周晓东, 任小龙, 等. 实时超声造影在原发性肝癌鉴别诊断中的应用研究 [J]. 中华超声影像学杂志, 2006, 15: 428-430.

[122] Iavarone M, Sangiovanni A, Forzenigo LV, et al. Diagnosis of hepatocellular carcinoma in cirrhosis by dynamic contrast imaging: the importance of tumor cell differentiation[J]. Hepatology, 2010, 52: 1723-

1730.

[123] Nicolau C，Vilans R，Cataláv，et al. Importance of evaluating oll vascular phases on contrast-enhanced sonography in the differentiation of benign from malignant focal liver lesions[J]. AJR Am J Roentgenol，2006，18：116-120.

[124] Chen LD，Xu HX，Xie XY，et al. Intrahepatic cholangiocarcinoma and hepatocellular carcinoma：differential diagnosis with contrast-enhanced ultrasound[J]. En Radiol，2010，20：743-753.

[125] vonHerbay A，Westendorff J，Gregor M. Contrast-enhanced ultrasound with SonoVue：diffentiation between benign and malignant focal liver lesions in 317 patients[J]. J Clin Ultrasound，2010，38：1-9.

[126] 李建海，刘勇山，徐锐. 肝癌介入诊疗技术 [M]. 济南：山东科学技术出版社，2007.

[127] 程红岩，徐爱民，陈栋. 根据大肝癌的血供特点确定介入治疗的碘油剂量 [J]. 中华肿瘤杂志，2003，25：186-189.

[128] 郭佳，杨甲梅，吴孟超，等. 超声介入无水酒精瘤内注射治疗肝癌的意义 [J]. 中华实用外科，2001，21（8）：494.

[129] 吴孟超. 原发性肝癌的诊断及治疗进展 [J]. 中国科学院学报，2008，30（4）：363-365.

[130] 曾燕华，陈敏华，严昆，等. 超声造影界定肝癌浸润范围的应用价值 [J]. 中华医学杂志，2006，86：3294-3298.

[131] Gervais DA，Mc Govern FJ，Arellano RS，et al. Radiofrequency ablation of renal cell carcinoma：parl 1，Indications，results，and rolein patient management over a 6-year period and ablation of 100 tumors[J]. AJR，2005，185（1）：64-71.

[132] Arzola J，Baughman SM，Hernadez J，et al. Computed tomography-guided，resistance-based，percutuneous radiofrequency ablation of renal malignancies under conscious sedation at two years of follow-up[J]. Urology，2006，69（5）：983-987.

[133] Hakime A，Hines-Peralta AU，Peddy H，et al. Combination of radiofrequency with antiangiogeni therapy increases tumor ablation efficacy[J]. Ridiology，2007，244（2）：464-470.

[134] 梁萍，计柳玉. 超声引导下肝癌冷冻治疗 [J]. 医学文选，2005，24（3）：639.

[135] 梁萍，董宝玮. 超声引导经皮微波凝固治疗肝癌历史、现状及展望[J]. 中华超声影像学杂志，2004，13（4）：307-308.

[136] 陈佳德，郭晔. 肿瘤靶向治疗新探：多靶点 Raf 激酶抑制剂 [J]. 中国癌症杂志，2007，17（1）：1-7.

[137] 练祖平，侯恩存，陆运鑫，等. 吉西他滨联合顺铂治疗晚期原发性肝癌的临床观察[J]. 实用肿瘤学杂志，2007，21（3）：224-225，229.

[138] 秦叔逵，曹梦苒，钱军，等. 奥沙利铂为主的 FOLFOX 方案治疗晚期原发性肝癌 [J]. 临床肿瘤学杂志，2005，10（1）：58-60.

[139] Bishop AJ，Schiest RH. Role of homologous recombination in carcinogenesis[J]. Exp Mol Path，2003，24（4）：94.

[140] Zheleva DL，Lame DP，Fischer PM，et al. The p53 pathway：targets for the development of new anticancer therapeutics[J]. Mini Rev Med Chem，2003，3（3）：257.

[141] Horikawa I，Barrett JC. Transcriptional regulation of the telomerase hTERT gene as a target for cellular and viral oncogenic mechanisms[J]. Carcinogenesis，2003，24（7）：1167.

[142] 吴建卫. 临床肝移植 [M]. 上海：第二军医大学出版社，1997.

[143] 夏穗生. 论肝移植术之性进展 [J]. 中华肝胆外科杂志，2001，7（8）：3.

[144] 刘永锋，程颖. 供肝的切取与保存 [J]. 中华肝胆外科杂志，2000，6（4）：256.

[145] 郑树森. 肝脏移植 [M]. 北京：人民卫生出版社，2001.

[146] Willis CM，Eugene RS，Michael FS. 肝脏移植 [M]. 3 版. 刘永峰，主译. 北京：人民卫生出版社，2004.

[147] 王伟林，范上达. 活体肝移植的供肝切取手术 40 例临床分析 [J]. 中华普通外科杂志，2000，15（9）：421-423.

[148] 李书隽。腹腔器官移植手册 [M]. 北京：北京大学出版社，2001.

[149] Reyes J，Gerber D，Mazariegos GV，et al. Split-liver transplantation：a comparison of ex vivo and in situ techniqes[J]. J Pediatr Surg，2000，35（2）：283-289.

[150] Hosein M，Osama A，Bagous WA，et al. Choice of surgical technique influences perioperative outcomes in liver transplantation[J]. Am Surg，2000，231（6）：814-823.

[151] De carlis，Colella G，Sansalone CV，et al. Marginal donor in liver transplantation[J]. Transplant Proc，1999，31（1）：397.

[152] Ben Ari Z，Amlot P，Lachmanan SR，et al. Posttransplantation lymphoproliferative disorder in liver recipients：characteristics，management，and outcome[J]. Liver Transpl Surg，1999，5（3）：184-191.

[153] Urena GMA，Delgado CRF，Gonzalez ME，et al. Hepatic steatosis in liver transplant donor：common feature of donor population[J]. World J Surg，1998，22：837-844.

[154] Allen KJ，Rand EB，Hart J，et al. Prognostic implication of centrilobular necrosis in pediatric liver transplantation recipients[J]. Transplantation，1998，65：692-695.

[155] Schemmer P，Schoonhoven R，Sweberg JA，et al. Gentle in situ liver manipulation duning organ harvest decreases survival after rat liver transplantation：role of kupffer cells[J]. Transplantation，1998，65：1015-1020.

[156] Maynard E. Liver transplantation：patient selection，perioperative surgical issues，and expected outcomes EL[J]. Surg Clin North Am，2019，99（1）：65-72. DOI：10.1016/j. SUC.2018.09.005.

[157] Bodzin AS，Baker T13.Liver transplantation today：where we are now and where we are going[J]. Liver Transpl，2018，24（10）：1470-1475. DOI：10.1002/lt. 25320.

[158] 国务院. 人体器官移植条例 [J]. 中华人民共和国国务院公报，2007（15）：14-16.

[159] 全国人大常委会法制工作委员会刑法室.《中华人民共和国刑法修正案（八）》条文说明、立法理由及相关规定 [M]. 北京：北京大学出版社，2011.

[160] 中华人民共和国国家卫生和计划生育委员会. 人体捐献器官获取与分配管理规定(试行)[J]. 器官移植，2016，7（2）：35-36. DOI：10.3969/j.issn.1674-7445.2016.02.017.

[161] National Health and Family Planning Commission of the People's Republic of China. Management regulations of obtain and distribution of human organ donation（trial implementation）[J]. Organ Transplant，2016，7（2）：35-36. DOI：10.3969/j.issn.1674-7445.2016.02.017.

[162] 中华人民共和国卫生部. 卫生部关于委托中国红十字会开展人体器官捐献有关工作的函 [EB/OL]. [2018-12-10]. https：//www. codac. org.cn/qgjxzcfg/qgjxgfwj/20100125/692831.htm.

[163] 黄洁夫. 器官捐献与移植事业的 "中国模式" [J]. 中华医学信息导报，2017，32（9）：6.DOI：10.3760/cma.j.issn.1000-8039.2017.09.004.

[164] 中欧器官捐献领导力培训和专业技术输送计划. 关于 KeT LOD[EB/OL]. [2018-12-10]. http：//www. ketlod.cn/about-ketlod/?lang=zh-hans.

[165] 徐骁. 肝癌肝移植杭州标准的新进展 [J]. 浙江大学学报（医学版），2015，（2）：222.DOI：10.3785/j.issn.1008-9292.2015.02.025.

[166] He X，Guo Z，Zhao Q，et al. The first case of ischemia-free organ transplantation in humans：a proof of concept[J]. Am J Transplant，2018，18（3）：737-744.

[167] Dou K，Wang D，Tao K，et al. A modified heterotopic auxiliary living donor liver transplantation：report of a case[J]. Ann Hepatol，2014，13（3）：399-403.

[168] Zheng SS，Xu X，wu J，et al. Liver transplantation for hepatocellular carcinoma：Hangzhou experiences[J]. Transplantation，2008，85（12）：1726-1732.DOI：10.1097/TP.0b013e31816b67e4.

[169] Xu X，Lu D，Ling Q，et al. Liver transplantation for hepatocellular carcinoma beyond the Milan criteria [J]. Gut，2016，65（6）：1041.DJI：10.1136/gutjnl-2014-308513.

[170] Qu z，Ling Q，Gwiasda J，et al. Hangzhou criteria are more accurate than Milan criteria in predicting long-term survival after liver transplantation for HCC in Germany[J]. Langenbecks Arch Surg，2018，403（5）：643-654.DOI：10.1007/s00423 018-1696-8.

[171] Li CX，Man K，Lo CM. The impact of liver graft iNury on cancer recurrence posttransplantation[J]. Transplantation，2017，10I（11）：2665-2670.

[172] Badawy A，Kaido T，Uemoto S. Current status of liver transplantation using marginal grafts[J]. J Invest Surg，2018，20：1-12.DOI：1.1080/08941939.2018.1517197.

[173] Chang AL，Cortez AR，Bondoc A，et a1.Metabolic syndromein liver transplantation：a preoperative and postoperative concern[J]. Surgery，2016，160（4）：11 11-11 17. IXI：10.1016/j.surg. 2016，06：015.

[174] Laish I，Braun M，Mor E，et al. Metabolic syndrome in liver transplant recipients：prevalence，risk factors，and association with cardiovascular eventsE[J]. Liver Transplartation，2011，17（1）：15-22. D01：10.1002/h.22198.

[175] Fink SA，Brown RS Jr. Current indications，contraindications，delist.ing criteria，and timing for liver transplantation[M]. In Busuttil RW，Klintmahn GK. Transplantation of the liver. 2nd edition，Philadel-phia：Elsever Saunders，2005：95-114.

[176] Wang ZF，Liu C. Liver Retransplantation：Indications and Out-comes[J]. Hepatnbiliary and Pancreatic Diseases International，2004，3（2）：161-164.

[177] Dodson SF，lssa S，Araya V，et al. Infectivity of hepatic allografts with antibodies to hepatitis B virus[J]. Transplantation，1997，64（11）：1582-1584.

[178] Wang ZF，Zhu ZJ，Shen ZY. Advances in prophylaxis and treatment of recurrent hepatitis B after liver transplantation[J]. Hepatobiliary and Panueatic Dis Int，2005，4（4）：509-514.

[179] Han SH，Ofman J，Holt C，et al. An efficacy and cost-effectiveness analysis of combination hepatitis B immune globulin and lamivudine to prevent recurrent hepatitis B after orthotopic liver transplantation compared with hepatitis B immune globulin monntherapy[J]. Liver Transpl，2000，6（6）：741-748.

[180] Devlin J，Page AC，O'Grary J，et al. Angiographically determined arteriopathy in liver graft dysfunction and survival[J]. J Hepatol，1993，18：68-73.

[181] Wheatley HC，Datzman M，Williams JW，et al.Long-tern effects of cyclosporine on renal function in liver transplant recipients[J]. Transplantation，1987，43：641-647.

[182] McCauley J. The nephrotoxicity of FK506 as compared with cyclosporine[J]. Curr Opin Nephrol Hypertens，

1993，2：662-669.

[183] Tauxe WN，Mochizuki T，McCauley J，et al. A comparison of the renal effects（ERPF，GFR，and FF）of FK 506 and cyclosporine in patients with liver transplantation[J]. Transplant Proc，1991，23：3146-3147.

[184] Reeves HL，Francis RM，Manas DM，et al. Intravenous bisphosphonate prevents symptomatic osteoporotic vertebral collapse in patients after liver transplantation[J]. Liver Transplant Surg，1998，4：404-409.

[185] Valero MA，Loinaz C，Larrodera L，et al.Calcitonin and bisphosphonates treatment in bone loss after liver transplantation[J]. Calcif Tissue Int，1995，57：15-19.

[186] 陈兆聪，刘文励. 癌症的基因治疗 [M]. 武汉：湖北科学技术出版社，2004.

[187] Folkman J. What is the evidence that tumors are angiogenesis dependent[J]. J Natl Cancer Inst，1990，82：4-6.

[188] 魏睿，王宪波. 中医药辨治原发性肝癌：病理因素及用药特点分析 [J]. 中西医结合肝病杂志，2013，23（2）：117-119.

[189] 张秋云，车念聪，钱英辨，等. 治肝癌术后临床经验 [J]. 北京中医药，2010，20（12）：905-906.

[190] 马文杰，蒋春鹤. 中医药治疗原发性肝癌的研究进展 [J]. 世界最新医学信息文摘，2015，15（104）：45-46.

[191] 邢风举，李柳. 周仲瑛教授应用复法大方治疗肝癌 [J]. 吉林中医药，2014，34（1）：22-25.

[192] Giesler KE，Liotta DC. Next-generation reduction sensitive lipid of Tenofovir；antiviral activity and mechanism of release[J]. J Med Chen，2016，59：10244-10252.

[193] 吴勉华，王新月. 中医内科学 [M]. 9 版. 北京：中国中医药出版社，2012.

[194] 刘平. 现代中医肝脏病学 [M]. 北京：人民卫生出版社，2002.

[195] 山广志. 肝癌中医证治 [M]. 北京：中国中医药出版社，2014.

[196] 魏睿，王宪波. 中医药辨治原发性肝癌：病理因素及用药特点分析 [J]. 中西医结合肝病杂志，2013，23（2）：117-120.

[197] 丘奕文，林丽珠，黄学武，等. 多中心回顾性队列研究中医药对中晚期原发性肝癌生存期的影响 [J]. 广州中医药大学学报，2014，31（6）：699-704.

[198] 国家药典委员会. 中华人民共和国药典 [M]. 北京：中国医药科技出版社，2015.

[199] 彭成. 中药药理学 [M]. 9 版. 北京：中国中医药出版社，2012.

[200] 钟赣生. 中药学 [M]. 9 版. 北京：中国中医药出版社，2012.

[201] 王浴生，邓文龙，薛春生. 中药药理与应用 [M]. 2 版. 北京：人民卫生出版社，1983.

[202] 黄勇其. 药理学与中药药理学实验教程 [M]. 北京：中国中医药出版社，2018.

[203] 任建庄. 槐耳清膏在肝癌介入治疗中作用机制的实验研究 [D]. 武汉：华中科技大学，2009.

[204] 张光军，郑起，袁周，等. 槐耳清膏体外诱导人肝癌细胞 MHCC97H 凋亡 [J]. 肿瘤学杂志，2010，16（4）：281-284.

[205] 中华医学会感染病分会肝衰竭与人工肝学组，中华医学会肝病分会重型肝炎与人工肝学组. 肝衰竭诊治指南 [J]. 中华肝脏病杂志，2019，27（1）：18-26.

[206] 中华医学会肝病分会. 肝硬化肝性脑病诊疗指南 [J]. 中华肝脏病杂志，2018，26（10）：721-734.

[207] 中华医学会肝病分会. 肝硬化诊疗指南 [J]. 临床肝胆病杂志，2019，35（11）：2408-2425.

[208] 中华医学会肝病分会，中华医学会消化病分会. 终末期肝病临床营养指南 [J]. 临床肝胆病杂志，2019，35（6）：1222-1230.

彩 图

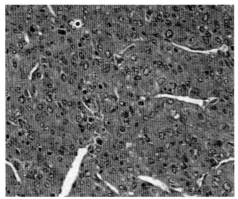

图 3-1-5　肝细胞癌

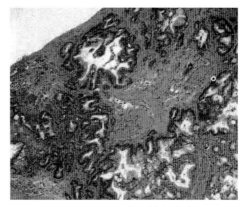

图 3-1-6　肝内胆管细胞癌

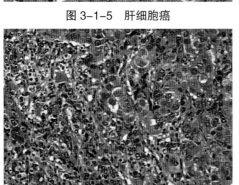

图 3-1-7　混合型肝癌

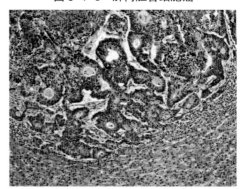

图 3-1-8A　转移性肝癌

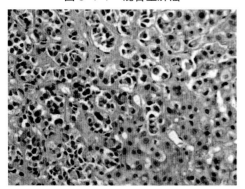

图 3-1-8B　转移性肝癌

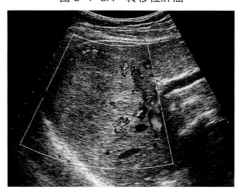

图 4-2-1B　肝癌的多普勒超声检查

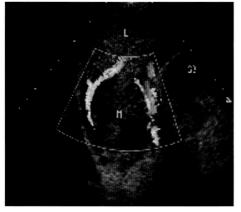

图 4-2-2C　肝癌的多普勒频谱曲线

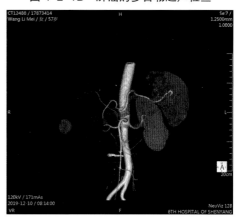

图 4-2-8F　肝癌的 CT 三维成像

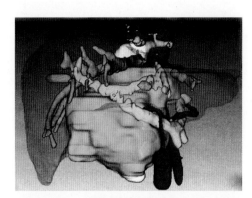

图 4-2-9A　肝癌与周围关系的 CTVR 三维影像

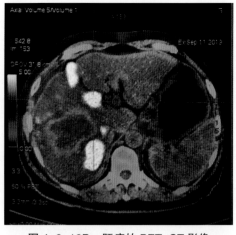

图 4-2-12B　肝癌的 PET-CT 影像

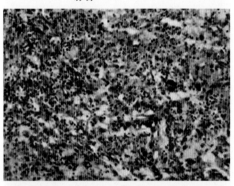

图 4-3-2A　肝癌染色检查

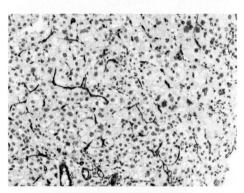

图 4-3-2B　肝癌染色检查

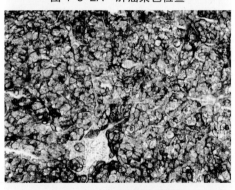

图 4-3-2C　肝癌染色检查

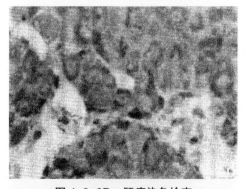

图 4-3-2D　肝癌染色检查

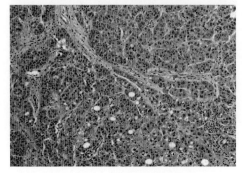

图 4-3-3A　肝癌的组织类型

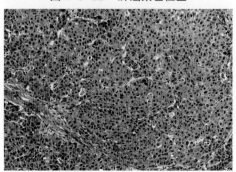

图 4-3-3B　肝癌的组织类型

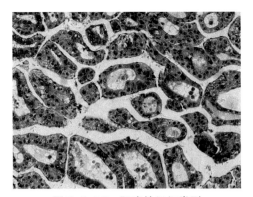

图 4-3-3C 肝癌的组织类型

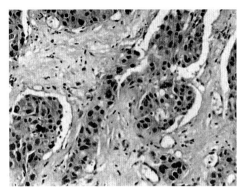

图 4-3-3D 肝癌的组织类型

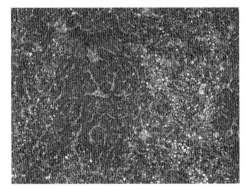

图 4-3-4A 肝癌的分化程度

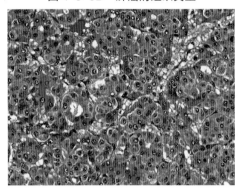

图 4-3-4B 肝癌的分化程度

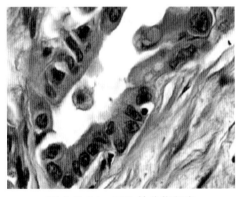

图 4-3-5A ICC 的分化程度

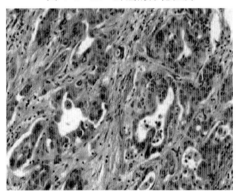

图 4-3-5B ICC 的分化程度

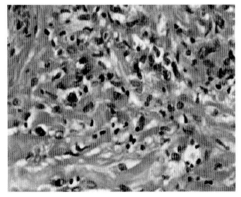

图 4-3-5C ICC 的分化程度

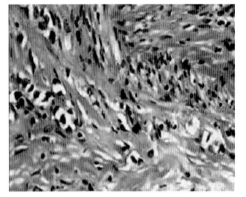

图 4-3-5D ICC 的分化程度

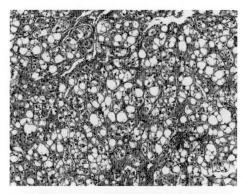

图 4-3-6A 肝癌的生长方式类型

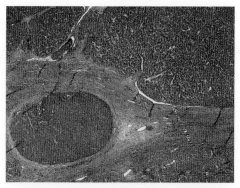

图 4-3-6B 肝癌的生长方式类型

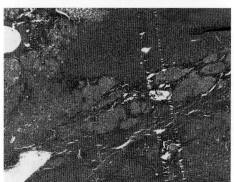

图 4-3-6C 肝癌的生长方式类型

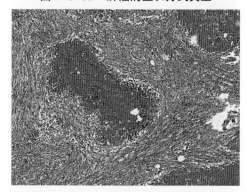

图 4-3-6D 肝癌的生长方式类型

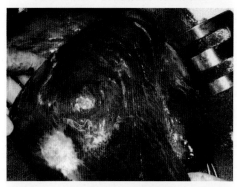

图 5-3-2A 肝段切除

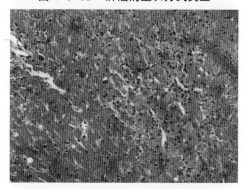

图 6-3-2 无功能肝的组织病理

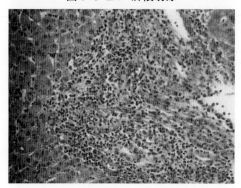

图 6-4-1 急性免疫排斥反应的肝脏组织病理

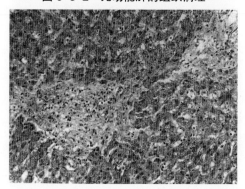

图 6-4-2 慢性免疫排斥反应的肝脏组织病理